Bhuvan Nagpal
Archana Srinivasyaiah
Anuradha Nagpal

Patologias ósseas

Bhuvan Nagpal
Archana Srinivasyaiah
Anuradha Nagpal

Patologias ósseas

ScienciaScripts

Imprint
Any brand names and product names mentioned in this book are subject to trademark, brand or patent protection and are trademarks or registered trademarks of their respective holders. The use of brand names, product names, common names, trade names, product descriptions etc. even without a particular marking in this work is in no way to be construed to mean that such names may be regarded as unrestricted in respect of trademark and brand protection legislation and could thus be used by anyone.

Cover image: www.ingimage.com

This book is a translation from the original published under ISBN 978-3-659-86434-6.

Publisher:
Sciencia Scripts
is a trademark of
Dodo Books Indian Ocean Ltd. and OmniScriptum S.R.L publishing group

120 High Road, East Finchley, London, N2 9ED, United Kingdom
Str. Armeneasca 28/1, office 1, Chisinau MD-2012, Republic of Moldova, Europe
Managing Directors: Ieva Konstantinova, Victoria Ursu
info@omniscriptum.com

Printed at: see last page
ISBN: 978-620-8-52892-8

ÍNDICE

1. INTRODUÇÃO

A manutenção de um esqueleto forte e saudável é um processo complicado que requer a existência da quantidade certa de osso, com a estrutura e composição corretas, no local certo. O osso é um tecido denso e calcificado que é especialmente afetado por uma variedade de doenças que frequentemente o levam a reagir de forma dinâmica[4].

As doenças ósseas são condições que resultam no comprometimento da função óssea normal e podem tornar os ossos fracos. Algumas destas doenças envolvem todo o esqueleto ósseo, enquanto outras afectam apenas um único osso. É caraterístico que algumas destas doenças sigam padrões mendelianos estritos de hereditariedade, embora uma doença específica seja herdada num caso e aparentemente não noutro. Estas doenças dos ossos, como grupo, podem surgir em todas as idades; algumas são carateristicamente congénitas e apresentam-se à nascença, enquanto outras se desenvolvem na primeira infância, na idade adulta jovem ou mesmo mais tarde na vida. Para além das doenças que afectam diretamente o osso, existem muitas outras doenças que afectam indiretamente o osso ao interferirem com o metabolismo mineral. As anomalias genéticas podem produzir ossos fracos e finos ou ossos demasiado densos e também afectam o tamanho e a forma do esqueleto, podendo causar deformações ou crescimento anormal.[29]

A maxila e a mandíbula, tal como outros ossos, sofrem tanto de formas generalizadas como localizadas de doenças esqueléticas. Embora as reacções básicas sejam as mesmas, a disposição anatómica peculiar dos dentes parcialmente embebidos no osso, através dos quais o osso pode ser sujeito a uma variedade inusitada de tensões, deformações e infecções, produz frequentemente uma resposta modificada do osso à lesão primária[4,2].

2. CLASSIFICAÇÃO DAS DOENÇAS ÓSSEAS:

1) Segundo o manual de patologia geral de Robbin:[30]

1. Doenças associadas a defeitos nas Proteínas estruturais extracelulares:

- Doenças típicas do colagénio (Osteogénese Imperfeita)
- Doenças do colagénio de tipo 2 (acondrogénese II, síndrome de Stickler)
- Doenças do colagénio de tipo 9 (displasia epifisária múltipla)
- **Doenças** do colagénio de tipo 10 (condroplasia metafisária de Schmid)

II.Doenças associadas a defeitos na dobragem e degradação de macromoléculas:

- Mucopolissacaridoses

III. Doenças associadas a defeitos nas vias metabólicas (enzimas, canais iónicos e transportadores)

- Osteopetrose

IV. Doenças associadas à diminuição da massa óssea

- Osteoporose

V. Doenças causadas por disfunção dos osteoclastos:

- Doença de Paget (Osteíte Deformante)

VI. Doenças associadas a uma homeostase mineral anormal:

- Raquitismo e osteomalácia
- Hiperparatiroidismo
- Osteodistrofia renal

VII Fracturas

VIII Osteonecrose (Necrose Avascular)

IX . Infecções ósseas

- Osteomielite piogénica

- Osteomielite tuberculosa
- Sífilis esquelética

X Tumores ósseos

Benigno

Condrogénico

- Osteocondroma
- Condroma
- Condroblastoma
- Fibroma condromixoide

Osteogénico

- Osteoma
- Osteoma osteoide
- Osteossarcoma

Origem desconhecida

- Tumor de células gigantes

Origem histocítica

- Histiocitoma fibroso

Origem fibrogénica

- Defeito fibroso metafisário (fibroma)
- Defeito fibro-cortical e fibroma não ossificante

Vascular

- Hemangioma

Lipogénico

- Lipoma

Neurogénico

- Neurilemoma

Maligno

Hematopoiético

- Mieloma múltiplo
- Linfoma maligno

Condrogénico

- Condrossarcoma
- Condrossarcoma desdiferenciado
- Condrossarcoma mesenquimatoso

Osteogénico

- Osteossarcoma

Origem desconhecida

- Tumor de Ewing
- Tumor de células gigantes
- Adamantinoma

Origem histiocítica

- Histiocitoma fibroso maligno

Fibrogénico

- Fibroma desmoplásico
- Fibrossarcoma

Notocordal

- Cordoma

Vascular

- Hemangioendotelioma
- Hemangiopericitoma

Lipogénico

- Lipossarcoma

2) Doenças dos osteoclastos e anomalias dentárias[31] Doenças com atividade reduzida dos osteoclastos

Mutação/doença	Gene defeito	Defeito dos osteoclastos	Erupção dentária
Osteopetrose recessiva	TCIRG1	Formação normal, sem bomba de protões funcional, sem rebordo rugoso	Anormal em humanos
Osteopetrose recessiva	CLCN7	Formação normal, sem canal de cloreto funcional, sem borda rugosa	Anormal em humanos
Osteopetrose recessiva	CAII	Formação normal, atividade reduzida da enzima CAII	Deficiente, infecções frequentes
Osteopetrose recessiva	OSTM1	Desconhecido, doença associada a morte perinatal	Desconhecido
ADO II	CLCN7	Redução da atividade do canal de cloreto	Infecções normais e frequentes
Picnodisostose	CTSK	Atividade dos osteoclastos atividade fibrilhas de colagénio	Dente supranumerário

		intracelulares reduzidas	

Doenças com aumento da atividade dos osteoclastos

Mutação/doença	Defeito genético	Defeito dos osteoclastos	Erupção dentária
Doença de Paget	SQSTM1	Osteoclastos aumentados, mais núcleos, mais activos	Erupção normal, afrouxamento devido ao aumento da remodelação da mandíbula
Doença de Paget juvenil	TNFRSF11B	Osteoclastos numerosos	Formação normal, relatos de perda dentária precoce, causa desconhecida
APO de início precoce	TNFRSF11A	osso semelhante ao PDB	Perda precoce de dentes, possivelmente devido à sobreactividade dos osteoclastos
Expansão	TNFRSF11A	Aumento da formação,	Perda precoce de dentes,
hiperfosfatasia esquelética		maior dimensão	provavelmente devido à sobreactividade dos osteoclastos
Osteólise expansiva familiar	TNFRSF11A	Osteoclastos aumentados, mais	Perda dentária muito precoce,

		núcleos, mais activos	devido à reabsorção radicular dos dentes permanentes

3. DE ACORDO COM O WHEELER'S TEXTBOOK OF ORTHOPAEDICS[32]

Doenças ósseas primárias

Quistos ósseos

- **Cisto ósseo aneurismático**
- **Tumor de células gigantes**
- **Quistos ósseos simples**

Doenças do desenvolvimento ósseo

- Nevo basocelular
- Deficiências ósseas
- Coxa Vara
- Nanismo
- Disostoses
- Displasia ectodérmica
- Anteversão do fémur
- Genu Valgum
- Gigantismo
- Desigualdade no comprimento das pernas
- Síndrome de Marfan
- Osteocondrodisplasia
- Pectus Excavatum
- Desalinhamento ósseo

- Reabsorção óssea
- Doenças endócrinas dos ossos
- Acromegalia
- Hipotiroidismo congénito
- Hiperparatiroidismo
- Osteíte Fibrosa Cística
- Granuloma eosinofílico
- Hiperostose
- Hiperostose cortical congénita
- Hiperostose esquelética idiopática difusa
- Exostose
- Hiperostose Frontal Interna
- Hiperostose esternocostoclavicular

Doenças infecciosas dos ossos

- Osteíte
- Osteomielite
- Espondilite
- Tuberculose, Osteoarticula
- Doenças Metabólicas dos Ossos
- Mucolipidoses
- Osteomalácia
- Osteoporose
- Pagetas
- Desmineralização óssea patológica

- Pseudo-hipoparatiroidismo
- Osteodistrofia renal
- Raquitismo
- Oncologia ortopédica
- Osteíte deformante
- Osteocondrite
- Osteonecrose
- Osteoartropatia hipertrófica primária
- Osteoartropatia hipertrófica secundária
- Escorregamento da epífise
- Doenças da coluna vertebral

4. As displasias do esqueleto podem ser classificadas em dois grupos principais:

33

osteocondrodisplasias e disostoses[33].

As Osteocondrodisplasias, nas quais existe uma anomalia generalizada do osso ou da cartilagem. Este grupo subdivide-se em três categorias principais:

- Defeitos do crescimento dos ossos tubulares e ou da coluna vertebral (condrodisplasias).
- Anomalias da densidade ou da estrutura cortical diafisária e ou da modelação metafisária.
- Desenvolvimento desorganizado da cartilagem e dos componentes fibrosos do esqueleto.

Disostoses: Este grupo refere-se a malformações ou ausência de ossos individuais, isoladamente ou em combinação. São maioritariamente estáticas e as suas malformações ocorrem durante a blastogénese (primeiras 8 semanas de vida embrionária). Isto contrasta com as osteocondrodisplasias, que se apresentam frequentemente após esta fase, têm um envolvimento esquelético mais geral e continuam a evoluir em resultado do envolvimento ativo dos genes ao longo da vida. O grupo das disostoses pode ser subclassificado em três categorias principais:

- Os que se ocupam principalmente do envolvimento craniofacial e incluem várias craniossinostoses.
- As que apresentam um envolvimento axial predominante, incluindo as várias perturbações dos defeitos de segmentação.
- Os que afectam apenas os membros.

5. CLASSIFICAÇÃO DA OMS DOS TUMORES ÓSSEOS (1995)[34]

TUMORES DA CARTILAGEM

Osteocondroma	9210/0
Condroma	9220/0
Enchondroma	9220/0
Condroma periosteal	9221/0
Condromatose múltipla	9220/1
Condroblastoma	9230/0
Fibroma condromixoide	9241/0
Condrossarcoma	9220/3
Central, primária e secundária	9220/3
Periférico	9221/3
Desdiferenciado	9243/3
Mesenquimatoso	9240/3
Célula transparente	9242/3

TUMORES OSTEOGÉNICOS

Osteoma osteoide 9191/0

Osteoblastoma 9200/0

Osteossarcoma 9180/3

Convencional 9180/3

Condroblástico 9181/3

Fibroblástico 9182/3

Osteoblástico 9180/3

Telangiectasia 9183/3

Célula pequena 9185/3

Central de baixo grau 9187/3

Secundário 9180/3

Paróste0 9192/3

Perióste0 9193/3

Superfície de alta qualidade 9194/3

TUMORES FIBROGÉNICOS

Fibroma desmoplásico 8823/0

Fibrossarcoma 8810/3

TUMORES FIBROHISTIOCÍTICOS

Histiocitoma fibroso benigno 8830/0

Histiocitoma fibroso maligno 8830/3

SARCOMA DE EWING/PRIMITIVO

TUMOR NEUROECTODÉRMICO

Sarcoma de Ewing 9260/3

TUMORES HEMATOPOIÉTICOS

Mieloma de células plasmáticas 9732/3

Linfoma maligno, NOS 9590/3

TUMOR DE CÉLULAS GIGANTES

Tumor de células gigantes 9250/1

Malignidade em tumor de células gigantes 9250/3

TUMORES NOTOCORDAIS

Chordoma 9370/3

TUMORES VASCULARES

Hemangioma 9120/0

Angiossarcoma 9120/3

TUMORES DO MÚSCULO LISO

Leiomioma 8890/0

Leiomiossarcoma 8890/3

TUMORES LIPOGÉNICOS

Lipoma 8850/0

Lipossarcoma 8850/3

TUMORES NEURAIS

Neurilemmoma 9560/0

TUMORES DIVERSOS

Adamantinoma 9261/3

Malignidade metastática

LESÕES DIVERSAS

Quisto ósseo aneurismático

Quisto simples

Displasia fibrosa

Displasia osteofibrosa

Histiocitose das células de Langerhans 9751/1

Doença de Erdheim-Chester

Hamartoma da parede torácica

6. FIBRO-OSSEOUS LESIONS[35,36,37,38,39,40]

Classificação por Charles.A.Waldron-1993

- ☐ Displasia fibrosa

- ☐ Lesões reactivas (displásicas) que surgem na área dentária (presumivelmente de origem periodontal).

*Displasia cemento-óssca periapical

*Displasia cemento-óssea focal

*Displasia cemento-óssea florida

- ☐ Neoplasias fibro-ósseas (amplamente designadas como fibroma cimentante, fibroma ossificante ou fibroma cemento-ossificante)

Classificação funcional de FOLs por Miro.S.Makek-1987

I *PERTURBAÇÃO DO DESENVOLVIMENTO*

1. Defeito cortical fibroso.
2. Displasia fibrosa.

II *LESÃO REACTIVO-REPARATIVA*

1. Periostite traumática.
2. Periostite ossificante.
3. Queloide ósseo.

4. Displasia cementária periapical e displasia cementoóssea florida

5. Osteomilite esclerosante.

6. Osteíte deformante (Paget).

III *FIBROMATOSE*

1. Fibroma desmoplásico.

IV *NEOPLASMAS*

A. APENAS NAS ZONAS DE SUPORTE DOS DENTES

1. Cementoblastoma.

2. Periodontoma.

a) central

b) periférico

B. TODOS OS OSSOS CRANIOFACIAIS

1. Osteoma.

a) trabecular

b) compacto

2. Osteoma osteoide.

3. Desmo-osteoblastoma psammótico.

4. Desmo- osteoblastoma trabecular.

Classificação da OMS (1992)

Lesões ósseas não neoplásicas

2.1 Displasia fibrosa dos maxilares

2.2 Displasias do cimento ósseo

2.2.1: Displasia cementária periapical

2.2.2: Displasia do cimento ósseo florido

2.2.3: Outros Displasia do cemento ósseo

2.3 Querubismo

2.4 Granuloma central de células gigantes

2.5 Cisto ósseo aneurismático

2.6 Cisto ósseo solitário

Classificação por Burket

CONSOANTE A ORIGEM

- Ligamento periodontal

A) Fibroma de cimentação.

B) Fibroma ossificante.

C) Fibroma ossificante cimentado.

D) Fibroma.

- OSSO MEDULAR.

A. Osteoma fibroso.

B. Fibroma ossificante juvenil ativo.

C. Querubismo.

D. Displasia fibrosa.

E. Tumor de células gigantes.

F. Quisto ósseo aneurismático.

G. Hiper paratiroidismo lesão da mandíbula (tumor de Browns)

H. Doença de Paget

Classificação proposta por Slootweg PJ & Muller H baseada em dados clínicos, radiográficos e histopatológicos.

I. Grupo I: Displasia fibrosa.

J. Grupo II: Fibroma ossificante juvenil.

K. Grupo III: Fibroma ossificante.

L. Grupo IV: Displasias cemento-ósseas.

1 Displasia fibrosa.

2 Lesões reactivas/displásicas (origem periodontal)

a. Displasia cemento-óssea periapical.

b. Displasia cemento-óssea focal.

c. Displasia cemento-óssea florida.

Lesões neoplásicas.

a. Fibroma cimentante/ossificante/cemento-ossificante.

b. Fibroma ossificante juvenil/ativo/agressivo.

i. Trabecular.

ii. Psammomatoide.

Classificação por NEVILLE-2002

Displasia fibrosa

Displasia cemento-óssea

a. Displasia cemento-óssea periapical.

b. Displasia cemento-óssea focal.

c. Displasia cemento-óssea florida.

Fibroma ossificante.

7. NECROSE ÓSSEA[41,42]

- Infração
- Necrose óssea asséptica (avascular)
- Osteocondrite dissecante

- Necrose por radiação

8. PSEUDO-DOENÇAS [41]

- Defeito da medula óssea
- Osteosclerose
- Defeito da glândula salivar submandibular

3. DISPLASIA ESQUELÉTICA[43,44]

"Displasia" é uma palavra científica que significa crescimento desordenadoAs displasias esqueléticas são um grupo heterogéneo de displasias que inclui mais de 200 doenças reconhecidas. São perturbações do crescimento e da remodelação do osso e da cartilagem. A maioria das doenças resulta em baixa estatura, que é definida como uma altura mais de 2 desvios-padrão abaixo da média da população numa determinada idade.

A acondroplasia (AP), a hipocondroplasia (HP) e a displasia tanatofórica (TD) estão entre as displasias esqueléticas mais comuns.

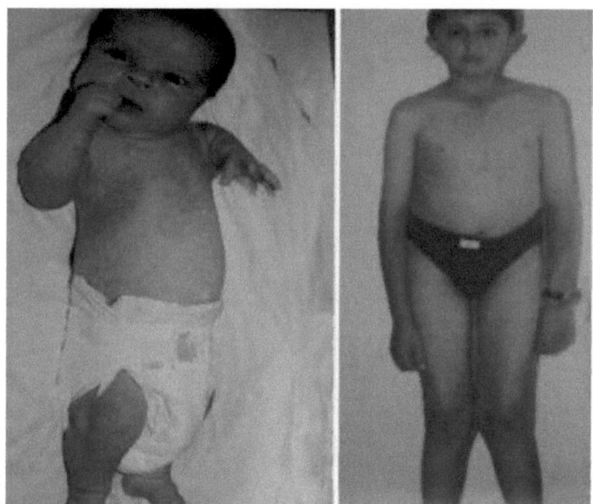

Epidemiologia

- Incidência

- o Acondroplasia - 1/15.000-1/20.000 nados vivos
- o Hipocondroplasia - 1/15.000-1/40.000 nados-vivos
- o Displasia tanatofórica - 1/6.500-20.000 nados-vivos

- Sexo - distribuição equitativa

Herança

- Autossómica dominante, maioritariamente mutações *de novo* na DT, com

100% de penetrância

• Causa - mutações no gene do recetor 3 do fator de crescimento dos fibroblastos (*FGFR3*)

• AP

o 99% dos casos resultam da substituição do nucleótido A ou C pelo G na posição 1138 do gene *FGFR3*

• HP

o 70% dos casos resultam da substituição do nucleótido A ou G pelo C na posição 1620 do gene *FGFR3*

• TD

o Onze mutações *do FGFR3* (6 missense e 5 read-throughs do codão de paragem nativo) causam 99% dos TDI

o Uma única mutação *do FGFR3*, *K650E*, é responsável pela DT

o Risco de recorrência na descendência - para pais fenotipicamente normais com uma gravidez previamente afetada, o risco de recorrência não é maior do que na população em geral

Classificação

O Superti-Furga do Grupo de Trabalho Internacional sobre Doenças Constitucionais do Osso classificou as displasias esqueléticas identificadas por genes e proteínas com base apenas na sua patogenética molecular.

Gene e proteína	**Fenótipo clínico**
1. Defeitos nas proteínas estruturais	
Colagénio:	
COL1	Osteogénese imperfeita
COL2	Tipo de acondrogénese

II	Hipocondrogénese Displasia espondiloepifisária (SED) congénita
	Displasia espondiloepimetafisária
	Displasia de Kniest
	Síndrome de Stickler I
COL9	Displasia epifisária múltipla (MED) tipo 2
COL10	Displasia metafisária displasia (tipo Schmid)
COL11	Síndrome de Stickler II Displasia otospondilomegaepifisária
COMP	Pseudoacondroplasia
	Displasia epifisária múltipla tipo 1
Matrilina-3 (MATN-3)	Displasia epifisária múltipla tipo 3
Perlecan	Schwartz-Jampel tipo 1,2

2. Defeitos nas vias metabólicas:

Transportador de sulfato de displasia diastásica (DTDST)	Condrogénese 1B
	Atelosteogénese II
	Displasia diastásica
	Recessivo MED
Arilsulfatase E	Condrodisplasia ligada ao X punctata

ANKH (Transportador de pirofosfato)	Displasia craniometafisária
CIC7	Osteopetrose grave
Acidose tubular por carboanidrase II	Osteopetrose renal

3. Defeitos na degradação de macromoléculas:

Enzimas lisossomais	Mucopolissacaridoses
Mucolipidose	
Catepsina K	Picnodisostose
Sedlin .	SED tarda ligada ao X

4. Defeitos nos factores de crescimento e nos receptores

Recetor 1, 2 do fator de crescimento dos fibroblastos	Craniossinostose
Recetor 3 do fator de crescimento de fibroblastos	Acondroplasia Hipocondroplasia Displasia tanatofórica I,II
Recetor de PTH tipo Jansen	displasia metafisária
Recetor do fator de crescimento de fibroblastos23	Autosomaldominante raquitismo hipofosfatémico
Raquitismo de proteinase PEX	X hipofosfatémico ligado
GNAS1	Pseudo-hipoparatiroidismo
ROR-2	Robinow, tipo braquidactilia
B	

5. defeitos nos factores de transcrição

SOX9	Displasia campomélica

GI13	Greig cefalopolissindactilia
TRPS1	Displasia tricorinofalângica 1-3
TORÇÃO	Saethre-Chotzen
CBFA-1	Displasia cleidocraniana
SHOX	Síndrome de Leri-Weill

Apresentação clínica

- Os parâmetros antropométricos devem ser comparados com a idade gestacional do recém-nascido ou com a idade cronológica do doente, tendo em conta factores raciais, étnicos, socioeconómicos e perinatais adequados. Para detetar uma baixa estatura desproporcionada, as medições antropométricas devem incluir o rácio entre os segmentos superior e inferior e a envergadura do braço.

- O diagnóstico da displasia esquelética dos membros curtos baseia-se no segmento do osso longo mais gravemente afetado.

o o encurtamento rizomélico (segmentos proximais curtos, por exemplo, úmero, fémur) está presente em doentes com acondroplasia, hipocondroplasia, tipo rizomélico de condrodisplasia punctata, displasia metafisária do tipo Jansen, displasia espondiloepifisária (SED) congénita, displasia tanatofórica, atelosteogénese, displasia diastrófica e fémur curto congénito.

o o encurtamento mesomélico (segmentos médios curtos, por exemplo, rádio, cúbito, tíbia, fíbula) inclui os tipos de displasias mesomélicas de Langer e Nievergelt, a síndrome de Robinow e a síndrome de Reinhardt.

o o encurtamento acromélico (segmentos distais curtos, por exemplo, metacarpos, falanges) está presente em doentes com acrodisostose e disostose periférica.

o o encurtamento acromesomélico (segmentos médios e distais curtos, por exemplo, antebraços, mãos) está presente em doentes com displasia acromesomélica.

o A micromelia (encurtamento das extremidades envolvendo todo o membro) está presente em acondrogénese, fibrocondrogénese, displasia de Kniest, displasia dissegmentar e síndrome de Roberts.

- O diagnóstico da variedade de tronco curto inclui a síndrome de Morquio, a síndrome de Kniest, a doença de Dyggve-Melchior-Clausen, a displasia metatrófica, a SED e a displasia espondiloepimetafisária (SEMD).

- Retardo mental: As displasias esqueléticas associadas ao atraso mental podem ser classificadas nos seguintes termos, de acordo com a etiologia ou patogénese:

- Anomalias do desenvolvimento do SNC - Síndrome orofaciodigital tipo 1 (hidrocefalia, porencefalia, hidranencefalia, agenesia do corpo caloso) e síndrome de Rubinstein-Taybi (microcefalia, agenesia do corpo caloso)
- Processos patológicos intracranianos - Síndromes de cranioestenose (pressão) e síndrome de trombocitopenia-aplasia radial (hemorragia)
- Compromisso neurológico - Disosteosclerose (envolvimento progressivo dos nervos cranianos) e disostose mandibulofacial (surdez)
- Aberrações cromossómicas - Trissomias autossómicas
- Anomalias metabólicas primárias - Doenças de depósito lisossómico
- Outras doenças - Condrodisplasia punctata, embriopatia da varfarina (teratogénica) e síndrome cerebrocostomandibular (hipoxia)

. Caveira

- Cabeça desproporcionadamente grande - acondroplasia, acondrogénese e displasia tanatofórica
- Crânio em folha de trevo - Displasia tanatofórica, síndrome de Apert, síndrome de Carpenter, síndrome de Crouzon e síndrome de Pfeiffer
- Caput membranaceum - Hipofosfatasia e osteogénese imperfeita congénita
- Múltiplos ossos wormianos - Displasia cleidocraniana e osteogénese imperfeita
- Craniossinostose - síndrome de Apert, síndrome de Crouzon, síndrome de

Carpenter, outras síndromes de craniossinostose e hipofosfatasia

- Olhos
  - Catarata congénita - Condrodisplasia punctata
  - Miopia - Displasia de Kniest e SED congénita
- Boca - Úvula bífida e arco alto ou fenda palatina, como na displasia de Kniest, SED congénita, displasia diastásica, displasia metatrófica e displasia camptomélica
- Orelhas - Inchaço agudo dos pavilhões auriculares, como na displasia diastásica
- Polidactilia
  - Pré-axial - Displasia condroectodérmica e síndromes de polidactilia de costelas curtas (frequentemente na síndrome de Majewski, raramente na síndrome de Saldino-Noonan)
  - Postaxial - Displasia condroectodérmica, síndromes letais de polidactilia de costelas curtas e síndrome de Jeune
- Mãos e pés
  - Polegar de carona - Displasia diastásica
  - Pé boto - Displasia diastásica, displasia de Kniest e osteogénese imperfeita
- Unhas
  - Unhas hipoplásicas - Displasia condroectodérmica
  - Unhas curtas e largas - Displasia metafisária de McKusick
- Articulações - Deslocações múltiplas das articulações, como na síndrome de Larsen e na síndrome otopalatodigital
- Ossos - Fracturas de ossos longos, como nas síndromes de osteogénese imperfeita, hipofosfatasia, osteopetrose e acondrogénese tipo I
- Tórax
  - Tórax longo ou estreito - Displasia torácica asfixiante, displasia

condroectodérmica e displasia metatrófica

- Tórax em forma de pera - Displasia tanatofórica, síndromes de polidactilia de costelas curtas e acondroplasia homozigótica

- Coração

- Defeito do septo atrial ou aurícula única - Displasia condroectodérmica

- Patente do canal arterial - Displasias esqueléticas letais dos membros curtos

- Transposição dos grandes vasos - Síndrome de Majewski **Diagnóstico**

- Primeiro trimestre - ultrassom mostrando aumento da translucência nucal, fluxo reverso no ducto venoso, encurtamento dos ossos longos

- Segundo/terceiro trimestre - exame ecográfico que revela encurtamento dos membros abaixo do percentil 5, reconhecível até às 20 semanas de gestação; platispondilia, ventriculomegalia, cavidade torácica estreita com costelas curtas, polihidrâmnio, fémures arqueados (tipo 1), crânio em folha de trevo (no tipo II), coluna vertebral e crânio bem ossificados

- Pós-natal - exame clínico

- Com base no exame clínico ou na ecografia pré-natal

- O teste genético para o painel de mutações *FGFR3* é diagnóstico quando combinado com o exame clínico ou a ecografia pré-natal

Tratamento

- Apoio

- A curvatura dos membros inferiores pode merecer uma correção cirúrgica

- Ecografia do cérebro, especialmente se a fontanela for grande, para excluir uma hidrocefalia ligeira relacionada com um forame magno pequeno

- Diagnosticar a apneia obstrutiva do sono

- Avaliação neurológica ortopédica da estenose espinal e da cifose

- Ter em atenção que as trompas de Eustáquio curtas podem levar a infecções frequentes do ouvido médio e a perda auditiva condutiva

- Evitar a obesidade

DISPLASIA CLEIDOCRANIANA[29]

(DOENÇA DE MARIE E SAINTON, SÍNDROME DE SCHEUTHAUER-MARIE E SAINTON, DISOTOSE MUTACIONAL)

(cleido = clavícula, + cranial = cabeça, + displasia = formação anormal)

A displasia cleidocraniana é uma doença caracterizada por um desenvolvimento defeituoso dos ossos do crânio e pela ausência total ou parcial das clavículas.

Etiologia

Várias anomalias cromossómicas foram associadas a esta síndrome, incluindo o cromossoma 6p21.

Herança

Quando herdada, aparece como uma caraterística mendeliana dominante e pode ser transmitida por ambos os sexos. Nos casos que parecem ter-se desenvolvido esporadicamente, foi sugerido que representam uma doença herdada recessivamente ou, mais provavelmente, uma penetrância incompleta numa caraterística genética com expressão genética variável ou uma verdadeira mutação dominante nova.

Caraterísticas clínicas

- A doença afecta homens e mulheres com igual frequência.

- Caveira

o Os fontanários permanecem frequentemente abertos ou, pelo menos, apresentam um fecho tardio e, por esta razão, tendem a ser bastante grandes.

o As suturas também podem ficar abertas e é frequente o aparecimento de ossos danificados.

o A sutura sagital é carateristicamente afundada, dando ao crânio uma aparência plana.

o Os ossos frontais, parietais e occipitais são proeminentes e os seios paranasais são subdesenvolvidos e estreitos.

o A cabeça é braquicefálica9 larga e curta)

- Cinta de ombro

o Ausência completa das clavículas ou ausência parcial ou mesmo adelgaçamento de uma ou ambas as clavículas.

o Mobilidade anormal dos ombros

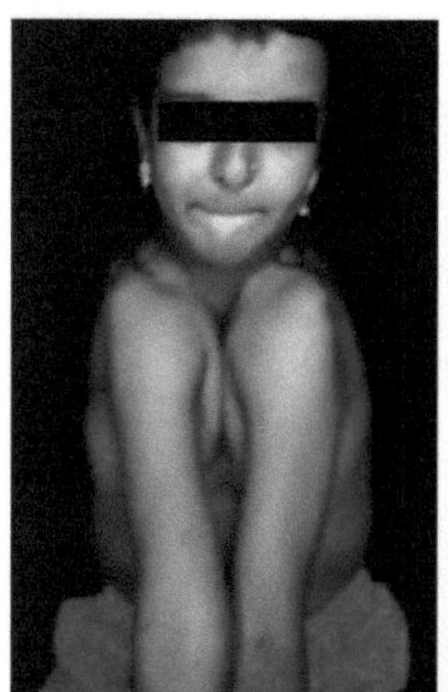

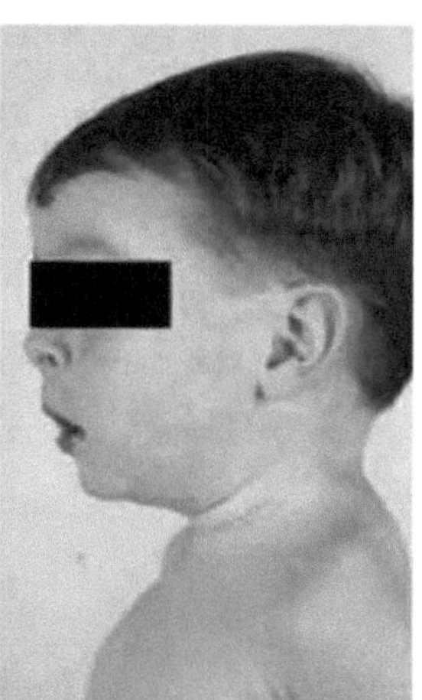

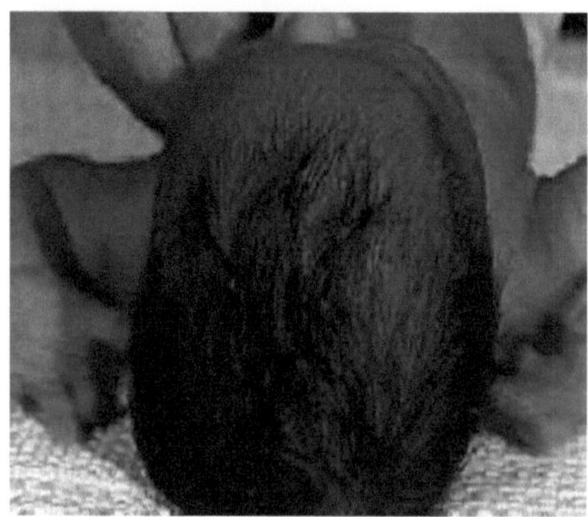

- Os defeitos na coluna vertebral, na bacia e nos ossos longos, bem como nos dígitos são também relativamente mais comuns.

- Anomalias dentárias

o Palato alto, estreito e arqueado e fenda palatina real.

o A maxila é subdesenvolvida e mais pequena do que o normal em relação à maxila.

o Os ossos lacrimal e zigomático também são relatados como subdesenvolvidos.

o Retenção prolongada dos dentes decíduos e subsequente atraso na erupção dos dentes sucessivos.

o As raízes são muitas vezes um pouco curtas e mais finas do que o habitual e podem estar deformadas.

o Pode haver escassez ou ausência de cemento celular nas raízes dos dentes permanentes.

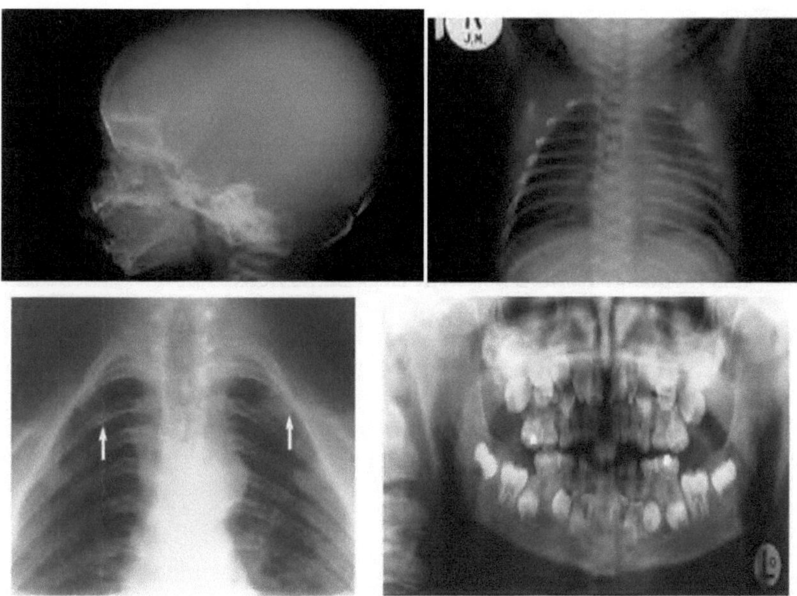

Tratamento e prognóstico:

o Cuidados com as condições orais.

o Os dentes decíduos retidos devem ser restaurados se ficarem cariados, uma vez que a sua extração não induz necessariamente a erupção dos dentes permanentes.

o Abordagem multidisciplinar utilizando o pedodontista, o ortodontista e o cirurgião oral.

o O timing correto dos procedimentos cirúrgicos para desobstrução de dentes e reposicionamento ortodôntico pode dar excelentes resultados funcionais.

OSTEOGÉNESE IMPERFEITA [29,39,45,46]

Sinónimos: **SÍNDROME DOS OSSOS BRITÂNEOS, SÍNDROME DE ADAIR-DIGHTON, SÍNDROME DE VAN DER HOEVE, SÍNDROME DE EKMAN-LOBSTEIN, SÍNDROME DE FRAGILITAS OSSIUM, OSTEOPSATROSE**

A osteogénese imperfeita (OI) é um grupo de doenças genéticas que afectam principalmente os ossos. O termo "osteogénese imperfeita" significa formação óssea imperfeita.

Frequência

- Estima-se que esta doença afecte 6 a 7 pessoas em cada 100 000 em todo o mundo. Os tipos I e IV são as formas mais comuns de osteogénese imperfeita, afectando 4 a 5 por cada 100.000 pessoas. Os tipos II e III são mais raros, com uma incidência estimada de 1 a 2 por cada 100 000 pessoas:
- Não existem diferenças conhecidas em função do sexo.
- A idade de início dos sintomas varia consoante o tipo, como se segue:

o Tipo I - Infância

o Tipo II - In utero

o Tipo III - Metade dos casos no útero, a outra metade no período neonatal

o Tipo IV - geralmente na infância

Causas:

As mutações nos genes COL1A1, COL1A2, CRTAP e LEPRE1 causam osteogénese imperfeita.

As mutações nos genes COL1A1 e COL1A2 são responsáveis por cerca de 90 por cento de todos os casos de osteogénese imperfeita. Estes genes fornecem instruções para a produção de proteínas que são utilizadas para montar o colagénio tipo I, que é a proteína mais abundante nos ossos, na pele e noutros tecidos conjuntivos que fornecem estrutura e força ao corpo.

A maioria das mutações que causam osteogénese imperfeita tipo I ocorre no gene COL1A1. Estas mutações reduzem a quantidade de colagénio tipo I produzido no corpo, o que faz com que os ossos sejam frágeis e se fracturem facilmente. As mutações responsáveis pela osteogénese imperfeita dos tipos II, III e IV podem ocorrer no gene COL1A1 ou COL1A2. Estas mutações alteram normalmente a estrutura das moléculas de colagénio de tipo I. Um defeito na estrutura do colagénio tipo I enfraquece os tecidos conjuntivos, em particular o osso, resultando nas caraterísticas da osteogénese imperfeita.

As mutações nos genes CRTAP e LEPRE1 são responsáveis por casos raros e frequentemente graves de osteogénese imperfeita. As proteínas produzidas por estes genes trabalham em conjunto para transformar o colagénio na sua forma madura. As mutações em qualquer um destes genes perturbam a dobragem, a montagem e a secreção normais das moléculas de colagénio. Estes defeitos enfraquecem os tecidos conjuntivos, levando a anomalias ósseas graves e a problemas de crescimento.

Nos casos de osteogénese imperfeita sem mutações identificadas nos genes COL1A1, COL1A2, CRTAP ou LEPRE1, a causa da doença é desconhecida. Os investigadores estão a trabalhar para identificar genes adicionais que estejam associados a esta doença.

Herança:

A maioria dos casos de osteogénese imperfeita tem um padrão de hereditariedade autossómico dominante, o que significa que uma cópia do gene alterado em cada célula é suficiente para causar a doença. Muitas pessoas com osteogénese imperfeita de tipo I ou de tipo IV herdam uma mutação de um progenitor que tem a doença. Quase todos os bebés com formas mais graves de osteogénese imperfeita (tipo II e tipo III) não têm história da doença na família. Nestes bebés, a doença é causada por mutações novas (esporádicas) no gene COL1A1 ou COL1A2. A doença não é transmitida à geração seguinte porque a maioria dos indivíduos afectados não vive o tempo suficiente para ter filhos.

Menos frequentemente, a osteogénese imperfeita tem um padrão de hereditariedade autossómico recessivo. A hereditariedade autossómica recessiva significa que duas cópias do gene em cada célula estão alteradas. Os pais de uma criança com uma doença autossómica recessiva normalmente não são afectados, mas cada um é portador de uma cópia do gene alterado. Alguns casos de osteogénese imperfeita tipo III são autossómicos recessivos; estes casos resultam normalmente de mutações noutros genes que não o COL1A1 e o COL1A2. Casos raros de osteogénese imperfeita causados por mutações no gene CRTAP ou LEPRE1 também têm um padrão de hereditariedade autossómico recessivo.

Síndrome semelhante à osteogénese imperfeita

- **Ossos frágeis congénitos com craniossinostose e proptose ocular**:

Os doentes desenvolvem craniossinostose, hidrocefalia, proptose ocular, dismorfismo facial e várias fracturas metafisárias associadas a uma baixa densidade óssea generalizada alguns anos após o nascimento.

- **Ossos frágeis congénitos com contraturas articulares congénitas:**

Os doentes nascem com ossos frágeis, levando a múltiplas fracturas e contraturas articulares e pterígio (artrogripose múltipla congénita) devido à deslocação da cabeça do rádio.

O defeito básico é mapeado no locus 17p12 (intervalo de 18 cm), onde está localizada uma telopeptidil hidroxilase óssea.

- **Síndrome de osteoporose-pseudoglioma:**

A hereditariedade é autossómica recessiva. Os indivíduos com síndrome de osteoporose-pseudoglioma têm OI ligeira a moderada com cegueira devido a hiperplasia do vítreo, opacidade da córnea e glaucoma secundário. A patologia ocular pode ser secundária à regressão falhada da vasculatura vítrea primária durante o crescimento fetal. O defeito genético foi mapeado na região cromossómica 11q12-13. O defeito situa-se especificamente no gene LRP5, que codifica a proteína relacionada com o recetor da lipoproteína de baixa densidade

- **Ossos frágeis congénitos com atrofia ótica, retinopatia e atraso psicomotor grave:**

- **Ossos frágeis congénitos com microcefalia**

- **Ossos frágeis congénitos com calo redundante:**

Os doentes com esta SROI desenvolvem calosidades hiperplásicas nos ossos longos após uma fratura ou cirurgia ortopédica envolvendo osteotomias. Não foram encontradas mutações nos genes do procolagénio tipo I nestes doentes. A hereditariedade parece ser autossómica dominante. A sua apresentação inicial assemelha-se frequentemente à da OI com fragilidade e deformidade óssea, mas estes doentes desenvolvem inchaços duros, dolorosos e quentes sobre os ossos longos que podem inicialmente sugerir inflamação ou osteossarcoma. Os doentes com esta SROI têm esclerótica branca e dentes normais. Nas radiografias, pode ser observado um calo redundante à volta de algumas fracturas. O tamanho e a forma do calo podem permanecer estáveis durante muitos anos após um período de crescimento rápido. Os estudos histomorfométricos mostram que as lamelas ósseas estão dispostas em forma de malha, em oposição à disposição paralela típica dos doentes com OI. Uma variante desta SROI é designada por doença óssea expansiva sensível à aspirina.

- **Ossos frágeis congénitos com defeito de mineralização:**

Esta forma rara de SROI é clinicamente indistinguível da OI moderada a grave. O diagnóstico só é possível através de biopsia óssea, na qual é evidente um defeito de mineralização que afecta a matriz óssea e poupa a cartilagem de crescimento. Os doentes têm dentes normais e não têm ossos wormianos. Não apresentam sinais radiológicos de envolvimento da placa de crescimento, apesar do defeito de mineralização evidente na biopsia óssea. Esta forma de SROI partilha várias caraterísticas com a fibrogénese imperfeita do osso, e pode existir uma forma ligeira desta SROI. O padrão de hereditariedade sugere mosaicismo gonadal ou uma caraterística somática recessiva. A estrutura da molécula de colagénio parece ser normal e não foram encontradas mutações nos genes *COL1A1* e *COL1A2*.

- **Ossos frágeis congénitos com rizomelia:**

Esta forma particular de SROI com úmero e fémur curtos e herança recessiva só foi descrita numa comunidade das Primeiras Nações do Quebeque. A gravidade em termos de fracturas e incapacidade é moderada a grave. As fracturas podem estar presentes à nascença. Em estudos de ligação, o defeito genético foi mapeado no braço curto do cromossoma 3, onde não existem genes que codifiquem o procolagénio tipo I

Apresentação clínica:

Classificação por Sillence et al (1979)

- Osteogénese imperfeita, tipo I

Osteogénese imperfeita Tarda

Osteogénese imperfeita com esclerótica azul

Mapa genético do locus 17q21.31-q22,7q22.1

- Osteogénese imperfeita congénita: tipo II

Osteogénese imperfeita congénita, letal neonatal

Osteogénese imperfeita de tipo Vrolik

Mapa genético do locus 17q21.31-q22,7q22.1

- Osteogénese imperfeita, progressivamente deformante, com esclerótica normal: tipo III

Mapa genético do locus 17q21.31-q22,7q22.1

- Osteogénese imperfeita, tipo IV

Osteogénese imperfeita com esclerótica normal

Mapa genético do locus 17q21.31-q22

Os investigadores definiram mais três tipos de osteogénese imperfeita

- Tipo V
- Tipo VII
- Tipo VIII

- Tipo I - Formas ligeiras

o Os pacientes não apresentam deformidade dos ossos longos.

o A esclerótica pode ser azul ou branca. A esclerótica azul também pode ocorrer noutras doenças, como a progeria, a displasia cleidocraniana, a síndrome de Menkes, a cutis laxa, a síndrome de Cheney e a picnodisostose.

o A dentinogénese imperfeita pode estar presente.

o Ao longo da vida, o número de fracturas pode variar entre 1 ou 2 e 60.

o A altura é normalmente normal em indivíduos com formas ligeiras de OI.

o As pessoas com OI têm uma elevada tolerância à dor. As fracturas antigas podem ser descobertas em bebés apenas após radiografias obtidas por outras razões que não a avaliação da OI, e podem ocorrer sem quaisquer sinais de dor.

o A tolerância ao exercício e a força muscular estão significativamente reduzidas nos doentes com OI, mesmo nas formas ligeiras.

o As fracturas são mais comuns durante a infância, mas podem ocorrer em qualquer idade.

o Outros achados possíveis incluem cifoescoliose, perda de audição, arcus senilis prematuro e contusões fáceis.

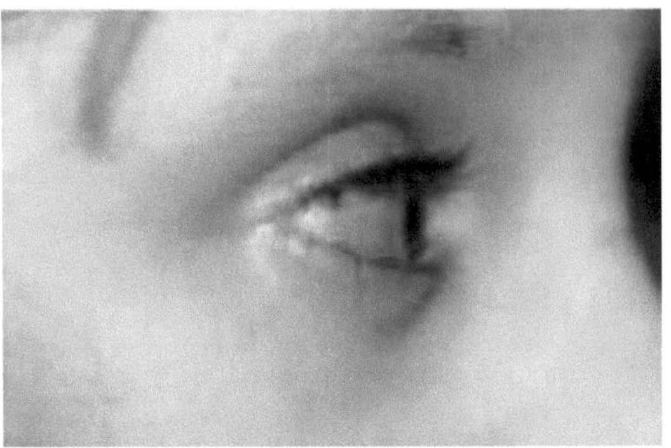

- Tipo II - Extremamente grave

o O tipo II é frequentemente letal.

o Pode estar presente uma esclerótica azul.

o Os doentes podem ter um nariz pequeno e/ou micrognatia.

o Todos os doentes têm fracturas in utero, que podem envolver o crânio, os ossos longos e/ou as vértebras.

o As costelas estão em bico e os ossos longos estão gravemente deformados.

o As causas de morte incluem fragilidade extrema das costelas, hipoplasia pulmonar e malformações ou hemorragias do SNC.

- Tipo III - Grave

o Os doentes podem apresentar hiperlaxidez articular, fraqueza muscular, dor óssea crónica ininterrupta e deformidades do crânio (por exemplo, achatamento posterior) devido à fragilidade óssea durante a infância.

o As deformações dos membros superiores podem comprometer a função e a mobilidade.

o A presença de dentinogénese imperfeita é independente da gravidade da OI.

o A esclerótica tem tonalidades variáveis.

o As fracturas in utero são comuns.

o Podem ocorrer encurtamentos dos membros e deformações progressivas.

o Os doentes podem ter um rosto triangular com uma saliência frontal.

o A invaginação basilar é uma ocorrência pouco comum, mas potencialmente fatal, na OI.

o A vertigem é comum em doentes com OI grave.

o A incidência de malformações congénitas do coração em crianças com OI é provavelmente semelhante à da população saudável.

o A hipercalciúria pode estar presente em cerca de 36% dos doentes com OI, mas não parece afetar a função renal.

o As complicações respiratórias secundárias à cifoescoliose são comuns em indivíduos com OI grave.

o A obstipação e as hérnias também são comuns em pessoas com OI.

- Tipo IV - Não definido

o Este tipo de OI não está claramente definido.

o o facto de os doentes terem uma altura normal ou de a tonalidade escleral definir o tipo não foi estabelecido de forma consensual.

o A dentinogénese imperfeita pode estar presente. Alguns sugeriram que este sinal pode ser utilizado para dividir a OI de tipo IV em subtipos a e b.

o As fracturas começam normalmente na infância, mas podem ocorrer fracturas in utero. Os ossos longos são geralmente curvados.

- Tipo V-

o É uma osteogénese imperfeita (OI) autossómica dominante, ligeira a moderadamente grave, que não parece estar associada a mutações do colagénio tipo I.

o Existem escleróticas de cor normal e laxidez ligamentar. Não existe dentinogénese imperfeita.

o Tipicamente, os doentes apresentam ossificação da membrana interóssea do antebraço com luxação da cabeça do rádio, formação de calo hiperplásico e um padrão histopatológico anormal

- Tipo VI.

o Trata-se de uma forma moderada a grave de doença óssea frágil com acumulação de osteoide devido a um defeito de mineralização, na ausência de uma perturbação do metabolismo mineral·

o Os doentes com OI tipo VI sofrem fracturas mais frequentemente do que os doentes com OI tipo IV. As fracturas são documentadas pela primeira vez entre os 4 e os 18 meses de idade.

o As escleróticas são brancas ou ligeiramente azuis e a dentinogénese imperfeita está uniformemente ausente. Todos os doentes têm fracturas de compressão vertebral. O defeito genético subjacente ainda não é conhecido

- Tipo VII.

o Trata-se de uma forma autossómica recessiva moderada a grave, caracterizada por fracturas à nascença, escleróticas azuladas, deformidade precoce das extremidades inferiores, coxa vara e osteopenia

o A rizomelia (encurtamento dos membros proximais) é uma caraterística clínica proeminente.

o A doença foi localizada no cromossoma 3p22-24.1, que se encontra fora dos loci para os genes do colagénio tipo I.

Diagnóstico:

O diagnóstico é feito com base em achados clínicos e físicos, acompanhados de testes relevantes.

Estes incluem;

- Recolha de uma amostra de pele para avaliar a produção de colagénio no corpo.

- As radiografias podem mostrar o adelgaçamento dos ossos e fracturas passadas ou actuais.
- A ecografia pode ser utilizada durante a gravidez para detetar anomalias nos membros às 15-18 semanas de gestação. No entanto, esta pode não ser sempre exacta.

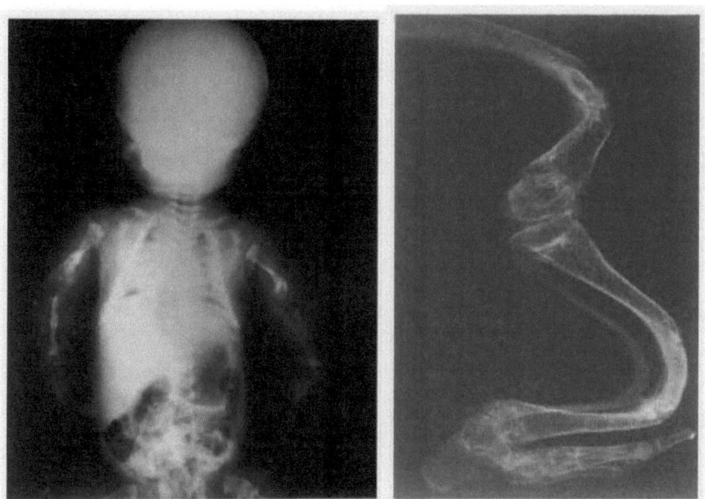

Gestão

- O tipo III requer cuidados especializados ao longo de toda a vida.
- Os doentes têm uma inteligência normal e o internamento prolongado no hospital não deve afetar a sua educação.
- Os cuidados multidisciplinares, incluindo fisioterapia, reabilitação, imobilização e colocação de talas, são uma boa prática.
- As hastes intramedulares e a osteoclastia devem ser utilizadas de forma muito selectiva.
- Pode ser necessário um curso de reabilitação especializado.
- Avanços recentes demonstraram que a utilização da hormona do crescimento

e do bifosfonato é benéfica

- A terapêutica com bisfosfonatos é utilizada sob a orientação de um centro especializado e é particularmente útil para a dor e as fracturas recorrentes no tipo 3 (os bisfosfonatos ligam-se e estabilizam o osso inibindo a atividade dos osteoclastos e estimulando a atividade dos osteoblastos).

- A administração intravenosa cíclica de pamidronato pode reduzir a dor óssea e a incidência de fracturas, e aumentar a densidade óssea e o nível de mobilidade, com efeitos secundários mínimos

- Os efeitos no osso incluem o aumento do tamanho dos corpos vertebrais e o espessamento do osso cortical. Isto também permite uma melhor cirurgia de correção, por exemplo, a colocação de hastes intramedulares nos ossos longos.

- No entanto, foi registada uma variabilidade substancial na resposta dos indivíduos ao tratamento.

- Prossegue a investigação sobre a utilização de células estromais normais transplantadas da medula óssea.

Prevenção

- Em famílias com mutações conhecidas do colagénio, pode ser possível a análise do ADN fetal a partir da biopsia das vilosidades coriónicas, no primeiro trimestre.

- Pode ser difícil dar conselhos genéticos:

- No tipo I e no tipo IV, existe uma probabilidade de 50% de uma criança afetada, quando um dos pais é afetado.

- No entanto, quando nenhum dos progenitores é afetado com os tipos II e III, letais e progressivamente deformantes, pode ser impossível dar a possibilidade de outros descendentes serem afectados, devido ao mosaicismo da linha germinal e das células somáticas.

- No entanto, as diretrizes gerais são: em crianças com o tipo I ou IV com pais clinicamente não afectados, é provável que se trate de uma nova mutação dominante e o risco de descendência afetada não é provavelmente superior ao normal (50% de qualquer descendência da criança será afetada). Após o diagnóstico de uma criança com o tipo II, o conselho geral é que existe uma probabilidade de 7% de que outros descendentes sejam afectados.

- A conceção de uma potencial terapia genética é complicada pela heterogeneidade genética da doença e pelo facto de a maioria das mutações da osteogénese imperfeita serem dominantes negativas, em que o produto do alelo mutante interfere com a função do alelo normal

DENTINOGÉNESE IMPERFEITA (DENTINA OPALESCENTE HEREDITÁRIA)[29,39]

A dentinogénese imperfeita representa um grupo de doenças hereditárias que se caracterizam por uma formação anormal da dentina. Estas condições são genética e clinicamente heterogéneas e podem afetar apenas os dentes ou podem estar associadas à condição de osteogénese imperfeita.

Frequência:

1 em 6000-8000 crianças

Antecedentes:

Entre os primeiros casos relatados estão os de Wilson e Steinbrecher, que rastrearam essa condição através de quatro gerações de uma família. Excelentes estudos dos aspectos químicos, físicos, histológicos, radiográficos e clínicos da Dentinogénese imperfeita foram feitos por Finn em 1938 e por Hodge e seus colaboradores em 1939 e 1940. Heys e os seus colaboradores descreveram os factores clínicos e genéticos em 18 famílias afectadas pela dentinogénese imperfeita que ocorre em associação com a osteogénese imperfeita.

Classificação:

Classificação dos escudos;

Tipo I: Dentinogénese imperfeita que ocorre sempre em famílias com osteogénese imperfeita, embora esta última possa ocorrer sem dentinogénese imperfeita. O tipo I segrega-se como uma caraterística autossómica dominante com expressividade variável, mas pode ser recessiva se a osteogénese imperfeita que a acompanha for recessiva (normalmente o tipo congénito de OI grave)

Tipo II: Dentinogénese imperfeita que nunca ocorre com a osteogénese imperfeita, a não ser por acaso, e que é geralmente designada por dentina opalescente hereditária, sendo herdada como uma caraterística autossómica dominante.

Tipo III: Dentinogénese imperfeita do "tipo Brandywine". Trata-se de um isolado racial de Maryland, herdado como traço autossómico dominante.

Classificação revista:

- Dentinogénese imperfeita I: Dentinogénese imperfeita sem osteogénese imperfeita (dentina opalescente).
- Dentinogénese imperfeita ILBrandywine tipo dentinogénese imperfeita

Etiologia:

As mutações no gene DSPP causam dentinogénese imperfeita.

Foram identificadas mutações no gene DSPP em pessoas com dentinogénese imperfeita do tipo II e do tipo III. A DI tipo II e tipo III são doenças autossómicas dominantes que foram associadas ao cromossoma 4q12-21, o que sugere que podem ser mutações alélicas do gene DSPP. Em várias famílias diferentes, o gene responsável pela DI tipo II foi identificado como sendo o gene DSPP que codifica a sialofosfoproteína da dentina, a proteína não colagénica mais abundante na dentina A dentinogénese imperfeita tipo I ocorre como parte da osteogénese imperfeita, que é causada por mutações num de vários outros genes.

O gene DSPP fornece instruções para a produção de três proteínas que são essenciais para o desenvolvimento normal dos dentes. Estas proteínas estão envolvidas na formação da dentina, que é uma substância semelhante ao osso que constitui a camada média protetora de cada dente. As mutações no gene DSPP alteram as proteínas produzidas a partir do gene, levando à produção de dentina anormalmente mole. Os dentes com dentina defeituosa são descoloridos, fracos e mais susceptíveis de se deteriorarem e partirem

Herança:

Esta doença é herdada de forma autossómica dominante, o que significa que uma cópia do gene alterado em cada célula é suficiente para causar a doença.

Apresentação clínica:

Nos três tipos de DI, os dentes têm uma descoloração variável de cinzento-azulado a castanho-amarelado que parece opalescente devido à dentina defeituosa e anormalmente colorida que brilha através do esmalte translúcido. Devido à falta de suporte da dentina subjacente pouco mineralizada, o esmalte parte-se frequentemente dos dentes, levando a um rápido desgaste e atrito dos dentes. A gravidade da descoloração e da fratura do esmalte em todos os tipos de DI é altamente variável, mesmo dentro da mesma família. Se não for tratada, não é invulgar ver toda a dentição afetada por DI desgastada até à gengiva.

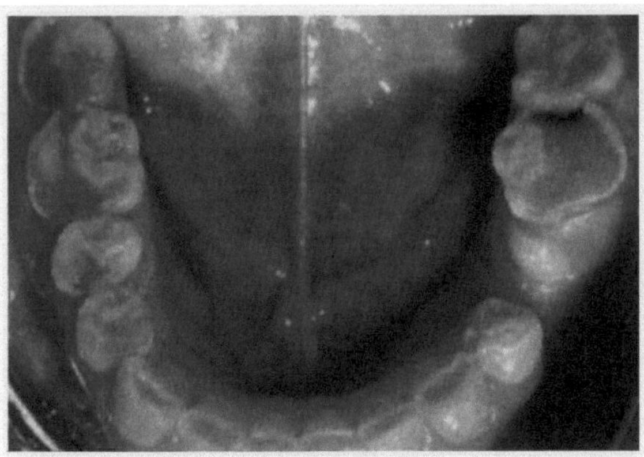

Caraterísticas radiográficas:

Os dentes têm coroas bulbosas, raízes mais estreitas do que o normal e câmaras pulpares e canais radiculares mais pequenos do que o normal ou completamente obliterados.

Caraterísticas histológicas:

A aparência do esmalte é essencialmente normal, exceto pela sua tonalidade peculiar. A dentina, por outro lado, é composta por túbulos irregulares, muitas vezes com grandes áreas de matriz não calcificada. Em algumas áreas pode haver ausência completa de túbulos. Inclusões celulares, provavelmente odontoblastos na dentina, não são incomuns, a câmara pulpar é geralmente quase obliterada pela deposição contínua de dentina. Os odontoblastos têm apenas uma capacidade limitada de formar uma matriz dentinária bem organizada, e parecem degenerar rapidamente, ficando presos nesta matriz.

Caraterísticas químicas e físicas.

A análise química explica muitas das caraterísticas anormais dos dentes da dentinogénese imperfeita 1. O seu conteúdo de água está muito aumentado, até 60 por cento acima do normal, enquanto o conteúdo inorgânico é inferior ao da dentina normal. Como seria de esperar, a densidade, a absorção de raios X e a dureza da dentina também são baixas. De facto, a microdureza da dentina aproxima-se muito da do cemento, explicando assim o rápido desgaste dos dentes afectados. Não há informações significativas disponíveis sobre os dentes do tipo III.

Tratamento.

O tratamento de doentes com dentinogénese imperfeita é dirigido principalmente para a prevenção da perda de esmalte e subsequente perda de dentina por atrição. As coroas metálicas fundidas nos dentes posteriores e as coroas de revestimento nos dentes anteriores têm sido utilizadas com sucesso considerável, embora seja necessário ter cuidado na preparação dos dentes para essas restaurações. Também se deve ter cuidado com o uso de aparelhos parciais que exercem tensão sobre os dentes, porque as raízes são facilmente fracturadas. A experiência demonstrou ainda que as obturações não são geralmente permanentes devido à suavidade da dentina.

OSTEOPOROSE [29,39,47,48]

A osteoporose é uma doença caracterizada por uma baixa massa óssea e pela deterioração da estrutura óssea, que provoca fragilidade óssea e aumenta o risco de fratura. Existem vários tipos diferentes de osteoporose. A forma mais comum de osteoporose é conhecida como "osteoporose primária", ou seja, a osteoporose que não é causada por outra doença específica. A perda óssea causada por doenças específicas ou medicamentos é designada por "osteoporose secundária

Osteoporose primária

A osteoporose primária é uma doença que afecta principalmente os idosos e resulta do impacto cumulativo da perda óssea e da deterioração da estrutura óssea que ocorre à medida que as pessoas envelhecem. Esta forma de osteoporose é por vezes referida como osteoporose relacionada com a idade. Uma vez que as mulheres pós-menopáusicas estão em maior risco, o termo osteoporose "pós-menopáusica" é também utilizado. Os indivíduos mais jovens (incluindo crianças e jovens adultos) raramente sofrem de osteoporose primária, embora esta possa ocorrer ocasionalmente. Esta forma rara da doença é por vezes referida como osteoporose "idiopática", uma vez que em muitos casos as causas exactas da doença não são conhecidas, ou idiopáticas. Uma vez que os mecanismos exactos pelos quais o envelhecimento produz a perda óssea não são totalmente compreendidos (ou seja, nem sempre é claro porque é que algumas mulheres pós-menopáusicas desenvolvem osteoporose e outras não), a osteoporose relacionada com a idade também é parcialmente idiopática

Osteoporose Idiopática Primária

Existem várias formas diferentes de osteoporose idiopática que podem afetar tanto crianças como adolescentes, embora estas condições sejam bastante raras. A osteoporose juvenil afecta crianças previamente saudáveis entre os 8 e os 14 anos de idade. Durante um período de vários anos, o crescimento ósseo é afetado. A doença pode ser relativamente ligeira, causando apenas um ou dois ossos colapsados na coluna vertebral (vértebras), ou pode ser grave, afectando praticamente toda a coluna vertebral. A doença entra quase sempre em remissão (espontânea) por volta da puberdade, retomando nessa altura o crescimento ósseo normal. Os doentes com formas ligeiras ou moderadas da doença podem ficar com uma curvatura da coluna vertebral (cifose) e uma baixa estatura, mas os doentes com uma forma mais grave da doença podem ficar incapacitados para toda a vida A osteoporose primária é bastante rara nos jovens adultos. Neste grupo etário, a doença é geralmente causada por outra condição ou fator, como a anorexia nervosa ou o uso de glucocorticóides (Khosla et al. 1994). Quando ocorrem formas idiopáticas de osteoporose primária em adultos jovens, estas aparecem em homens com a mesma frequência que em mulheres (isto contrasta com a osteoporose primária relacionada com a idade, que ocorre mais frequentemente em mulheres). As caraterísticas da doença podem variar muito e podem envolver mais do que uma doença. Alguns jovens adultos com osteoporose primária idiopática podem ter um defeito primário na regulação da função das células ósseas, resultando numa formação óssea deprimida, num aumento da reabsorção óssea, ou em ambos. Em alguns doentes, a doença tem um curso ligeiro, mesmo sem tratamento, e as manifestações clínicas limitam-se a fracturas de compressão da coluna vertebral assintomáticas. Mais tipicamente, no entanto, ocorrem múltiplas fracturas da coluna vertebral ao longo de um período de 5-10 anos, levando a uma perda de altura de até 15 cm.

Osteoporose relacionada com a idade

A osteoporose relacionada com a idade é, de longe, a forma mais comum da doença. Existem muitas causas diferentes para a doença, mas a perda óssea que leva à doença começa, normalmente, relativamente cedo na vida, numa altura em que uma ação corretiva (como alterações na dieta e na atividade física) poderia potencialmente abrandar o seu curso. Embora ocorra em ambos os sexos, a doença é duas a três vezes mais comum nas mulheres Isto deve-se, em parte, ao facto de as mulheres terem duas fases de perda óssea relacionada com a idade - uma fase rápida que começa na menopausa e que é de longe a forma mais comum da doença Existem muitas causas diferentes para a doença, mas a perda óssea que leva à doença começa normalmente relativamente cedo na vida, numa altura em que uma ação corretiva (como mudanças na dieta e na atividade física) poderia potencialmente abrandar o seu curso. Embora ocorra em ambos os sexos, a doença é duas a três vezes mais comum nas mulheres. Isto deve-se em parte ao facto de as mulheres terem duas fases de perda óssea relacionada com a idade - uma fase rápida que começa na menopausa e dura 4-8 anos, seguida de uma fase contínua mais lenta que dura o resto da vida. Em contrapartida, os homens passam apenas pela fase lenta e contínua. Como resultado, as mulheres perdem mais osso do que os homens. Só a fase rápida da perda óssea nas mulheres resulta em perdas de 5 a 10% do osso cortical (que constitui o revestimento exterior duro do esqueleto) e de 20 a 30% do osso trabecular (que preenche as extremidades dos ossos dos membros e os corpos vertebrais da coluna vertebral, os locais da maioria das fracturas osteoporóticas). A fase lenta da perda óssea resulta em perdas de 20-25% do osso cortical e trabecular tanto nos homens como nas mulheres, mas durante um período de tempo mais longo. Apesar de outros factores, como a genética e a nutrição, contribuírem, tanto a fase rápida da perda óssea nas mulheres pós-menopáusicas como a fase lenta da perda óssea em mulheres e homens idosos parecem resultar, em grande parte, da deficiência de estrogénio. Para as mulheres, a fase rápida da perda óssea é iniciada por um declínio dramático na produção de estrogénio pelos ovários na menopausa. A perda da ação dos estrogénios nos receptores de estrogénios no osso resulta em grandes aumentos da reabsorção óssea combinados com uma formação óssea reduzida. O resultado final é o adelgaçamento da camada externa cortical do osso e danos na estrutura óssea trabecular. Pode haver algumas forças compensatórias neste processo, uma vez que o diâmetro exterior do osso pode aumentar com a idade, ajudando assim a manter a resistência óssea. Em contrapartida, pensa-se que a fase mais lenta da perda óssea é causada por uma combinação de factores, incluindo a diminuição da formação óssea relacionada com a idade, a diminuição da ingestão de cálcio e de vitamina D, a diminuição da atividade física e a perda dos efeitos positivos do estrogénio no equilíbrio do cálcio no intestino e nos rins, bem como dos seus efeitos no osso. Isto leva a uma maior diminuição da absorção de cálcio pelo intestino e a uma redução da capacidade do rim para conservar o cálcio. Se a quantidade de cálcio absorvida na alimentação for insuficiente para compensar as perdas obrigatórias de cálcio nas fezes e na urina, o cálcio sérico começa a baixar. Os níveis da hormona paratiroide aumentam, retirando cálcio do osso para compensar a perda. O resultado líquido deste processo é um aumento da reabsorção óssea. É importante perceber que essas perdas minerais não precisam ser grandes para resultar em osteoporose. Um balanço negativo de apenas 50-100 mg de cálcio por dia durante um longo período de tempo é suficiente para produzir a doença. Para os homens idosos, a deficiência de esteróides sexuais também parece ser um fator importante na osteoporose relacionada com a idade. Embora a testosterona seja o principal esteroide sexual nos homens, parte dela é convertida em estrogénio pela enzima aromatase. No entanto, nos homens, a deficiência deve-se principalmente a um aumento da globulina de ligação às hormonas sexuais, uma substância que retém tanto a testosterona como o estrogénio numa forma que não está disponível para utilização pelo organismo. Entre 30 a 50% dos homens idosos têm uma deficiência de esteróides sexuais biologicamente activos. De facto, à exceção da ausência da fase inicial da pós-menopausa, o processo de perda óssea nos homens idosos é semelhante ao das mulheres idosas. Tal como acontece com as mulheres, a perda de atividade dos esteróides sexuais nos homens tem um efeito na absorção e conservação do cálcio, levando a aumentos secundários progressivos dos níveis da hormona paratiroide. Tal como nas mulheres idosas, o desequilíbrio resultante entre a reabsorção e a formação óssea resulta numa perda óssea lenta que se prolonga ao longo da vida. A testosterona pode estimular a formação óssea mais do que o estrogénio, no entanto, a diminuição da formação óssea desempenha um papel relativamente maior na perda óssea sentida pelos homens idosos.

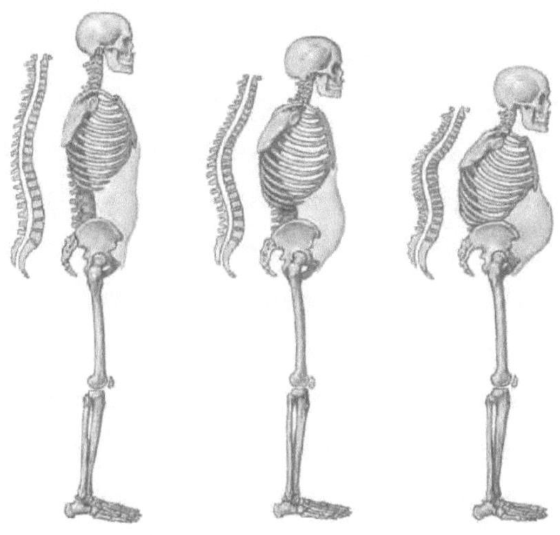

Osteoporose secundária

Os jovens adultos e mesmo os indivíduos mais velhos que contraem osteoporose fazem-no frequentemente como um subproduto de outra doença ou da utilização de medicamentos. De facto, existe uma grande variedade de doenças, bem como certos medicamentos e agentes tóxicos que podem causar ou contribuir para o desenvolvimento da osteoporose. Diz-se que os indivíduos que contraem a doença devido a estas causas "externas" têm osteoporose "secundária". Normalmente, apresentam níveis mais elevados de perda óssea do que seria de esperar de um indivíduo normal da mesma idade, género e raça. As causas secundárias da doença são comuns em muitas mulheres na pré-menopausa e em homens com osteoporose; de facto, segundo algumas estimativas, a maioria dos homens com osteoporose apresenta causas secundárias da doença. Para além disso, até um terço das mulheres pós-menopáusicas com osteoporose também têm outras doenças que podem contribuir para a sua perda óssea. Esta secção descreve brevemente algumas das doenças, perturbações e medicamentos mais comuns que podem causar ou contribuir para o desenvolvimento da osteoporose

Doenças e distúrbios que podem causar osteoporose

Várias doenças genéticas têm sido associadas à osteoporose secundária. A hipercalciúria idiopática e a fibrose cística são as mais comuns. Os doentes com fibrose quística têm uma diminuição acentuada da densidade óssea e um aumento das taxas de fratura devido a uma série de factores, incluindo má absorção de cálcio e vitamina D, redução da produção de esteróides sexuais e atraso na puberdade, e aumento das citocinas inflamatórias. Esta condição pode ser agravada se forem aconselhados a reduzir a ingestão de cálcio na dieta para evitar cálculos renais. Vários estudos documentaram uma baixa densidade óssea nestes indivíduos, que podem responder a medicamentos que diminuem a excreção de cálcio na urina. Outras doenças genéticas, embora raras, devem ser consideradas em doentes com osteoporose depois de terem sido excluídas causas mais comuns. A deficiência de estrogénio ou testosterona durante a adolescência (devido à síndrome de Turner, Kallman ou Klinefelter, anorexia nervosa, amenorreia atlética, cancro ou qualquer doença crónica que interfira com o início da puberdade) leva a um pico de massa óssea baixo. A deficiência de estrogénio que se desenvolve depois de atingido o pico de massa óssea, mas antes da menopausa normal (devido a falência ovárica prematura, por exemplo), está associada a uma rápida perda óssea. Os baixos níveis de esteróides sexuais também podem ser responsáveis pela redução da densidade óssea em doentes com insensibilidade aos androgénios ou acromegalia. Em contrapartida, o excesso de hormonas tiroideias (tirotoxicose), quer seja espontâneo ou causado por um tratamento excessivo com hormonas tiroideias, pode estar associado a uma perda óssea substancial; embora a renovação óssea esteja aumentada nestes doentes, a reabsorção óssea aumenta mais do que a formação óssea. Do mesmo modo, a produção excessiva de glucocorticóides causada por tumores da hipófise ou das glândulas supra-renais (síndroma de Cushing) pode levar a uma osteoporose rapidamente progressiva e grave, tal como o tratamento com glucocorticóides.

Em geral, os doentes com diabetes de tipo 1 (insulino-dependente), em particular os que têm um mau controlo do açúcar no sangue, correm um maior risco de osteoporose do que os doentes com diabetes de tipo 2 (não insulino-dependente). O hiperparatiroidismo primário é uma doença relativamente comum em indivíduos mais velhos, especialmente em mulheres na pós-menopausa, que é causada por uma secreção excessiva da hormona paratiroide. Na maioria das vezes, a causa é um tumor benigno (adenoma) numa ou mais glândulas paratiróides; muito raramente (menos de 0,5 por cento das vezes) a causa é o cancro da paratiroide.

As doenças que reduzem a absorção intestinal de cálcio e fósforo, ou que prejudicam a disponibilidade de vitamina D, também podem causar doenças ósseas. A má absorção moderada resulta em osteoporose, mas a má absorção grave pode causar osteomalácia. A doença celíaca, devida à inflamação do intestino delgado pela ingestão de glúten, é uma causa importante e normalmente ignorada de osteoporose secundária. Da mesma forma, a osteoporose e as fracturas foram detectadas em doentes após a cirurgia para remover parte do estômago (gastrectomia), especialmente nas mulheres. A perda óssea é observada após a cirurgia de bypass gástrico, mesmo em mulheres com obesidade mórbida que não têm uma massa óssea baixa inicialmente. O aumento da osteoporose e das fracturas também é observado em doentes com doença de Crohn e colite ulcerosa.

Do mesmo modo, as doenças que afectam a função hepática (cirrose biliar primária, hepatite crónica ativa, cirrose devida à hepatite B e C e cirrose alcoólica) podem resultar em perturbações no metabolismo da vitamina D e podem também causar perda óssea por outros mecanismos. A cirrose biliar primária está associada a uma osteoporose particularmente grave. As fracturas são mais frequentes em doentes com cirrose alcoólica do que em qualquer outro tipo de doença hepática, embora este facto possa estar relacionado com o risco acrescido de quedas entre os consumidores excessivos de álcool Os doentes infectados com o vírus da imunodeficiência humana (VIH) também apresentam uma maior prevalência de osteopenia ou osteoporose. Isto pode envolver múltiplos factores endócrinos, nutricionais e metabólicos e pode também ser afetado pela terapia antiviral que os doentes com VIH recebem. As doenças auto-imunes e alérgicas estão associadas à perda óssea e ao aumento do risco de fratura. Isto deve-se não só ao efeito da imobilização e aos danos causados ao osso pelos produtos inflamatórios das próprias doenças, mas também aos glucocorticóides que são utilizados para tratar estas doenças. As doenças reumáticas, como o lúpus e a artrite reumatoide, têm sido associadas a uma menor massa óssea e a um maior risco de fracturas. Muitas doenças neurológicas estão associadas a uma saúde óssea deficiente e a um risco acrescido de fratura. Isto pode dever-se, em parte, aos efeitos destas doenças na mobilidade e no equilíbrio ou aos efeitos dos medicamentos utilizados no tratamento destas doenças no metabolismo ósseo e mineral. Infelizmente, no entanto, os prestadores de cuidados de saúde muitas vezes não avaliam a saúde óssea dos doentes com estas doenças ou não tomam as medidas preventivas e terapêuticas adequadas. Existem muitas doenças incapacitantes que podem levar à perda óssea, pelo que é importante prestar atenção à saúde óssea dos doentes com deficiências de desenvolvimento, como a paralisia cerebral, bem como com doenças que afectam os nervos e os músculos, como a poliomielite e a esclerose múltipla. É pouco provável que as crianças e os adolescentes com estas doenças atinjam o pico ideal de massa óssea, devido a um aumento da reabsorção óssea e a uma diminuição da formação óssea. Em alguns casos, uma perda óssea muito rápida pode produzir um aumento suficientemente grande dos níveis de cálcio no sangue para produzir sintomas. As fracturas são comuns nestes indivíduos, não só devido à perda óssea, mas também devido à fraqueza muscular e à incapacidade neurológica que aumenta a probabilidade de quedas. A perda óssea pode ser retardada - mas não completamente evitada - através da terapia anti-reabsortiva. A epilepsia é outro distúrbio neurológico que aumenta o risco de doença óssea, principalmente devido aos efeitos adversos dos medicamentos antiepilépticos.

Muitos dos fármacos utilizados na epilepsia podem prejudicar o metabolismo da vitamina D, provavelmente por actuarem sobre a enzima hepática que converte a vitamina D em 25 hidroxi vitamina D. Além disso, pode haver um efeito direto destes agentes nas células ósseas. Devido aos efeitos negativos dos medicamentos sobre a saúde óssea, a maioria dos doentes com epilepsia corre o risco de desenvolver osteoporose. Nos doentes com baixo consumo de vitamina D, má absorção intestinal ou baixa exposição solar, o efeito adicional dos fármacos antiepilépticos pode levar à osteomalacia. A suplementação com vitamina D pode ser eficaz para retardar a perda óssea, embora os pacientes que desenvolvem osteoporose possam necessitar de terapia adicional, como os bifosfonatos. As perturbações psiquiátricas também podem ter um impacto negativo na saúde óssea. Embora a anorexia nervosa seja a perturbação psiquiátrica mais regularmente associada à osteoporose, a depressão major, uma perturbação muito mais comum, também está associada a uma baixa massa óssea e a um maior risco de fratura. Um fator que pode causar perda óssea em indivíduos gravemente deprimidos é o aumento da produção de cortisol, a hormona adrenal do stress. Embora a resposta dos indivíduos com depressão grave ao cálcio, à vitamina D ou à terapêutica anti-reabsortiva não tenha sido especificamente documentada, parece razoável fornecer estas medidas preventivas aos doentes de alto risco. Finalmente, várias doenças que estão associadas à osteoporose não são facilmente categorizadas. A necrose asséptica (também designada por osteonecrose ou necrose avascular) é uma doença esquelética bem conhecida que pode ser uma complicação de uma lesão, do tratamento com glucocorticóides ou do abuso de álcool. A causa exacta é desconhecida, mas foram sugeridas pelo menos duas teorias. Uma delas é que o fornecimento de sangue ao osso é bloqueado pelo colapso do osso. A outra é que as partículas microscópicas de gordura bloqueiam o fluxo sanguíneo e resultam na morte das células ósseas. A doença pulmonar obstrutiva crónica (enfisema e bronquite crónica) também é agora reconhecida como estando associada à osteoporose e a fracturas, mesmo na ausência de terapêutica com glucocorticóides. A imobilização está claramente associada a uma rápida perda óssea; os doentes com lesões da medula espinal têm um risco particularmente elevado de fracturas por fragilidade. As doenças hematológicas, sobretudo as malignas, estão também frequentemente associadas à osteoporose e às fracturas.

Medicamentos e terapias que podem causar osteoporose

A osteoporose pode também ser um efeito secundário de determinadas terapêuticas médicas.

Osteoporose induzida por glucocorticóides (GIO).

A GIO é, de longe, a forma mais comum de osteoporose produzida pelo tratamento medicamentoso. Embora se saiba há muitos anos que a produção excessiva da hormona suprarrenal cortisol pode causar adelgaçamento dos ossos e fracturas, esta condição, uma forma de síndrome de Cushing, continua a ser pouco frequente. Com o aumento da utilização da prednisona e de outros medicamentos que actuam como o cortisol para o tratamento de muitas doenças inflamatórias e auto-imunes, esta forma de perda óssea tornou-se uma preocupação clínica importante. A preocupação é maior no caso das doenças em que a própria inflamação e/ou a imobilização causada pela doença também provocam um aumento da perda óssea e do risco de fratura. Os glucocorticóides, que são utilizados para tratar uma grande variedade de doenças inflamatórias (por exemplo, artrite reumatoide, asma, enfisema, doença pulmonar crónica), podem causar reduções profundas na formação óssea e podem, em menor grau, aumentar a reabsorção óssea, levando à perda de osso trabecular na coluna vertebral e na anca, especialmente em mulheres pós-menopáusicas e homens idosos. A perda óssea mais rápida ocorre no início do tratamento, e mesmo pequenas doses (equivalentes a 2,5-7,5 mg de prednisona por dia) estão associadas a um aumento das fracturas. O risco de fracturas aumenta rapidamente em doentes tratados com glucocortocoides, mesmo antes de se ter perdido muito osso. Este rápido aumento do risco de fratura é atribuído a danos nas células ósseas, o que resulta num tecido ósseo menos saudável. Para evitar este problema, os prestadores de cuidados de saúde são aconselhados a utilizar a dose mais baixa possível de glucocorticóides durante o mais curto período de tempo possível. Nalgumas doenças, os profissionais de saúde devem também considerar a administração local de glucocorticóides (por exemplo, os doentes com asma podem inalá-los), o que resulta em muito menos danos para o osso.

Outros medicamentos que podem causar osteoporose.

A ciclosporina A e o tacrolimus são amplamente utilizados em conjunto com glucocorticóides para prevenir a rejeição após o transplante de órgãos, e doses elevadas destes medicamentos estão associadas a uma forma particularmente grave de osteoporose. A doença óssea também foi relatada com vários anticonvulsivantes frequentemente prescritos, incluindo difenilhidantoína, fenobarbital, valproato de sódio e carbamazepina. Os doentes que correm maior risco de desenvolver este tipo de doença óssea são os que estão a fazer terapêutica prolongada, doses elevadas de medicamentos, múltiplos anticonvulsivantes e/ou terapêutica simultânea com medicamentos que aumentam os níveis de enzimas hepáticas. A baixa ingestão de vitamina D, a exposição solar restrita e a presença de outras doenças crónicas aumentam o risco, particularmente em indivíduos idosos e institucionalizados. Em contrapartida, a ingestão elevada de vitamina A (retinal) pode aumentar o risco de fratura. O metotrexato, um antagonista do folato utilizado para tratar doenças malignas e (em doses mais baixas) doenças inflamatórias como a artrite reumatoide, também pode causar perda óssea, embora os resultados da investigação não sejam consistentes. Além disso, os agonistas da hormona libertadora de gonadotropina (GnRH), utilizados no tratamento da endometriose nas mulheres e do cancro da próstata nos homens, reduzem os níveis de estrogénio e de testosterona, o que pode causar uma perda óssea significativa e fracturas por fragilidade.

Diagnóstico

O diagnóstico da osteoporose é efectuado através de três métodos:

- Medição radiográfica da densidade óssea

- Marcadores bioquímicos laboratoriais
- Biópsia óssea com avaliação patológica

Destas três, a melhor é a medição radiográfica da densidade óssea. Estão disponíveis várias técnicas, incluindo a absorciometria de fóton único, a absorciometria de fóton duplo, a tomografia computorizada quantitativa, a absorciometria de raios X duplo e a ultrassonografia. Na maioria das vezes, são efectuadas medições em locais específicos. Os locais mais comuns analisados são aqueles com maior risco de fratura: anca, pulso e vértebras. O antebraço e o calcanhar, que são facilmente medidos utilizando a absorciometria de fotão único, a tomografia computorizada quantitativa e a ultrassonografia, podem ser pouco dispendiosos, mas estes locais não respondem normalmente à terapêutica e fornecem menos informações sobre a resposta à terapêutica. O aumento do risco de fratura está correlacionado com a diminuição da densidade óssea. Medições seriadas ao longo do tempo também podem dar uma indicação da taxa de perda óssea e do prognóstico.

Os dois principais marcadores bioquímicos da formação óssea são a fosfatase alcalina sérica e a osteocalcina sérica. Os marcadores da reabsorção óssea são o cálcio urinário e a hidroxiprolina urinária:

- A fosfatase alcalina, que reflecte a atividade dos osteoclastos no osso, é medida no soro, mas não tem sensibilidade e especificidade para a osteoporose, porque pode estar elevada ou diminuída em muitas doenças. Aumenta com o envelhecimento. O fracionamento da fosfatase alcalina para a fração mais específica do osso não aumenta muito a sua utilidade.
- Osteocalcina, também conhecida como gama-carboxiglutamato ósseo. É sintetizada pelos osteoblastos e incorporada na matriz extracelular do osso, mas uma pequena quantidade é libertada na circulação, onde pode ser medida no soro. Os níveis de osteocalcina circulante estão correlacionados com a mineralização óssea, mas são influenciados pela idade, sexo e variação sazonal. Os métodos laboratoriais também variam.

O cálcio urinário pode dar uma estimativa da reabsorção (perda de) osso, mas há muitas variáveis que afectam esta medição. Por isso, é mais específico para a osteoporose quando medido após jejum noturno.

A hidroxiprolina urinária é derivada da degradação do colagénio, que forma a matriz óssea extracelular. No entanto, a medição da hidroxiprolina não é específica para o osso, porque metade do colagénio do corpo está fora do esqueleto ósseo. É também influenciada por muitas doenças, bem como pela dieta.

A biopsia óssea não é frequentemente utilizada para avaliar a densidade óssea. Este teste tem disponibilidade limitada e é melhor utilizado como técnica de investigação para análise de regimes de tratamento de doenças ósseas. A melhor utilização clínica da biópsia óssea combina a marcação dupla com tetraciclina para determinar o crescimento ósseo aposicional e excluir a osteomalácia. As doses de tetraciclina são administradas com semanas de intervalo, e a biópsia óssea é embebida num composto de plástico, cortada em fatias finas e examinada sob luz fluorescente, onde as linhas de tetraciclina (que se autofluorescem) aparecem e o crescimento aposto é avaliado.

Consequências da osteoporose

O osso osteoporótico é histologicamente normal na sua composição - há apenas menos osso. Isto resulta em ossos enfraquecidos que são mais propensos a fracturas com traumatismos, mesmo pequenos. As áreas mais afectadas são:

- Anca (cabeça e colo do fémur)
- Pulso
- Vértebras

As fracturas da anca que ocorrem, mesmo com pequenas quedas, podem ser incapacitantes e confinar uma pessoa idosa a uma cadeira de rodas. Também é possível colocar cirurgicamente uma prótese da anca. As fracturas do pulso são comuns em quedas para a frente com os braços estendidos para amortecer a queda, mas os ossos do pulso também se partem. As fracturas vertebrais são do tipo comprimido e podem ser mais subtis. As fracturas vertebrais podem provocar dores nas costas. Outra consequência é o encurtamento ou a cifose (curvatura) da coluna vertebral. Esta situação pode dar origem a um aspeto "encurvado" que, se for suficientemente grave, pode mesmo comprometer a função respiratória devido à redução do tamanho do tórax. As pessoas que sofrem fracturas correm maior risco de morte, não diretamente pela fratura, mas pelas complicações que advêm do internamento com imobilização, como o tromboembolismo pulmonar e a pneumonia. Os homens começam com uma maior massa óssea, pelo que têm uma maior reserva contra a perda. A melhor abordagem a longo prazo para

a osteoporose é a prevenção. Se as crianças e os jovens adultos, em especial as mulheres, tiverem uma boa alimentação (com cálcio e vitamina D suficientes) e fizerem muito exercício físico, conseguirão desenvolver e manter a massa óssea. Isto proporcionará uma boa reserva contra a perda óssea mais tarde na vida. O exercício físico exerce uma pressão sobre os ossos que aumenta a massa óssea, em especial a carga esquelética resultante da contração muscular nos exercícios de musculação. No entanto, qualquer exercício de qualquer tipo é melhor do que nenhum, e o exercício também traz benefícios para a prevenção de doenças cardiovasculares que são mais comuns nos idosos. Os atletas tendem a ter uma maior massa óssea do que os não atletas. O exercício numa idade mais avançada ajudará a retardar a taxa de perda óssea.

Tratamento

As pessoas com osteoporose podem beneficiar de uma dieta melhorada, incluindo a suplementação com vitamina D e cálcio, e de exercício físico moderado para ajudar a retardar a perda óssea.

A maioria das terapias medicamentosas actua diminuindo a reabsorção óssea. Em qualquer altura, há osso que foi reabsorvido mas não substituído, o que representa cerca de 5 a 10% da massa óssea. Ao diminuir a reabsorção óssea, é possível obter um aumento da densidade óssea de 5 a 10%, o que demora cerca de 2 a 3 anos. No entanto, nenhuma terapêutica medicamentosa permite repor a massa óssea normal. As mulheres após a menopausa com perda óssea acelerada podem beneficiar de uma terapêutica hormonal com estrogénios e progesterona. O estrogénio retarda a reabsorção óssea, diminuindo assim a perda óssea. Este efeito é mais proeminente nos primeiros anos após a menopausa.

Uma das terapêuticas não estrogénicas mais comuns é a utilização de alendronato, um bifosfonato que actua como inibidor da atividade osteoclástica. O alendronato pode ser benéfico, particularmente em mulheres que não toleram a terapêutica com estrogénios. O alendronato é eficaz na inibição da perda óssea após a menopausa.

O raloxifeno é um modulador seletivo dos receptores de estrogénio que também pode substituir a terapia com estrogénio. O raloxifeno pode atuar em conjunto com o estrogénio no osso para inibir a reabsorção e diminuir o risco de fracturas. Embora o raloxifeno iniba a reabsorção óssea, não tem um efeito anabólico. Outros potenciais benefícios da terapêutica com raloxifeno incluem a diminuição do risco de cancro da mama, uma vez que o raloxifeno actua de forma antagónica ao estrogénio no útero. Por outro lado, o raloxifeno actua em conjunto com o estrogénio para proteger e reduzir a aterogénese.

Outras terapias medicamentosas são menos utilizadas. A calcitonina, uma hormona que diminui a reabsorção óssea, pode ser administrada por injeção ou por pulverização nasal. O fluoreto de sódio pode aumentar a densidade óssea medida nas vértebras, mas parece não ter eficácia global na redução das fracturas vertebrais. O flúor ajuda a reduzir as cáries dentárias.

OSTEOPETROSE (DOENÇA DO OSSO DE MÁRMORE, OSTEOSCLEROSE) [29,39,49,50]

A Osteopetrose é uma síndrome clínica caracterizada pela incapacidade dos osteoclastos de reabsorverem o osso. Como consequência, a modelação e a remodelação ósseas são prejudicadas. O defeito na renovação óssea resulta carateristicamente em fragilidade esquelética, apesar do aumento da massa óssea, e pode também causar insuficiência hematopoiética, perturbação da erupção dentária, síndromes de compressão nervosa e perturbações do crescimento. A osteopetrose humana é uma doença heterogénea que engloba diferentes lesões moleculares e uma série de caraterísticas clínicas. No entanto, todas as formas partilham um único nexo patogénico no osteoclasto. O radiologista alemão, Albers-Schonberg, descreveu a osteopetrose pela primeira vez em 1904.

Frequência:

- A doença é bastante rara; foram registadas incidências de 1 em 20.000-500.000 para a forma dominante e de 1 em 200.000 para a forma recessiva.

- Três variantes da doença são diagnosticadas na infância, na infância (intermédia) ou na idade adulta.

Etiologia:

O principal defeito subjacente a todos os tipos de osteopetrose é a incapacidade dos osteoclastos para reabsorverem o osso. Uma série de defeitos moleculares ou genéticos heterogéneos pode resultar numa função osteoclástica deficiente. Os defeitos moleculares exactos ou os locais destas mutações são, em grande parte, desconhecidos. O defeito pode estar na própria linhagem de osteoclastos ou nas células mesenquimatosas que formam e mantêm o microambiente necessário para a função correta dos osteoclastos. Segue-se uma análise de algumas das evidências que sugerem a etiologia da doença e a heterogeneidade destas causas:

- O defeito genético específico nos seres humanos é conhecido apenas na osteopetrose causada pela deficiência de anidrase carbónica II.

- A osteopetrose infantil parece ser transmitida de forma autossómica recessiva com base no seu padrão de hereditariedade.

- Foram registadas inclusões semelhantes a vírus em osteoclastos de alguns doentes com osteopetrose benigna, mas o seu significado clínico permanece incerto.

- A ausência do fator estimulador de colónias biologicamente ativo (CSF-I) devido a uma mutação no gene que o codifica provoca uma diminuição da função osteoclástica no rato osteopetrótico (Op/Op). A produção alterada de CSF-1 também foi demonstrada em ratos desdentados (tl) osteopetróticos. Os ratinhos knockout de alguns proto-oncogenes demonstraram ter osteopetrose.

Classificação clínica da osteopetrose humana

Caraterística	**Início no adulto**	**Infantil**	**Intermediário**
Herança	Autossómica dominante	Autossómico recessivo	Autossómico recessivo
Medula óssea falha	Nenhum	Grave	Nenhum
Prognóstico	Bom	Pobres	Pobres
Diagnóstico	Muitas vezes dignosticado por acaso	Geralmente diagnosticada antes de 1 ano de idade	Não aplicável

CLÍNICA

• A osteopetrose infantil (também designada por osteopetrose maligna) é diagnosticada numa fase precoce da vida. As suas manifestações clínicas são descritas em seguida.

o Os sintomas são a falta de crescimento e o atraso no crescimento.

o Ocorrem defeitos ósseos. O entupimento nasal devido a malformação da mastoide e dos seios paranasais é frequentemente a caraterística de apresentação da osteopetrose infantil. As neuropatias relacionadas com o aprisionamento dos nervos cranianos ocorrem devido ao facto de os forames do crânio não se alargarem completamente. As manifestações incluem surdez, proptose e hidrocefalia. A dentição pode ser atrasada. A osteomielite da mandíbula é comum devido a um fornecimento anormal de sangue. Os ossos são frágeis e podem fraturar-se facilmente.

o O tecido ósseo defeituoso tende a substituir a medula óssea, o que pode causar insuficiência da medula óssea com a consequente pancitopenia. Os doentes podem ter anemia, hematomas e hemorragias fáceis (devido à trombocitopenia) e infecções recorrentes (devido a defeitos inerentes ao sistema imunitário). Pode ocorrer hematopoiese extramedular, resultando em hepatoesplenomegalia, hiperesplenismo e hemólise.

- Outras manifestações incluem apneia do sono e cegueira devido à degeneração da retina.

- A osteopetrose do adulto (também designada por osteopetrose benigna) é diagnosticada no final da adolescência ou na idade adulta.

- Foram descritos dois tipos distintos, tipo I e tipo II, com base em caraterísticas radiográficas, bioquímicas e clínicas.

Tipos de Osteopetrose do Adulto

Caraterística	**Tipo I**	**Tipo II**
Esclerose do crânio	Esclerose acentuada principalmente da abóbada	Esclerose principalmente da base
Coluna vertebral	Não apresenta muita esclerose	Mostra o aspeto da camisola de rugger
Pélvis	Sem endobones	Mostra os endobones na pélvis
Faixa transversal da metafísica	Ausente	Pode ou não estar presente
Risco de fratura	Baixa	Elevado
Fosfatase ácida sérica	Normal	Muito elevado

- Trabalhos recentes demonstraram que a síndrome clínica da osteopetrose tipo I do adulto não é uma osteopetrose verdadeira, mas sim um aumento da massa óssea devido a mutações activadoras do *LRP5*. Estas mutações causam um aumento da massa óssea, mas não estão associadas a um defeito da função dos osteoclastos. Em vez disso, alguns levantaram a hipótese de que o ponto de ajuste da capacidade de resposta do osso à carga mecânica é alterado, resultando num equilíbrio alterado entre a reabsorção e a deposição óssea em resposta à sustentação de peso e à contração muscular.

- Alguns casos de osteopetrose de tipo II resultam de mutações *no CLCN7,* o canal de cloreto de tipo 7. No entanto, noutras famílias com a síndrome clínica da osteopetrose do adulto de tipo II, foi demonstrada a ligação a outras regiões genómicas distintas. Por conseguinte, a síndrome clínica é geneticamente heterogénea.

- Cerca de metade dos doentes são assintomáticos e o diagnóstico é feito acidentalmente, muitas vezes no final da adolescência, uma vez que as anomalias radiológicas só começam a aparecer na infância. Noutros doentes, o diagnóstico baseia-se na história familiar. Outros doentes podem ainda apresentar osteomielite ou fracturas.

- Muitos doentes têm dores ósseas. Os defeitos ósseos são comuns e incluem neuropatias devidas a compressão de nervos cranianos (por exemplo, com surdez, com paralisia facial), síndrome do túnel cárpico e osteoartrite. Os ossos são frágeis e podem fraturar facilmente. Cerca de 40% dos doentes têm fracturas recorrentes. A osteomielite da mandíbula ocorre em 10% dos doentes.

- A função da medula óssea não está comprometida.

- Outras manifestações incluem deficiência visual devido à degeneração da retina e atraso psicomotor.

- Os achados físicos estão relacionados com defeitos ósseos e incluem baixa estatura, bossas frontais, cabeça grande, nistagmo, hepatoesplenomegalia e genu valgum na osteopetrose infantil.

Investigações

O diagnóstico é efectuado através de radiografias, que são normalmente diagnósticas. A tomografia computorizada pode ocasionalmente ser necessária e a utilização da ressonância magnética tende a limitar-se à imagiologia da medula óssea na doença recessiva grave, que é geralmente fatal sem transplante de medula óssea.

- Osteosclerose generalizada; os ossos podem ser uniformemente escleróticos, mas podem ser observadas bandas escleróticas e lúcidas alternadas nas asas ilíacas e perto das extremidades dos ossos longos.
- Os ossos podem ter a forma de um taco ou parecer um osso dentro de um osso.
- Todo o crânio é espessado e denso, especialmente na base.
- Os seios nasais são pequenos.
- As vértebras são muito radiodensas e podem apresentar bandas alternadas (sinal do rugger-jersey).
- Pode haver evidência de fracturas ou osteomielite.

- Osteopetrose grave

o Alterações caraterísticas (deformação em Erlenmeyer-Flask das metáfises) na radiografia.

o Redução do cálcio plasmático, aumento da fosfatase ácida, aumento do calcitriol.

- Osteopetrose ligeira

o A radiografia mostra um aumento generalizado da densidade óssea e um baqueteamento das metáfises.

o Nos corpos vertebrais, a alternância de bandas lúcidas e densas provoca um aspeto de sanduíche.

Doenças associadas

A deficiência de anidrase carbónica pode causar petroses associadas a acidose tubular renal, calcificação cerebral, atraso no crescimento e atraso mental.

Gestão

- A vitamina D parece ajudar estimulando os osteoclastos adormecidos e, por conseguinte, a reabsorção óssea. As grandes doses de calcitriol, juntamente com uma ingestão restrita de cálcio, melhoram por vezes dramaticamente a osteopetrose, mas normalmente apenas produzem uma melhoria clínica modesta, que não se mantém após a interrupção da terapêutica.

- O interferão gama produziu benefícios a longo prazo. Melhora a função dos glóbulos brancos, diminuindo assim as infecções. O volume do osso trabecular diminui substancialmente e o volume da medula óssea aumenta. Isto leva a um aumento da hemoglobina, da contagem de plaquetas e da taxa de sobrevivência. A terapêutica combinada com calcitriol é superior ao calcitriol isolado.

- A eritropoietina pode ser utilizada para corrigir a anemia.

- Os corticosteróides têm sido utilizados para estimular a reabsorção óssea e tratar a anemia, mas podem ser utilizados durante meses ou anos e não são a opção de tratamento preferida.

- O transplante de medula óssea melhora alguns casos de osteopetrose infantil. Pode curar tanto a insuficiência da medula óssea como as anomalias metabólicas em doentes cuja doença resulta de um defeito intrínseco da linhagem dos osteoclastos. O transplante de medula óssea é o único tratamento curativo, mas pode ser limitado aos doentes cujos defeitos são extrínsecos à linhagem dos osteoclastos e cuja doença tem poucas probabilidades de resposta.

- Cirurgia:

  - Na osteopetrose infantil, o tratamento cirúrgico é por vezes necessário devido a fracturas.

  - Na osteopetrose do adulto, o tratamento cirúrgico pode ser necessário por razões estéticas (por exemplo, em doentes com deformidade facial notável), por razões funcionais (por exemplo, em doentes com fracturas múltiplas, deformidade e perda de função) ou por doença articular degenerativa grave relacionada.

A osteopetrose do adulto não requer tratamento por si só, embora as complicações da doença possam exigir intervenção. Não existe nenhum tratamento médico específico para o tipo adulto.

Complicações

- Insuficiência da medula óssea, com anemia grave, hemorragias e infecções.
- Atraso no crescimento e falta de crescimento.

Exotose múltipla hereditária (osteocondromatose) [32,41]

Trata-se de uma perturbação hereditária do desenvolvimento do esqueleto em que múltiplas protuberâncias ósseas revestidas por cartilagem (exostoses/osteocondromas) sobressaem do córtex ósseo na região metafisária dos ossos pré-formados em cartilagem, como os ossos longos das extremidades, particularmente na região do joelho, tornozelo ou ombro. As omoplatas, as costelas, os ossos inominados, as vértebras e os ossos metacarpianos e metatarsianos também podem estar envolvidos. Embora não seja comum, a exostose múltipla hereditária é a perturbação sistémica do desenvolvimento do esqueleto mais frequentemente observada. Aparentemente, é herdada de forma autossómica dominante, mas existe uma preponderância inexplicável de 3:1 de homens afectados em comparação com as mulheres. A origem exacta das lesões com capa de cartilagem é incerta.

A explicação habitual é que as exostoses surgem de focos de cartilagem epifisária mal posicionada ou mal orientada, que cresce para fora em vez de longitudinalmente, favorecida por uma falta de contenção normal do pericôndrio de cobertura. As exostoses crescem por ossificação endocondral da capa de cartilagem, e o crescimento das exostoses cessa na maturação esquelética do indivíduo ou antes dela.

Patologia

Patológica e radiograficamente, as exostoses são vistas como protuberâncias ósseas sésseis ou pedunculadas, com várias formas (nodosas, hemisféricas, cónicas) e tamanhos (1-10 cm. de diâmetro), que sobressaem da região metafisária dos ossos envolvidos As exostoses dos ossos longos apontam carateristicamente para longe da articulação, porque o local epifisário de origem das exostoses fica atrás do avanço da placa de crescimento epifisário à medida que os ossos longos aumentam de comprimento. Em alguns (3-5%) casos de exostose múltipla hereditária, a capa de cartilagem ou os seus restos sofrem uma transformação maligna num sarcoma, mais frequentemente um condrossarcoma periférico. A transformação maligna é menos frequente na exostose solitária que, embora microscopicamente semelhante e muito mais comum do que a exostose múltipla, não tem uma base hereditária e não é uma doença sistémica do desenvolvimento do esqueleto.

4. DOENÇAS ÓSSEAS METABÓLICAS [29, 32, 39, 51, 52]

O osso maduro é constituído por: uma matriz orgânica (osteoide) composta principalmente por colagénio de tipo 1 formado por osteoblastos; uma fase mineral que contém a maior parte da reserva de cálcio e fósforo do organismo sob a forma cristalina (hidroxiapatite) e depositada em estreita relação com as fibras de colagénio; células ósseas; e um fornecimento de sangue com níveis suficientes de cálcio e fosfato para mineralizar a matriz osteoide. A renovação e a remodelação óssea ocorrem ao longo da vida e envolvem os dois processos acoplados de formação óssea pelos osteoblastos e de reabsorção óssea pelos osteoclastos e, eventualmente, pelos osteócitos osteolíticos. As doenças ósseas metabólicas podem refletir perturbações da matriz orgânica, da fase mineral, dos processos celulares de remodelação e dos factores endócrinos, nutricionais e outros que regulam a homeostase esquelética e mineral: a osteoporose, a osteomalácia, as alterações esqueléticas do hiperparatiroidismo e da insuficiência renal crónica (osteodistrofia renal) e a osteíte deformante (doença de Paget do osso). O diagnóstico das doenças ósseas metabólicas requer uma história e um exame físico cuidadosos, um exame radiográfico específico e análises laboratoriais adequadas. Nalguns casos, pode ser indicada uma biopsia óssea. O ilíaco é o local de biópsia padrão para a avaliação de doenças ósseas metabólicas. A preparação de secções ósseas não descalcificadas permite a distinção entre osso osteoide e mineralizado e, por conseguinte, a identificação histológica de perturbações da mineralização óssea.

Raquitismo e osteomalácia

As doenças resultantes da deficiência de vitamina D são o raquitismo em bebés e crianças em crescimento e a osteomalácia na idade adulta. As alterações ósseas em ambas as condições são caracterizadas por uma mineralização inadequada, resultando numa quantidade deficiente da fase mineral do osso e num excesso de osteoide não mineralizado. O excesso de osteoide é causado por uma falha do processo de mineralização em acompanhar a nova formação de osteoide durante a formação e remodelação óssea. No raquitismo , que afecta principalmente crianças entre os 6 e os 30 meses de idade, a mineralização inadequada ocorre não só no osso mas também na cartilagem epifisária nos locais de ossificação endocondral, resultando em perturbações do crescimento, deformidades esqueléticas e suscetibilidade a fracturas. Os sintomas de apresentação da osteomalacia ("amolecimento dos ossos") incluem dor esquelética difusa, sensibilidade óssea e fraqueza muscular.

Tipos;

Raquitismo nutricional

Existe uma perturbação do metabolismo do cálcio-fósforo devido a uma nutrição e absorção de cálcio deficientes, como acontece na desnutrição, na doença celíaca e em vários defeitos genéticos familiares.

Raquitismo celíaco ou induzido por glúten

Trata-se de uma doença digestiva que leva à má absorção de gordura e de vitamina D. A doença começa na primeira infância e as fezes apresentam quantidades excessivas de gordura. O diagnóstico é confirmado por uma biopsia do jejuno e pelos níveis séricos de cálcio. Por vezes, os níveis de fosfato são baixos

Etiologia e patogénese

O raquitismo e a osteomalácia podem ser causados por: uma deficiência ou um metabolismo anormal da vitamina D; uma deficiência ou uma utilização/excreção anormal de fosfato inorgânico (Pi). Uma deficiência de vitamina D pode dever-se a: uma carência dietética da vitamina; uma exposição insuficiente aos raios ultravioleta para formar vitamina D endógena; e, mais frequentemente, uma má absorção que interfere com a absorção intestinal de gorduras e de vitamina D lipossolúvel. A vitamina D3 é fotossintetizada na pele pela radiação ultravioleta do 7-dehidrocolesterol. As vitaminas D2 e D3, ambas biologicamente inactivas, são também absorvidas no intestino a partir de fontes alimentares. As vitaminas D2 e D3 são hidroxiladas enzimaticamente no fígado em 25-hidroxivitamina D, que é transportada para o rim e convertida em 1,25- e 24,25-di-hidroxivitamina D. A 1,25-di-hidroxivitamina D, denominada calcitriol ou hormona da vitamina D, é o metabolito mais ativo da vitamina D. A principal função da vitamina D é manter um equilíbrio sérico normal de cálcio e fosfato (Pi) através da ação dos metabolitos activos nos órgãos-alvo: intestino, osso e glândula paratiroide. A 1,25-di-hidroxivitamina D aumenta a absorção intestinal de cálcio e Pi, levando assim a concentração sérica de cálcio e Pi a um nível crítico necessário para a mineralização do osteoide recém-formado. Inversamente, se a quantidade de 1,25-dihidroxivitamina D for insuficiente, a absorção intestinal de cálcio diminui e o nível de cálcio sérico desce, provocando a secreção de PTH para manter o nível de cálcio (o cálcio sérico tem um feedback negativo sobre a secreção de PTH pelas células principais das paratiróides: um nível baixo de cálcio sérico aumenta a secreção de PTH e um nível elevado de cálcio sérico diminui a secreção de PTH). O aumento da secreção de PTH tende a restaurar o nível de cálcio sérico, mas também estimula o aumento da depuração renal de Pi, resultando em níveis mais baixos de Pi sérico. Se as concentrações de cálcio e Pi séricos caírem abaixo de um nível crítico, a mineralização do osteoide não pode ocorrer, resultando em osteomalácia (e raquitismo). Uma ingestão alimentar inadequada de vitamina D suficiente para causar raquitismo ou osteomalácia é rara nos países desenvolvidos que utilizam alimentos suplementados com vitamina D. Existem excepções: bebés prematuros; pessoas economicamente desfavorecidas; idosos; idiossincrasia alimentar. . Quanto ao papel histórico da exposição limitada à radiação ultravioleta, o raquitismo foi descrito há muito tempo como uma doença comum de "cidades com fumo e céus nublados". Atualmente, a causa mais comum de osteomalácia é a má absorção intestinal de gorduras e de vitamina D lipossolúvel resultante de: doença hepática (obstrução do trato biliar, cirrose biliar primária, doença hepática alcoólica), pancreatite crónica, doenças intestinais (ileíte regional, espru) e operações cirúrgicas (gastrectomia, ressecção de porções do intestino delgado). A osteomalácia é frequentemente um componente da osteodistrofia renal, o conjunto de doenças ósseas que ocorrem em diferentes graus de gravidade em quase todos os doentes com insuficiência renal crónica (IRC). O desenvolvimento de osteomalácia e raquitismo ("raquitismo renal") na IRC deve-se à perda do parênquima renal acompanhada por uma diminuição da capacidade enzimática renal para converter a 25-hidroxivitamina D em 1,25-di-hidroxivitamina D, resultando numa absorção intestinal deficiente de cálcio e hipocalcemia; e uma diminuição da excreção renal de Pi, resultando em hiperfosfatemia e uma diminuição recíproca do cálcio sérico para um nível inferior ao necessário para a mineralização do osteoide. (Isto estimula o aumento da secreção e síntese de PTH e a hiperplasia secundária da glândula paratiroide, resultando nas alterações ósseas sobrepostas da osteíte fibrosa). O raquitismo e a osteomalácia induzidos por medicamentos podem ocorrer em associação com o uso do medicamento anticonvulsivo fenitoína e são atribuídos à interferência da fenitoína no metabolismo da vitamina D no fígado. O raquitismo e a osteomalácia também estão associados à hiperfosfatemia. Pode ocorrer uma deficiência induzida de Pi sérico em doentes com úlcera péptica que recebem tratamento a longo prazo com antiácidos contendo hidróxido de alumínio, que forma complexos insolúveis com Pi no intestino e bloqueia a sua absorção. O raquitismo e a osteomalácia também podem acompanhar doenças tubulares renais em que há uma reabsorção renal deficiente de Pi, resultando em hiperfosfatemia e hiperfosfatúria, ou acidose metabólica que também afecta o metabolismo da vitamina D, do cálcio e do Pi. Estes distúrbios hipofosfatémicos incluem: acidose tubular renal (ATR), da qual existem vários tipos; a síndrome de Fanconi de origem esporádica ou familiar; e duas formas hereditárias de hipofosfatemia, nomeadamente, a hipofosfatemia ligada ao X (também designada raquitismo resistente à vitamina D), que é a causa mais comum de raquitismo nos EUA atualmente, e a hipofosfatemia dependente da vitamina D.EUA atualmente, e raquitismo dependente da vitamina D (autossómico recessivo), em que existe um defeito na síntese ou utilização celular da 1,25-dihidroxivitamina D. O raquitismo também é observado em crianças com hipofosfatasia, uma deficiência enzimática hereditária rara que se caracteriza por níveis extremamente baixos de fosfatase alcalina no sangue e nos tecidos.

Patologia

As caraterísticas morfológicas do raquitismo, por ordem de desenvolvimento, são as seguintes

- falha na mineralização da zona provisória de mineralização epifisária, resultando numa ossificação endocondral desordenada;

- falha na mineralização do osteoide recém-formado, resultando num excesso de osteoide (hiperosteoidose), como demonstrado pelas costuras osteóides largas; e deformidades esqueléticas causadas pela interferência com a ossificação endocondral ou pela flexão dos ossos osteomalácicos (amolecidos). A hiperosteoidose causada por uma falha na mineralização é comum tanto à osteomalácia como ao raquitismo. As costuras osteóides alargadas contêm osteoblastos proeminentes. Os osteoclastos são raros (o osteoide não mineralizado não estimula uma reação ostcoclástica). A hiperosteoidose também ocorre noutras doenças do esqueleto, como a doença de Paget do osso e a osteíte fibrosa causada pelo hiperparatiroidismo.

- Nestas condições, em contraste com a osteomalácia e o raquitismo, existe uma elevada taxa de renovação óssea e não há falha ou atraso na mineralização óssea. A biopsia óssea é o método definitivo para estabelecer o diagnóstico de osteomalácia.

- O osso osteomalácico tem um aspeto manchado de captação de marcadores (ou, em alguns casos, não tem qualquer captação), indicando uma mineralização defeituosa e atrasada

- Em termos gerais, a osteomalácia de longa duração pode provocar fracturas e deformações dos ossos amolecidos. As principais deformações são a cifose, o arqueamento dos ossos longos e o estreitamento da bacia.

- Uma criança com raquitismo grave pode ter: uma testa proeminente ("bossagem frontal") devido ao excesso de osteoide

- Bainha das costelas nas junções costocondrais ("rosário raquítico") causada pelo crescimento excessivo de cartilagem e osteoide; ossos curvos dos membros; achatamento lateral da caixa torácica com deslocamento do esterno para a frente ("peito de pombo"); e uma depressão ("sulco de Harrison") na margem inferior da caixa torácica produzida pela contração muscular do diafragma.

Investigações

O diagnóstico da osteomalácia (e do raquitismo) depende de uma história cuidadosa e de um exame físico, de estudos radiológicos, de análises laboratoriais adequadas e de uma biopsia óssea, se indicado. Os sintomas habituais são fraqueza muscular e dor óssea difusa. As análises laboratoriais de rotina mostram normalmente: diminuição do cálcio e do Pi séricos; aumento da fosfatase alcalina sérica; e diminuição do cálcio urinário de 24 horas. As secções de osso não descalcificado coradas com a técnica de von Kossa permitem distinguir claramente entre osso osteoide e mineralizado. Uma biopsia de osteomalácia grave mostra que praticamente todas as superfícies ósseas (~100%) estão cobertas por osteoide (enquanto que no osso normal, a superfície osteoide é <20%). A dinâmica da mineralização pode ser avaliada se forem administradas ao doente duas doses únicas de tetraciclina (que se liga à frente de mineralização e é autofluorescente), espaçadas de 10 dias, antes da realização da biopsia óssea. Uma biopsia de osso normal mostra duas camadas discretas e separadas de captação de marcadores fluorescentes que marcam frentes de mineralização sucessivas. O quadro radiográfico é o de uma osteopenia difusa que pode ser indistinguível da osteoporose, exceto pela presença na osteomalácia de bandas caraterísticas de radiolucência ("pseudofracturas/zonas de Looser"). A osteomalácia pode coexistir com a osteoporose nos idosos. A biopsia óssea é a melhor forma de estabelecer o diagnóstico de osteomalácia.

ALTERAÇÕES ÓSSEAS NO HIPERPARATIROIDISMO (OSTEÍTE FIBROSA CÍSTICA GENERALIZADA, DOENÇA ÓSSEA DE VON RECKLINGHAUSEN)

O hiperparatiroidismo é uma síndrome de hipercalcemia resultante da libertação excessiva da glândula paratiroide.

Epidemiologia:

Nos Estados Unidos, cerca de 100.000 pessoas desenvolvem a doença todos os anos. As mulheres são duas vezes mais numerosas do que os homens, e o risco aumenta com a idade. Em mulheres com 60 anos ou mais, duas em cada 1.000 desenvolverão hiperparatiroidismo todos os anos.

Tipos:

- Defeito primário da glândula paratiroide devido à hipersecreção de PTH como se observa nos adenomas da glândula paratiroide
- As causas secundárias resultam de condições que produzem níveis anormalmente baixos de Ca iónico no plasma, estimulando assim a produção de PTH.
- Condições terciárias em que a secreção de PTH se tornou autónoma após estimulação prolongada da glândula devido a paratiroidose secundária

Patologia

- Na maioria dos casos, é devida a um único adenoma da paratiroide (80% dos doentes)
- Tumor maligno: ocorre em cerca de 1% dos doentes com hiperparatiroidismo
- Ocorre frequentemente em associação com a síndrome da neoplasia endócrina múltipla e raramente com o carcinoma da paratiroide
- O hiperparatioidismo é por vezes observado no carcinoma de células renais e no carcinoma de células escamosas;

Apresentação clínica:

• As alterações esqueléticas no hiperparatiroidismo são caracterizadas por perda de reabsorção difusa ou focal e substituição fibrosa do osso devido a um excesso de atividade osteoclástica sobre a osteoblástica e causada por uma produção excessiva de paratormona (PTH) no hiperparatiroidismo primário ou secundário.

• O hiperparatiroidismo primário é uma doença metabólica em que as células da paratiroide, neoplásicas ou hiperplásicas e na ausência de qualquer estímulo conhecido, segregam quantidades excessivas de PTH. O hiperparatiroidismo primário é geralmente causado por um adenoma funcionante de uma única glândula paratiroide, menos frequentemente por hiperplasia difusa das quatro glândulas paratiróides e raramente por carcinoma primário das paratiróides ou por múltiplos adenomas das paratiróides. O hiperparatiroidismo primário ocorre mais frequentemente em adultos, tem um pico de incidência entre a terceira e a quinta décadas e uma relação mulher/homem de dois ou três para um, sendo raramente observado em crianças com menos de 10 anos de idade. O hiperparatiroidismo primário, na ausência de doença renal, é caracterizado bioquimicamente por hipercalcemia, hipofosfatemia, hipercalciúria, elevação da atividade da fosfatase alcalina sérica (na presença de doença óssea) e aumento dos níveis de PTH medidos por radioimunoensaio.

• O hiperparatiroidismo secundário está associado a muitas doenças que levam à hipocalcemia e ocorre mais frequentemente como consequência da hiperfosfatemia e da hipocalcemia da insuficiência renal crónica. As alterações ósseas complexas na insuficiência renal crónica são denominadas osteodistrofia renal e incluem osteomalácia, raquitismo ("raquitismo renal"), osteíte fibrosa e outras alterações ósseas do hiperparatiroidismo. Alguns carcinomas não-paratiroideus (com origem no pulmão, no rim ou noutro local e sem metástases ósseas) podem produzir uma hormona semelhante à PTH associada a uma síndrome semelhante ao hiperparatiroidismo. Esta síndrome é denominada pseudo-hiperparatiroidismo ou hiperparatiroidismo ectópico e pode ser revertida através da remoção do tumor funcionante. Os sintomas do hiperparatiroidismo primário podem ser mínimos durante muitos anos, dependendo da extensão da perturbação metabólica.

- A hipercalcemia causada pela função autónoma da paratiroide após hiperestimulação prolongada é designada por hiperparatiroidismo terciário.

As apresentações clínicas podem ser divididas em três categorias:

- mais frequentemente, manifestações de hipercalcemia, como fraqueza neuromuscular, fadiga, sintomas gastrointestinais e, raramente, coma em crises hipercalcémicas graves;
- cálculos renais (frequentemente bilaterais); calcificação dos rins (nefrocalcinose); e calcificação metastática de outros tecidos;
- reabsorção óssea e substituição fibrosa, resultando em osteopenia difusa (que pode ser difícil de distinguir radiologicamente da osteoporose comum); em alguns casos, lesões "císticas" ou tumorais do osso ("tumores castanhos"); fracturas patológicas; e, raramente visto hoje em dia, alterações e deformidades generalizadas que afectam os ossos desmineralizados e amolecidos de todo o esqueleto (osteíte fibrosa cística generalizada).

Caraterísticas roentgenográficas;

Os ossos da pessoa afetada apresentam uma radiolucência geral, com o desenvolvimento de áreas radiolucentes redondas ou ovais bem definidas, que podem ser lobuladas, com um aspeto de vidro despolido. A lâmina dura à volta dos dentes pode estar parcialmente perdida. Podem observar-se pequenas áreas císticas na calvária e radiolucências grandes e/ou pequenas e bem definidas na maxila e/ou na mandíbula.

Caraterísticas histológicas:

Nas zonas de reabsorção, há muitos osteoblastos rechonchudos que revestem ilhas de osteoide. Observa-se fibrose. Os fibrobalstos substituem as trabéculas reabsorvidas e, nas ilhas fibróticas, há hemorragia recente e antiga e observa-se muita hemossiderina.À medida que a doença progride, desenvolvem-se "osteoclastomas", caracterizados por massas de fibroblastos que crescem num sincício frouxo, entre os quais se encontram numerosas capilaridades e espaços sanguíneos revestidos por endotélio, glóbulos vermelhos, muitas áreas de hemossiderina amarela ou castanha e inúmeras células gigantes multinucleadas.

Investigações:

O diagnóstico do hiperparatiroidismo primário é feito com base nos achados clínicos e nas análises laboratoriais e, quando indicado, é confirmado pelo exame cirúrgico e patológico das glândulas paratiróides. No passado, o diagnóstico era tradicionalmente efectuado em doentes que apresentavam a doença "pedra e osso". Atualmente, é frequente fazer-se um diagnóstico precoce presuntivo em indivíduos com sintomas mínimos ou inexistentes. A hipercalcemia é a manifestação mais comum do hiperparatiroidismo primário e pode ser detectada através de testes de rastreio multifásicos.

A medição e a interpretação dos níveis séricos de PTH, determinados por radioimunoensaios convencionais, são complexas porque nem todos os fragmentos imunorreactivos da PTH são biologicamente activos.

Os radioimunoensaios recentemente desenvolvidos para a PTH intacta circulante, a principal forma biologicamente ativa da hormona, podem tornar-se o futuro padrão para as avaliações clínicas do hiperparatiroidismo

As alterações ósseas do hiperparatiroidismo primário regridem ou desaparecem no espaço de algumas semanas após a remoção cirúrgica da lesão da paratiroide, que é geralmente considerada um adenoma ou, menos frequentemente, uma hiperplasia difusa da glândula paratiroide

A queda do cálcio sérico para níveis normais baixos é normalmente observada nas 24 horas seguintes a uma cirurgia bem sucedida. Em alguns casos, pode ocorrer hipocalcemia pós-operatória grave e hipoparatiroidismo.

Diagnóstico diferencial:

No entanto, muitas condições estão incluídas no diagnóstico diferencial da hipercalcemia, entre elas:

- Tumores osteolíticos (cancro metastático, mieloma múltiplo, leucemia)
- Hiperparatiroidismo
- Tumores que produzem PTH ectópica (pseudo-hiperparatiroidismo)
- Excesso de vitamina D
- Hipertiroidismo
- Consumo excessivo de cálcio (leite)
- Imobilização
- Sarcoidose
- Crise addisoniana

Tratamento;

Excisão da glândula paratiroide. Deve ser efectuado um exame cuidadoso de todas as glândulas paratiróides no momento da cirurgia, uma vez que os tumores múltiplos ocorrem com alguma frequência. Os doentes que tenham tido um tumor da paratiroide devem ser seguidos durante toda a vida.

HIPOPARATIROIDISMO:

Os níveis de cálcio nos tecidos extracelulares são normalmente regulados pela hormona paratiroideia em conjunto com a vitamina D. Se os níveis de cálcio descerem abaixo de um determinado ponto, a libertação de paratiroideia é estimulada. A hormona actua então diretamente sobre os rins e os osteoclastos do osso para repor o cálcio nos níveis normais. No rim, a reabsorção de cálcio é promovida, a excreção de fosfato é aumentada e a produção de vitamina D é estimulada, o que aumenta a absorção de cálcio do intestino. Os osteoclastos são activados para reabsorver o osso e, assim, libertar cálcio.

Se for produzida uma quantidade reduzida de hormona paratiroideia, resulta uma doença relativamente rara conhecida como hipoparatiroidismo.

Patologia:

Normalmente, o hipoparatiroidismo deve-se à remoção cirúrgica inadvertida das glândulas paratiróides quando a glândula tiroide é excisada por outras razões, mas por vezes é o resultado da destruição autoimune do tecido das paratiróides. Síndromes raras, como a síndrome de DiGeorge e a síndrome endócrino-candidíase, podem estar associadas ao hipoparatiroidismo.

Caraterísticas clínicas:

- O sinal de Chvostek desenvolve-se caracterizado por uma contração do lábio superior quando se toca no nervo facial logo abaixo do processo zigomático.
- Se o hipoparatiroidismo se desenvolver muito cedo na vida, durante a odontogénese, desenvolve-se uma hipoplasia do esmalte e uma falha na erupção dentária.
- A presença de candidíase oral persistente num doente jovem pode assinalar o início da síndrome endócrino-candidíase.

Resultados laboratoriais:

A hormona paratiroideia pode ser medida por radioimunoensaio. Se os níveis séricos de PTH estiverem diminuídos em conjunto com uma concentração sérica de cálcio aumentada, um nível de fosfato sérico elevado e uma função renal normal, pode ser feito o diagnóstico de hipoparatiroidismo.

Tratamento:

Tratada com doses orais de precursor da vitamina D (ergocalciferol, vitamina D2). Podem também ser necessários suplementos adicionais de cálcio dietético para manter os níveis séricos de cálcio adequados.

PSEUDO-HIPOPARATIROIDISMO (OSTEODISTROFIA HEREDITÁRIA DE ALBRIGHT, ACRODISOSTOSE)

No pseudo-hipoparatiroidismo, a hormona paratiroideia (PTH) normal está presente em quantidades adequadas, mas as vias bioquímicas responsáveis pela ativação das células alvo não estão a funcionar corretamente. O resultado clínico é um doente que aparenta ter hipoparatiroidismo.

Patogénese:

No caso do pseudo-hipoparatiroidismo tipo I, foram identificadas três subcategorias. No tipo Ia, um defeito molecular ou uma proteína de ligação intracelular específica conhecida como Gsα parece impedir a formação de monofosfato de adenosina cíclico (AMPc), um componente crítico na ativação do metabolismo celular. No pseudo-hipoparatiroidismo tipo Ib, pensa-se que o problema é causado por receptores defeituosos para a PTH na superfície das células alvo. Por este motivo, não são afectados outros tecidos ou funções endócrinas. Foi sugerido um modo de hereditariedade autossómico dominante para algumas famílias afectadas pelo pseudo-hipoparatiroidismo de tipo Ib, mas a maioria dos casos é aparentemente esporádica. O mecanismo de ação do pseudo-hipoparatiroidismo, tipo Ic, é menos claro, mas pode envolver um defeito na adenilato ciclase ou uma alteração subtil da Gsα.

O pseudo-hipoparatiroidismo, tipo II, é caracterizado pela indução de AMPc pela PTH nas células alvo, no entanto, não está envolvida uma resposta funcional por parte das células. Todos os casos relatados desta forma da doença parecem ser esporádicos.

Caraterísticas clínicas

Os doentes afectados por pseudo-hipoparatiroidismo, quer do tipo Ia quer do tipo Ic, apresentam uma série de caraterísticas:

- Retardo mental ligeiro
- Obesidade, rosto redondo, pescoço curto e baixa estatura acentuada.

- Hipoplasia da face média
- Os metacarpos e os metatarsos estão normalmente encurtados e os dedos parecem curtos e grossos
- Calcificação subcutânea (osteoma cutâneo)
- Hipogonadismo e hipotiroidismo.

Os doentes com doença de tipo Ib e II parecem clinicamente normais, à exceção dos seus sintomas de hipocalcemia.

Manifestações dentárias:

- Hipoplasia generalizada do esmalte
- Câmaras pulpares alargadas com calcificações intrapulpares que são frequentemente descritas como tendo a forma de punhal
- Oligodontia
- Atraso na erupção e embotamento dos ápices dos dentes.

Investigações:

O diagnóstico de pseudo-hipoparatiroidismo é feito com base em níveis séricos elevados de PTH observados concomitantemente com hipocalcemia, hiperfosfatemia e função renal normal.

Tratamento:

O pseudo-hipoparatiroidismo é gerido através da administração de vitamina D e cálcio. Os níveis séricos de cálcio e a excreção urinária de cálcio são cuidadosamente monitorizados.

HIPOFOSFATASIA

Sinónimos

- Hipofosfatasia
- Fosfoetanolaminúria
- Doença de Rathbun

Definição

A hipofosfatasia é uma doença hereditária caracterizada por uma mineralização deficiente dos ossos e dos dentes e por uma deficiência da atividade da fosfatase alcalina (AP) sérica e óssea.

Epidemiologia

A prevalência de hipofosfatasia grave à nascença foi estimada em 1/100 000 com base em registos hospitalares pediátricos nos EUA. Os casos mais ligeiros, como os que surgem na infância ou na idade adulta, ocorrem provavelmente com maior frequência.

A hipofosfatasia tem sido registada em todo o mundo em pessoas de várias origens étnicas. Esta doença parece ser mais comum em populações caucasianas (brancas). É particularmente frequente numa população menonita em Manitoba, Canadá, onde cerca de 1 em cada 2.500 bebés nasce com caraterísticas graves da doença.

Etiologia

As mutações no gene ALPL causam hipofosfatasia.

O gene ALPL fornece instruções para a produção de uma enzima chamada fosfatase alcalina. Esta enzima desempenha um papel essencial na mineralização do esqueleto e dos dentes. As mutações no gene ALPL levam à produção de uma versão anormal da fosfatase alcalina que não pode participar efetivamente no processo de mineralização. A falta de fosfatase alcalina permite que várias outras substâncias, que são normalmente processadas pela enzima, se acumulem anormalmente no organismo. Os investigadores acreditam que a acumulação de um destes compostos, pirofosfato inorgânico (PPi), está na base da mineralização defeituosa dos ossos e dos dentes nas pessoas com hipofosfatasia.

As mutações da ALPL que eliminam quase completamente a atividade da fosfatase alcalina resultam normalmente nas formas mais graves de hipofosfatasia. Outras mutações, que reduzem mas não eliminam a atividade da enzima, são frequentemente responsáveis por formas mais ligeiras da doença.

Herança

As formas graves de hipofosfatasia que aparecem cedo na vida são herdadas num padrão autossómico recessivo. A herança autossómica recessiva significa que duas cópias do gene em cada célula estão alteradas. Na maioria das vezes, os pais de um indivíduo com uma doença autossómica recessiva são portadores de uma cópia do gene alterado, mas não apresentam sinais e sintomas da doença.

As formas mais ligeiras de hipofosfatasia podem ter um padrão de hereditariedade autossómico recessivo ou autossómico dominante. A herança autossómica dominante significa que uma cópia do gene alterado em cada célula é suficiente para causar a doença

Descrição clínica

A expressão clínica varia desde um nado-morto sem osso mineralizado até fracturas patológicas que se desenvolvem apenas tardiamente na idade adulta. Dependendo da idade do diagnóstico, são atualmente reconhecidas seis formas clínicas: perinatal (letal), infantil, infantojuvenil, adulta, odonto-hipofosfatasia e uma forma pré-natal benigna rara caracterizada pela deteção *in utero*, mas com um prognóstico muito melhor do que outras formas pré-natais

Na forma ***perinatal letal***, os doentes apresentam uma mineralização acentuadamente comprometida *no útero*. Têm esporões osteocondrais cobertos de pele que sobressaem dos antebraços ou das pernas. Estes esporões são frequentemente diagnósticos de hipofosfatasia. Alguns bebés sobrevivem alguns dias, mas têm complicações respiratórias devido a pulmões hipoplásicos e deformações raquíticas do tórax. Outros sintomas incluem apneia, convulsões e encurtamento acentuado dos ossos longos. Na rara forma benigna pré-natal , apesar dos sintomas pré-natais, há uma melhoria espontânea dos defeitos esqueléticos.

Na forma ***benigna pré-natal***, apesar dos sintomas pré-natais, há uma melhoria espontânea dos defeitos esqueléticos. As doentes manifestam encurtamento e encurvamento dos membros e, frequentemente, covinhas sobrepondo-se às deformidades dos ossos longos, e algumas ecografias revelaram uma melhoria progressiva das deformidades esqueléticas e da mineralização durante o terceiro trimestre da gravidez.

Os doentes com a ***forma infantil*** podem parecer normais à nascença; no entanto, os sinais clínicos de hipofosfatasia aparecem durante os primeiros seis meses. Esta forma também apresenta complicações respiratórias devido a deformações raquíticas do tórax. Apesar da presença de uma fontanela aberta, a craniossinostose prematura é um achado comum que pode resultar num aumento da pressão intracraniana. As radiografias mostram desmineralização generalizada e alterações raquíticas nas metáfises. A hipercalcemia também está presente, explicando em parte uma história de irritabilidade, má alimentação, anorexia, vómitos, hipotonia, polidipsia, poliúria, desidratação e obstipação. O aumento da excreção de cálcio pode levar a lesões renais. Nos bebés que sobrevivem, há frequentemente uma melhoria espontânea da mineralização e remissão dos problemas clínicos, com exceção da craniossinostose. A baixa estatura na idade adulta e a perda prematura dos dentes decíduos também são comuns, mas as perspectivas a longo prazo podem ser favoráveis.

A ***forma infantil é*** acompanhada de deformidades esqueléticas, como crânio dolicocefálico e articulações aumentadas, atraso na marcha, baixa estatura e marcha bamboleante. São típicos os sinais de hipertensão intracraniana ou de atraso no crescimento. Também existe normalmente uma história de fracturas e dores ósseas. Podem ser observados defeitos ósseos focais junto às extremidades dos principais ossos longos, o que ajuda a apontar para o diagnóstico. A inflamação metabólica secundária parece ser comum no osso dos doentes e o hiperprostaglandinismo afecta a gravidade clínica. A perda prematura da dentição é comum, sendo os dentes incisivos frequentemente os primeiros afectados. Foi descrita a remissão espontânea da doença óssea, mas a doença pode reaparecer na idade adulta média ou tardia.

A ***forma adulta*** apresenta-se durante a meia-idade. A primeira queixa pode ser a dor no pé, que se deve a fracturas de stress dos metatarsos. A dor na coxa, devido a pseudofracturas do fémur, também pode ser um sintoma de apresentação. Existe também uma predileção para condrocalcinose e osteoartropatia marcada mais tarde na vida. Após a obtenção de um historial aprofundado, muitos destes doentes revelam que tiveram uma perda prematura dos seus dentes decíduos

A odonto-hipofosfatasia é caracterizada pela esfoliação prematura de dentes decíduos totalmente enraizados e/ou cáries dentárias graves, muitas vezes não associadas a anomalias do sistema esquelético. Os dentes decíduos anteriores são mais susceptíveis de serem afectados e a perda mais frequente envolve os incisivos. As radiografias dentárias mostram osso alveolar reduzido, câmaras pulpares alargadas e canais radiculares. Embora a única caraterística clínica seja a doença dentária, os achados bioquímicos são geralmente indistinguíveis dos de doentes com formas ligeiras de hipofosfatasia (adultos e crianças). A odonto-hipofosfatasia deve ser considerada em qualquer doente com uma história de perda precoce e inexplicável de dentes ou com dentes anormalmente soltos ao exame dentário

Métodos de diagnóstico

Ensaios laboratoriais

A atividade sérica total da PA está acentuadamente reduzida na hipofosfatasia. Assim, o diagnóstico pode ser sugerido em indivíduos nos quais a atividade da PA sérica é clara e consistentemente subnormal. No entanto, a atividade da PA é apenas um indicador de diagnóstico útil, uma vez que outras condições também podem apresentar este achado: gravidez precoce, administração de medicamentos, hipotiroidismo, anemia, doença celíaca, *etc*. Deve também notar-se que a PA sérica varia dramaticamente com a idade e o sexo.

O aumento dos níveis urinários de fosfoetanolamina (PEA) apoia o diagnóstico de hipofosfatasia, mas não é patognomónico. Também é observado numa variedade de outras condições, incluindo várias doenças ósseas metabólicas, e alguns doentes com hipofosfatasia podem ter uma excreção normal de PEA. De facto, a demonstração de que a PEA é também um substrato natural da TNAP *in vivo* continua por confirmar.

O aumento do piridoxal 5'-fosfato (PLP) pode ser um marcador sensível da hipofosfatasia.

Os portadores heterozigóticos das formas graves são normalmente normais do ponto de vista clínico, mas apresentam frequentemente uma atividade AP sérica modestamente reduzida e um aumento da atividade urinária.

Biologia molecular

O rastreio de mutações no gene *TNAP* é essencial para confirmar o diagnóstico de hipofosfatasia quando os dados bioquímicos e clínicos não são suficientemente claros, para oferecer aconselhamento genético ou para oferecer diagnóstico pré-natal molecular a famílias afectadas por formas graves da doença. O rastreio de mutações pode ser efectuado por polimorfismo de conformação de cadeia simples (SSCP) ou eletroforese em gel de gradiente desnaturante (DGGE) seguida de sequenciação dos exões que apresentam variantes, de sequenciação direta do cDNA ou de sequenciação direta das sequências genómicas. Os exões são pequenos e em número reduzido, o que torna relativamente fácil a análise. No entanto, o facto de as mutações se distribuírem por todos os exões significa frequentemente que toda a sequência codificante tem de ser analisada. Além disso, algumas mutações

permanecem indetectáveis apesar da sequenciação exaustiva da sequência codificante, dos limites intrão-exão e dos exões não traduzidos. Isto pode dever-se a mutações situadas em sequências intrónicas ou reguladoras, mas também à expressão de mutações heterozigóticas, especialmente na hipofosfatasia moderada (infantil, adulta e odontogénica). Através da utilização da sequenciação, aproximadamente 95% das mutações são detectadas na hipofosfatasia grave (perinatal e infantil), enquanto os doentes com formas ligeiras são frequentemente portadores de apenas um alelo mutado detectado. Este facto pode dever-se à expressão da doença no estado heterozigótico em alguns destes doentes.

Diagnóstico diferencial

- Osteogénese imperfeita
- Raquitismo
- Achondrogenesis

Gestão

Não existe tratamento curativo para a hipofosfatasia, mas estão a começar a ser utilizados tratamentos sintomáticos, para além do tratamento ortopédico. Os tratamentos com zinco e magnésio (iões catalíticos da enzima) e piridoxal 5'-fosfato não melhoraram significativamente a condição do doente. No entanto, a elevada heterogeneidade clínica e o facto de a doença ser rara tornam quase impossível a realização de ensaios clínicos controlados. Os resultados preliminares sugerem que a restrição de fosfato na dieta pode ser útil na hipofosfatasia. Foi demonstrado que os anti-inflamatórios não esteróides melhoram significativamente as caraterísticas clínicas da hipofosfatasia infantil, especialmente no que respeita à dor e à inflamação metabólica secundária resultante da doença. Teriparatida

(a hormona paratiroideia humana recombinante PTH 1-34) foi utilizado com sucesso para melhorar e resolver fracturas de stress do metatarso em adultos com hipofosfatasia

OSTEODISTROFIA RENAL

A osteodistrofia renal (ou doença óssea urémica) é o termo utilizado para designar um grupo complexo de doenças ósseas que ocorrem em doentes com insuficiência renal crónica (IRC). As perturbações ósseas na osteodistrofia renal incluem: osteomalácia dos adultos e raquitismo das crianças (o chamado "raquitismo renal"); osteíte fibrosa e outras alterações ósseas do hiperparatiroidismo secundário; osteopenia; e osteosclerose. A osteodistrofia renal ocorre mais frequentemente em crianças do que em adultos e particularmente na presença de anomalias renais congénitas, como a hipoplasia renal e os rins policísticos, que estão associadas ao desenvolvimento de insuficiência renal lentamente progressiva. **Patogénese**

A perda de parênquima renal funcional na IRC é fundamental para a patogénese da osteodistrofia renal. As alterações ósseas são provocadas pelo metabolismo anormal da vitamina D, pela produção excessiva de hormona paratiroide (PTH) e pela acidose metabólica crónica. A massa renal diminuída na IRC leva a uma diminuição da conversão renal da 25-hidroxivitamina D em 1,25-di-hidroxivitamina D, o metabolito ativo da vitamina D, resultando numa absorção intestinal diminuída de cálcio, hipocalcemia e mineralização óssea defeituosa caracterizada pela presença de costuras osteóides largas, osteomalácia nos adultos e raquitismo nas crianças.

A retenção renal de fosfato na IRC provoca hiperfosfatemia e hipocalcemia adicional, resultando num aumento da síntese e secreção de PTH, hiperplasia secundária das glândulas paratiróides, osteíte fibrosa e outras alterações ósseas do hiperparatiroidismo, caracterizadas por aumento da reabsorção osteoclástica e substituição fibrosa do osso, aumento da atividade osteoblástica, osso tecido e granulomas reparadores de células gigantes ("tumores castanhos").

A rápida remodelação e reorganização do osso no hiperparatiroidismo secundário pode resultar em osteosclerose (aumento da quantidade de osso mineralizado por unidade de volume). A acidose metabólica que ocorre na IRC também inibe a conversão da 25-hidroxivitamina D em 1,25-di-hidroxivitamina D e aumenta a solubilidade do mineral ósseo, contribuindo ainda mais para a osteopenia resultante da osteíte fibrosa e/ou osteomalácia. As alterações ósseas da osteodistrofia renal observadas num doente individual podem refletir uma ou mais destas anomalias metabólicas. Nas crianças, a osteíte fibrosa e o raquitismo ocorrem separadamente ou combinados. Nos adultos, pode observar-se um padrão misto de osteomalácia, osteíte fibrosa e osteosclerose. Podem ocorrer complicações da osteodistrofia renal, como fracturas espontâneas, necrose avascular (da cabeça do fémur) e calcificação metastática dos tecidos moles.

Aspectos clínicos

- Dores ósseas, fraqueza muscular, deformações e atrasos de crescimento nas crianças, e complicação de fracturas patológicas.

- As anomalias do esqueleto são detectadas por radiografia em cerca de um terço dos doentes com insuficiência renal avançada e incluem: deformidades e atraso no crescimento; alterações ósseas do hiperparatiroidismo secundário que mostram tipicamente reabsorções e erosões das pontas das falanges distais e das clavículas; e osteosclerose, frequentemente observada radiograficamente por bandas alternadas de densidade aumentada e normal ou baixa das vértebras (a chamada "coluna rugger jersey").

Investigações:

Os achados laboratoriais na osteodistrofia renal incluem hiperfosfatemia, hipocalcemia, aumento da atividade da fosfatase alcalina (reflectindo o aumento da atividade osteoblástica) e aumento dos níveis de PTH, particularmente quando testada para a PTH C-terminal, que é um fragmento imunoreactivo mas biologicamente inativo, normalmente excretado apenas pelo rim.

Tratamento

O tratamento de doentes com osteodistrofia renal inclui: tratamento da hiperfosfatemia através da redução da ingestão alimentar e da absorção de fosfato através da utilização de ligantes intestinais de fosfato (hidróxido de alumínio); e suplementação alimentar com 1,25-dihidroxivitamina D para tratar a osteomalácia e a osteíte fibrosa.

5. DOENÇAS ENDÓCRINAS DOS OSSOS[29,32,39,51,52]

Acromegalia

Acromegalia é a palavra grega para "extremidades" e "alargamento". Quando a glândula pituitária produz hormonas de crescimento em excesso, o resultado é um crescimento excessivo - chamado acromegalia. O crescimento excessivo ocorre primeiro nas mãos e nos pés, uma vez que os tecidos moles começam a inchar. A acromegalia afecta sobretudo adultos de meia-idade. Se não for tratada, a doença pode levar a doenças graves e à morte.

Epidemiologia

Os adenomas hipofisários pequenos são comuns, afectando cerca de 17% da população. No entanto, estes tumores raramente causam sintomas ou produzem excesso de GH. Os cientistas estimam que três a quatro em cada milhão de pessoas desenvolvem acromegalia todos os anos e que cerca de 60 em cada milhão de pessoas sofrem da doença em qualquer altura. Uma vez que o diagnóstico clínico da acromegalia muitas vezes não é efectuado, estes números provavelmente subestimam a frequência da doença

Causas

A acromegalia é causada pela produção excessiva e prolongada de GH pela glândula pituitária. A hipófise produz várias hormonas importantes que controlam as funções do corpo, como o crescimento e o desenvolvimento, a reprodução e o metabolismo. Mas as hormonas nunca parecem atuar de forma simples e direta. Normalmente, actuam em "cascata" ou em série, afectando a produção ou libertação de cada uma delas na corrente sanguínea.

A GH faz parte de uma cascata de hormonas que, tal como o nome indica, regula o crescimento físico do corpo. Esta cascata começa numa parte do cérebro chamada hipotálamo. O hipotálamo produz hormonas que regulam a pituitária. Uma das hormonas da série GH, ou "eixo", é a hormona libertadora da hormona do crescimento (GHRH), que estimula a hipófise a produzir GH.

A secreção de GH pela hipófise para a corrente sanguínea estimula o fígado a produzir outra hormona chamada fator de crescimento semelhante à insulina I (IGF-I). O IGF-I é o que efetivamente provoca o crescimento dos tecidos no corpo. Níveis elevados de IGF-I, por sua vez, sinalizam a hipófise para reduzir a produção de GH.

O hipotálamo produz outra hormona chamada somatostatina, que inibe a produção e libertação de GH. Normalmente, os níveis de GHRH, somatostatina, GH e IGF-I no organismo são fortemente regulados uns pelos outros e pelo sono, exercício, stress, ingestão de alimentos e níveis de açúcar no sangue. Se a hipófise continuar a produzir GH independentemente dos mecanismos reguladores normais, o nível de IGF-I continua a aumentar, levando ao crescimento excessivo dos ossos e ao aumento dos órgãos. Níveis elevados de IGF-I também provocam alterações no metabolismo da glicose (açúcar) e dos lípidos (gordura) e podem levar a diabetes, hipertensão arterial e doenças cardíacas.

Tumores da hipófise

Em mais de 95 por cento das pessoas com acromegalia, um tumor benigno da glândula pituitária, chamado adenoma, produz excesso de GH. Os tumores da hipófise são designados por micro ou macro-adenomas, consoante o seu tamanho. A maioria dos tumores secretores de GH são macro-adenomas, o que significa que são maiores do que 1 centímetro. Dependendo da sua localização, estes tumores maiores podem comprimir as estruturas cerebrais circundantes.

Alguns tumores secretores de GH podem também segregar demasiadas outras hormonas hipofisárias. Por exemplo, podem produzir prolactina, a hormona que estimula as glândulas mamárias a produzir leite. Raramente, os adenomas podem produzir a hormona estimulante da tiroide

As taxas de produção de GH e a agressividade do tumor variam muito entre as pessoas com adenomas. Alguns adenomas crescem lentamente e os sintomas de excesso de GH muitas vezes não são notados durante muitos anos. Outros adenomas crescem mais rapidamente e invadem áreas cerebrais circundantes ou os seios venosos, que estão localizados perto da glândula pituitária. Os doentes mais jovens tendem a ter tumores mais agressivos. Independentemente do tamanho, estes tumores são sempre benignos.

A maioria dos tumores da hipófise desenvolve-se espontaneamente e não é herdada geneticamente. São o resultado de uma alteração genética numa única célula da hipófise, que leva a um aumento da divisão celular e à formação do tumor. Esta alteração genética, ou mutação, não está presente à nascença, mas ocorre mais tarde na vida. A mutação ocorre num gene que regula a transmissão de sinais químicos dentro das células da hipófise. Esta mutação ativa permanentemente o sinal que diz à célula para se dividir e segregar GH.

Tumores não pituitários

Raramente, a acromegalia é causada não por tumores da hipófise, mas por tumores do pâncreas, dos pulmões e de outras partes do cérebro. Estes tumores também provocam excesso de GH, quer porque produzem GH ou, mais frequentemente, porque produzem GHRH, a hormona que estimula a hipófise a produzir GH. Quando estes tumores não hipofisários são removidos cirurgicamente, os níveis de GH diminuem e os sintomas da acromegalia melhoram. Em doentes com tumores não hipofisários produtores de GHRH, a hipófise pode ainda estar aumentada e pode ser confundida com um tumor

Apresentação clínica

Os sintomas podem ser divididos em 2 grupos.

- Sintomas devidos a efeitos de massa locais do tumor

o Os sintomas dependem do tamanho do tumor intracraniano.

o As dores de cabeça e os defeitos do campo visual são os sintomas mais comuns. Os defeitos do campo visual dependem da parte do trajeto do nervo ótico que está comprimida.

o A manifestação mais comum é uma hemianopsia bitemporal devido à pressão sobre o quiasma ótico.

o A lesão tumoral do pedúnculo hipofisário pode causar hiperprolactinemia devido à perda da regulação inibitória da secreção de prolactina pelo hipotálamo. A lesão do tecido hipofisário normal pode causar deficiências de glucocorticóides, esteróides sexuais e hormonas da tiroide.

o A perda de hormonas dos órgãos terminais deve-se à diminuição da secreção da pituitária anterior de corticotropina (ou seja, hormona adrenocorticotrópica [ACTH]), gonadotropinas (por exemplo, hormona luteinizante [LH], hormona folículo-estimulante [FSH]) e tirotropina (ou seja, hormona estimulante da tiroide [TSH]).

- Sintomas devidos a um excesso de GH/IGF-I

o Inchaço dos tecidos moles e aumento das extremidades

o Aumento do tamanho do anel e/ou do sapato

o Hiperidrose

o Engrossamento das caraterísticas faciais

o Prognatismo

o Macroglossia

o Artrite

o Aumento da incidência de apneia obstrutiva do sono

o Aumento da incidência de intolerância à glicose ou diabetes mellitus franca, hipertensão e doenças cardiovasculares

o Hiperfosfatemia, hipercalciúria e hipertrigliceridemia possíveis

o Aumento da incidência de insuficiência cardíaca congestiva, que pode ser devida a hipertensão não controlada ou a uma forma intrínseca de cardiomiopatia atribuível ao excesso de GH/IGF-I

o Aumento da incidência de pólipos colónicos e adenocarcinoma do cólon

- Fisionomia típica da acromegalia

- Bossa frontal
- Espessamento do nariz
- Macroglossia
- Prognatismo

- As mulheres podem ter hirsutismo ligeiro.
- A glândula tiroide pode estar aumentada e manifesta-se tipicamente como bócio multinodular.
- Extremidades aumentadas com dedos em forma de salsicha são sinais de acromegalia.
- A pele é oleosa e tem marcas cutâneas. As marcas de pele são possíveis marcadores de pólipos do cólon.

Investigações

Análises ao sangue

Se houver suspeita de acromegalia, o nível de GH no sangue de uma pessoa deve ser medido para determinar se está elevado. No entanto, uma única medição de um nível elevado de GH no sangue não é suficiente para diagnosticar a acromegalia: como a GH é segregada pela hipófise em impulsos, a sua concentração no sangue pode variar muito de minuto para minuto. Num determinado momento, uma pessoa com acromegalia pode ter um nível normal de GH, enquanto o nível de GH numa pessoa saudável pode ser até cinco vezes mais elevado.

Obtém-se informação mais exacta quando a GH é medida em condições que normalmente suprimem a secreção de GH. Os profissionais de saúde usam com frequência o teste oral de tolerância à glicose para diagnosticar acromegalia porque a ingestão de 75 a 100 gramas de solução de glicose reduz os níveis de GH no sangue para menos de 1 nanograma por mililitro (ng/ml) em pessoas saudáveis. Em pessoas com produção excessiva de GH, essa supressão não ocorre.

O teste oral de tolerância à glicose é um método altamente fiável para confirmar o diagnóstico de acromegalia.

Também podem ser medidos os níveis de IGF-I, que aumentam à medida que os níveis de GH sobem, em pessoas com suspeita de acromegalia. Como os níveis de IGF-I são muito mais estáveis do que os níveis de GH ao longo do dia, são frequentemente uma medida de rastreio mais prática e fiável. Níveis elevados de IGF-I quase sempre indicam acromegalia. No entanto, os níveis de IGF-I de uma mulher grávida são duas a três vezes mais elevados do que o normal. Além disso, os médicos devem estar cientes de que os níveis de IGF-I diminuem com a idade e também podem ser anormalmente baixos em pessoas com diabetes mal controlada ou doença hepática ou renal.

Imagiologia

Depois de a acromegalia ter sido diagnosticada através da medição dos níveis de GH ou IGF-I, é utilizada uma ressonância magnética (RM) da hipófise para localizar e detetar o tamanho do tumor que está a causar a superprodução de GH. A ressonância magnética é a técnica de imagem mais sensível, mas a tomografia computorizada (TC) pode ser utilizada se o doente não puder fazer a ressonância magnética. Se o exame da cabeça não detetar um tumor hipofisário, devem ser procurados tumores "ectópicos" não hipofisários no tórax, abdómen ou pélvis como causa do excesso de GH. A presença destes tumores pode ser diagnosticada através da medição da GHRH no sangue e de uma TAC de possíveis locais de tumor. Raramente, um tumor da hipófise que segrega GH pode ser demasiado pequeno para ser detectado mesmo com uma ressonância magnética sensível.

Tratamento

Atualmente, as opções de tratamento incluem a remoção cirúrgica do tumor, a terapia médica e a radioterapia da hipófise.

Cirurgia

A cirurgia é a primeira opção recomendada para a maioria das pessoas com acromegalia, uma vez que é frequentemente um tratamento rápido e eficaz. O cirurgião chega à hipófise através de uma incisão no nariz ou no interior do lábio superior e, com instrumentos especiais, remove o tecido tumoral num procedimento denominado cirurgia transesfenoidal. Este procedimento alivia imediatamente a pressão sobre as regiões cerebrais circundantes e conduz a uma rápida redução dos níveis de GH. Se a cirurgia for bem sucedida, a aparência facial e o inchaço dos tecidos moles melhoram em poucos dias.

A cirurgia é mais bem sucedida em doentes com níveis de GH no sangue inferiores a 45 ng/ml antes da operação e com tumores hipofisários de diâmetro não superior a 10 milímetros. O sucesso depende em grande parte da habilidade e experiência do cirurgião, bem como da localização do tumor. A taxa de sucesso também depende do nível de GH que é definido como cura. A melhor medida do sucesso cirúrgico é a normalização dos níveis de GH e IGF-I. A taxa global de remissão - controlo da doença - após a cirurgia varia entre 55 e 80 por cento.

Terapia médica

A terapêutica médica é mais frequentemente utilizada se a cirurgia não resultar numa cura e, por vezes, para reduzir os tumores grandes antes da cirurgia. São utilizados três grupos de medicamentos para tratar a acromegalia.

Os análogos da somatostatina (SSA) são o primeiro grupo de medicamentos utilizados para tratar a acromegalia. Estes medicamentos interrompem a produção de GH e são eficazes na redução dos níveis de GH e IGF-I em 50 a 70 por cento dos doentes. Os AAS também reduzem o tamanho do tumor em cerca de 30 a 50 por cento dos doentes, mas apenas a um nível modesto. Os SSA de ação prolongada são administrados por injeção intramuscular uma vez por mês. Os problemas digestivos - como fezes moles, náuseas e gases - são um efeito secundário em cerca de metade das pessoas que tomam SSA. No entanto, os efeitos são geralmente temporários e raramente graves. Cerca de 10 a 20 por cento dos doentes desenvolvem cálculos biliares, mas estes geralmente não causam sintomas. Em casos raros, o tratamento pode resultar em níveis elevados de glucose no sangue. Mais frequentemente, os AAS reduzem a necessidade de insulina e melhoram o controlo da glicemia em algumas pessoas com acromegalia que já têm diabetes.

O segundo grupo de medicamentos são os antagonistas dos receptores da GH (GHRAs), que interferem com a ação da GH. Normalizam os níveis de IGF-I em mais de 90 por cento dos doentes. No entanto, não reduzem os níveis de GH. Administrados uma vez por dia através de injeção, os GHRA são geralmente bem tolerados pelos doentes. Os efeitos secundários podem incluir dores de cabeça, fadiga e alterações da função hepática.

Os agonistas da dopamina constituem o terceiro grupo de medicamentos. Estes fármacos não são tão eficazes como os outros medicamentos na redução dos níveis de GH ou IGF-I, e normalizam os níveis de IGF-I apenas numa minoria de doentes. Os agonistas da dopamina são por vezes eficazes em doentes com graus ligeiros de excesso de GH e com acromegalia e hiperprolactinemia - excesso da hormona prolactina. Os efeitos secundários podem incluir náuseas, dores de cabeça e tonturas.

Radioterapia

A radioterapia é normalmente reservada para pessoas que têm algum tumor remanescente após a cirurgia e que não respondem aos medicamentos. Como a radiação provoca uma diminuição lenta dos níveis de GH e IGF-I, é frequente estes doentes receberem também medicação para baixar os níveis hormonais. O efeito total desta terapia pode não ocorrer durante muitos anos.

Todas as formas de radioterapia causam um declínio gradual na produção de outras hormonas hipofisárias ao longo do tempo, resultando na necessidade de substituição hormonal na maioria dos doentes. A radiação também pode afetar a fertilidade do doente. A perda de visão e a lesão cerebral são complicações raras. Raramente, podem desenvolver-se tumores secundários muitos anos mais tarde em áreas que estavam no trajeto do feixe de radiação.

HIPOTIROIDISMO CONGÉNITO

Definição

Ausência da função tiroideia no recém-nascido resultante de um dos vários problemas ou defeitos que podem ocorrer durante a gravidez.

Incidência

A ausência ou falta de desenvolvimento da tiroide é o defeito mais comum e ocorre numa taxa de 1 em cada 6.000 a 7.000 nascimentos. As raparigas são mais frequentemente afectadas do que os rapazes.

Causas

Uma pequena percentagem de casos é herdada e causada por mutações nos genes que produzem as enzimas (proteínas) necessárias para produzir as hormonas da tiroide. Outras causas:

- Medicação durante a gravidez, como a terapia com iodo radioativo
- Doença autoimune materna
- Demasiado iodo durante a gravidez
- Defeito anatómico na glândula tiroide
- Erro inato do metabolismo

Sintomas

- Rosto inchado
- Traços faciais grosseiros
- Aspeto baço
- Língua espessa e saliente
- Alimentação deficiente
- Episódios de asfixia
- Prisão de ventre ou diminuição das fezes

- Icterícia prolongada
- Baixa estatura
- Umbigo inchado e protuberante
- Diminuição da atividade
- Dorme muito
- Raramente chora ou chora roucamente
- Cabelo seco e quebradiço; linha do cabelo baixa
- Tónus muscular fraco
- Pele fria e pálida
- Bócio (aumento da tiroide)
- Defeitos congénitos (por exemplo, anomalia da válvula cardíaca)
- Pouco ganho de peso devido a falta de apetite
- Fraco crescimento
- Dificuldade em respirar
- Pulso lento
- Baixa temperatura
- Mãos, pés e órgãos genitais inchados

Diagnóstico

À nascença, a maioria dos bebés é examinada para detetar hipotiroidismo congénito, e os testes podem incluir o seguinte

- Medição dos níveis de tiroxina (T4) livre (não ligada) no sangue
- Medição da hormona estimulante da tiroide (TSH) no sangue
- Cintilografia da tiroide (tecnécio)

Tratamento

Se não for tratado, o hipotiroidismo congénito pode levar a um atraso mental grave e a um atraso no crescimento. No entanto, se for detectado logo à nascença (de preferência durante as duas primeiras semanas de vida), quando o cérebro e o sistema nervoso ainda não estão completamente desenvolvidos, a reposição de hormonas da tiroide pode evitar danos.

O hipotiroidismo congénito é geralmente tratado com terapêutica hormonal de substituição. A hormona tiroxina é administrada sob uma das seguintes formas:

- Levotiroxina
- Levothroid
- Levoxil
- Synthroid

Normalmente, os comprimidos devem ser administrados pelo menos trinta minutos antes de uma refeição ou alimentação. O tratamento é individualizado, na medida em que a quantidade que é absorvida e manipulada pelo organismo difere consoante os indivíduos. Uma vez iniciada a medicação, os níveis sanguíneos de TSH e T4 são monitorizados frequentemente para manter os valores dentro dos limites normais. Se os valores se mantiverem dentro do intervalo normal, não há efeitos secundários ou complicações.

6. DOENÇAS INFECCIOSAS DOS OSSOS[29,32,39,41,42,53]

OSTEOMIELITE DOS MAXILARES.

Definição

A osteomielite é uma inflamação da porção medular do osso. No entanto, o processo raramente se limita ao endósteo, afectando normalmente o osso cortical e o periósteo. Por conseguinte, a osteomielite pode ser considerada uma doença inflamatória do osso que, normalmente, começa como uma infeção da cavidade medular que envolve rapidamente o sistema haversiano e se estende rapidamente ao periósteo da área. A infeção estabelece-se na porção calcificada do osso quando o pus na cavidade medular e sob o periósteo compromete ou obstrui o fornecimento de sangue.

Classificação

Classificação de Waldvogel

Em 1970, Waldvogel descreveu o primeiro sistema de estadiamento da osteomielite de ossos longos. Descreveu 3 categorias de osteomielite: hematogénica, foco contíguo e osteomielite associada a insuficiência vascular.

A osteomielite hematogénica ocorre predominantemente na população pediátrica; 85% dos doentes têm menos de 17 anos. Esta forma de osteomielite é mais comum no sexo masculino e em qualquer idade. A infeção óssea afecta normalmente os ossos longos nas crianças, enquanto nos adultos a lesão se localiza normalmente nas vértebras torácicas ou lombares.

A osteomielite secundária a um foco contíguo de infeção pode derivar de uma infeção direta do osso, de uma fonte exterior ao organismo (por exemplo, traumatismo dos tecidos moles, fratura exposta, cirurgia) ou da disseminação da infeção a partir de um foco adjacente (por exemplo, infeção dos tecidos moles, abcesso dentário, úlcera de decúbito). A osteomielite de foco contíguo tem uma distribuição etária bifásica: a infeção ocorre em indivíduos mais jovens secundária a traumatismo e cirurgia relacionada e em adultos mais velhos secundária a úlceras de decúbito e artroplastias totais de articulações infectadas.

A osteomielite associada à insuficiência vascular é geralmente observada em indivíduos com diabetes mellitus. Dos 31 doentes do estudo de Waldvogel com esta forma de osteomielite, 25 tinham diabetes, 5 tinham aterosclerose grave não relacionada com a diabetes e um tinha vasculite secundária a artrite reumatoide. Todas as infecções afectaram os dedos dos pés, os metatarsos, os tarsos ou o retropé. A maioria dos doentes deste grupo tinha idades compreendidas entre os 40 e os 70 anos.

O sistema de Waldvogel continua a ser o principal sistema de classificação da osteomielite. No entanto, trata-se de um sistema de classificação etiológica que não se presta prontamente a orientar a terapêutica cirúrgica ou antibiótica. Como resultado, foram desenvolvidos outros sistemas de classificação para enfatizar diferentes aspectos clínicos da osteomielite.

Classificação de Kelly

O sistema de classificação de Kelly divide a osteomielite em adultos em 4 categorias, como se segue:

- Osteomielite hematogénica
- Osteomielite numa fratura unida (fratura com união)
- Osteomielite em caso de não consolidação (fratura com não consolidação)
- Osteomielite pós-operatória sem fratura
- Este sistema de classificação dá ênfase à etiologia da infeção e à sua relação com a consolidação da fratura.

Classificação de Weiland

Weiland definiu osteomielite crónica como uma ferida com osso exposto, resultados positivos de cultura óssea e drenagem durante mais de 6 meses. Uma ferida semelhante com drenagem durante menos de 6 meses não foi considerada como um local de osteomielite crónica. A infeção foi ainda dividida com base nos tecidos moles e na localização do osso envolvido, da seguinte forma

A osteomielite de tipo I é definida como osso exposto aberto sem evidência de infeção óssea mas com evidência de infeção dos tecidos moles.

A osteomielite de tipo II consiste numa infeção circunferencial, cortical e endosteal. As radiografias demonstram uma resposta inflamatória difusa, aumento da densidade óssea e espessamento esclerótico fusiforme do córtex. Outros achados radiográficos incluem áreas de reabsorção óssea e, frequentemente, um sequestro com um involucro circundante.

A osteomielite de tipo III consiste numa infeção cortical e endosteal associada a um defeito ósseo segmentar.

Classificação Ger

O sistema de classificação Ger aborda a fisiologia da ferida no que diz respeito à osteomielite. As categorias incluem seio simples, úlcera superficial crónica, seios múltiplos e seios múltiplos revestidos de pele. Se a ferida não for tratada adequadamente, a infeção óssea não pode ser detida. A cobertura precoce das fracturas abertas da tíbia com tecidos moles evita o desenvolvimento posterior de osteomielite, ulceração e, eventualmente, não união.

Classificação de maio

O sistema de classificação de May centra-se no estado da tíbia após o desbridamento dos tecidos moles e do esqueleto (May, 1989). Este sistema é útil para determinar a duração da reabilitação que será necessária, em condições ideais, antes de o doente ser capaz de deambular sem ajudas para a extremidade superior.

A osteomielite de tipo I é definida como uma tíbia e um perónio intactos capazes de suportar cargas funcionais (tempo de reabilitação, 6-12 semanas).

A osteomielite de tipo II consiste numa tíbia intacta com enxerto ósseo apenas necessário para suporte estrutural (tempo de reabilitação, 3-6 meses).

A osteomielite de tipo III demonstra um defeito tibial de 6 cm ou menos com um perónio intacto (tempo de reabilitação, 6-12 meses).

O tipo IV consiste num defeito tibial superior a 6 cm e um perónio intacto (tempo de reabilitação, 12-18 meses).

A osteomielite de tipo V consiste num defeito tibial com mais de 6 cm de comprimento, sem fíbula intacta utilizável (tempo de reabilitação, 18 meses ou mais).

O sistema de classificação de May com o tempo estimado para a reabilitação auxilia o processo de tomada de decisão em pacientes com osteomielite tibial pós-traumática. No entanto, muitos factores, incluindo a idade, o estado metabólico, a mobilidade do pé e do tornozelo do doente, a integridade neurovascular e a motivação do doente, podem afetar grandemente o tempo necessário para a reabilitação.

Classificação de Gordon

O sistema de Gordon classifica as não-uniões tibiais infectadas e os defeitos segmentares com base nos defeitos ósseos (Gordon, 1988):

O tipo A inclui defeitos tibiais e não uniões sem perda segmentar significativa.

O tipo B inclui defeitos tibiais superiores a 3 cm com uma fíbula intacta.

O tipo C inclui defeitos tibiais superiores a 3 cm em doentes sem uma fíbula intacta.

O sistema de classificação de Gordon está correlacionado com o prognóstico de um transporte muscular livre bem sucedido (ou seja, o movimento microvascular de um retalho muscular). Depois de a ferida e a infeção terem sido tratadas com sucesso com um transplante muscular microvascular faseado, a natureza do problema ósseo subjacente ditará os resultados clínicos.

Classificação de Cierny-Mader

O sistema Cierny-Mader é um bom modelo para o diagnóstico e tratamento da osteomielite dos ossos longos, uma vez que permite a estratificação da infeção e o desenvolvimento de diretrizes de tratamento abrangentes para cada fase.

A classificação de Cierny-Mader baseia-se na anatomia da infeção óssea e na fisiologia do hospedeiro. As fases são dinâmicas e podem ser alteradas pelo resultado da terapêutica ou por alterações no estado do hospedeiro. A classificação é determinada pela condição do próprio processo da doença, independentemente da sua etiologia, região ou cronicidade. Os tipos anatómicos de osteomielite são: medular, superficial, localizada e difusa.

O estádio 1, ou osteomielite medular, denota uma infeção confinada às superfícies intramedulares do osso. A osteomielite hematogénica e as hastes intramedulares infectadas são exemplos deste tipo anatómico.

A fase 2, ou osteomielite superficial, é uma verdadeira infeção de foco contíguo do osso; ocorre quando uma superfície óssea necrótica infetada exposta se encontra na base de uma ferida de tecido mole.

O estádio 3, ou osteomielite localizada, é normalmente caracterizado por um sequestro cortical de espessura total que pode ser removido cirurgicamente sem comprometer a estabilidade óssea.

O estádio 4 ou osteomielite difusa é um processo que se prolonga por todo o corpo e que normalmente requer uma ressecção intercalar do osso para travar o processo da doença. A osteomielite difusa inclui as infecções com perda de estabilidade óssea antes ou depois da cirurgia de desbridamento.

O doente é classificado como hospedeiro A, B ou C.

Um hospedeiro A é um doente com capacidades fisiológicas, metabólicas e imunológicas normais.

Um anfitrião B tem um compromisso sistémico, um compromisso local ou ambos.

O hospedeiro C é um doente em que a morbilidade do tratamento é pior do que a da própria doença.

Os termos osteomielite aguda e osteomielite crónica não são utilizados neste sistema de estadiamento, uma vez que as áreas de macronecrose devem ser removidas independentemente da duração de uma infeção não controlada. Este sistema de classificação ajuda na compreensão, diagnóstico e tratamento de infecções ósseas em crianças e adultos. É utilizado principalmente para estratificar a infeção em protocolos de investigação, mas também está a ser incorporado em muitos novos protocolos de investigação.

Um esquema de classificação mais simples caracteriza a osteomielite como:

Supurativa e não supurativa e como aguda, subaguda e crónica.

Supurativo	**Não supurativo**
Osteomielite	**Osteomielite**
Supurativa aguda	Esclerosante difuso
Supurativa crónica	Esclerosante focal
Primário - sem fase aguda anterior	Periostite proliferativa (Garre, peirostite infantil ossificante)
Secundária - segue-se à fase aguda	
	Osteoradionecrose.

Outras formas especiais e menos comuns são:

Ostemielite sifilítica, tuberculosa, brucélica, fúngica, química viral, por Eschericia coli e Salmonella.

Factores predisponentes:

A baixa incidência de osteomielite dos maxilares é notável tendo em conta a elevada frequência e gravidade das infecções odontogénicas. A virulência dos microrganismos, para além de quaisquer condições que alterem o mecanismo de defesa do hospedeiro e a alteração da vascularização dos maxilares, são importantes no aparecimento e gravidade da osteomielite: Diabetes mellitus, distúrbios auto-imunes, agranulocitose, anemia, especialmente falciforme, leucemia, SIDA, sífilis, desnutrição, terapia quimioterápica para câncer, uso de drogas esteróides.

Nunca é demais realçar a importância do controlo destas condições para se obter uma resposta adequada ao tratamento da osteomielite. O consumo de álcool e de tabaco está frequentemente associado à osteomielite. As condições que alteram a vasculatura do osso predispõem os doentes a desenvolver osteomielite; estas incluem: radiação, osteoporose, osteopetrose, doença de Paget, displasia fibrosa, malignidade óssea e necrose óssea causada por mercúrio, bismuto e arsénico.

Etiologia e patogénese:

Nos bebés e nas crianças, a osteomielite ocorre mais frequentemente nos ossos longos, principalmente por disseminação hematogénea. Enquanto que nos adultos e na maioria dos casos de osteomielite dos maxilares, a osteomielite dos ossos longos é iniciada por um foco contíguo. Nos maxilares, a propagação contígua de infecções odontogénicas com origem nos tecidos pulpares ou periapicais é a principal causa da doença. O traumatismo, especialmente as fracturas compostas não tratadas, é a segunda causa principal. A infeção por periostite após ulcerações gengivais, gânglios linfáticos, furúnculos ou lacerações infectados e origem hematogénica representam um pequeno número adicional de osteomielites dos maxilares. O extenso suprimento sanguíneo da maxila torna-a menos propensa à osteomielite quando comparada com a mandíbula. As finas placas corticais e a porosidade da porção medular impedem que as infecções fiquem contidas no osso e facilitam a disseminação do edema e da secreção purulenta para os tecidos adjacentes. Neste aspeto, a mandíbula assemelha-se a ossos longos com uma cavidade medular, placas corticais densas e perióste bem definido. A medula óssea é composta por sinusóides ricos em células reticuloendoteliais, eritrócitos, granulócitos, plaquetas, precursores osteblásticos, bem como osso esponjoso, tecido adiposo e vasos sanguíneos. A medula óssea é revestida pelo endósteo, uma membrana de células que contém um grande número de osteoblastos. As espículas ósseas irradiam centralmente a partir do osso cortical para produzir uma estrutura de trabéculas interligadas. O osso cortical tem uma arquitetura distinta que inclui sistemas haversianos orientados longitudinalmente (osteões). Cada ósteon tem um canal central e um vaso sanguíneo que fornece nutrientes por meio de canalículos aos osteócitos contidos nas lacunas. Os canais de Volkmann criam uma complexa rede vascular e neural interligada que nutre o osso e permite a reparação, regeneração e exigências funcionais. Estes canais ligam os canais centrais entre si e com o periósteo e os espaços medulares. O osso cortical é envolvido por uma camada fibrosa exterior e uma camada interior de células osteogénicas que constituem o periósteo. O comprometimento do fornecimento de sangue é um fator crítico no estabelecimento da osteomielite. O fornecimento primário de sangue à mandíbula provém da artéria alveolar inferior, enquanto o fornecimento periosteal é uma fonte secundária.

A drenagem venosa da mandíbula é direcionada para o plexo faríngeo e para a jugular externa.

O processo que conduz à osteomielite é o seguinte:

- Inflamação que conduz a osso avascular	Extensão de pus e microorganismos.
- Inflamação aguda	Pus, organismo
extensão	
- (Edema, formação de pus) sistema/nutriente	Haversiano
- Aumento da pressão intramedular	envolvimento do canal
- Colapso vascular	Elevação do periósteo
- (Estase, isquemia do osso)	Perturbação da circulação sanguínea
- Osso avascular	osso infetado avascular

A inflamação aguda que provoca hiperemia, aumento da permeabilidade capilar e infiltração de granulócitos é o processo que conduz à osteomielite. As enzimas proteolíticas são libertadas e, juntamente com a destruição por bactérias e a trombose vascular, provocam a necrose dos tecidos. Se este pus não for barrado pelo hospedeiro e não for criado um abcesso ou se o pus não sair do osso medular para os tecidos moles circundantes, inicia-se o processo de osteomielite. O pus viaja através do sistema Haversiano e dos canais de nutrientes e acumula-se sob o periósteo, que se eleva do córtex e diminui ainda mais o fornecimento de sangue . O feixe neurovascular alveolar inferior é comprimido, acelerando ainda mais a trombose e a isquémia e resultando na disfunção do nervo alveolar inferior induzida pela osteomielite. Se o pus continuar a acumular-se, o periósteo é penetrado e podem desenvolver-se abcessos e fístulas mucosas e cutâneas. Nas crianças, o periósteo está menos ligado ao osso cortical, o que permite uma elevação mais extensa. À medida que as defesas do hospedeiro são mais eficazes e a terapêutica se torna mais eficaz, o processo pode tornar-se crónico. A inflamação regride e forma-se tecido de granulação, novos vasos lavam o osso e o osso necrótico separa-se do osso viável (sequestro). Pequenas secções de osso podem ficar completamente lisadas, enquanto as maiores podem ficar isoladas por um leito de tecido de granulação envolto numa bainha de osso novo (involucro). As sequestras podem seguir qualquer um dos seguintes caminhos: podem ser revascularizadas, permanecer quiescentes, reabsorver ou tornar-se cronicamente infectadas, exigindo a remoção cirúrgica para a resolução completa da infeção. Quando o involucro é penetrado por canais, chamados cloacas, o pus escapa para a superfície epitelial criando fístulas.

Microbiologia:

A recolha e o transporte adequados de culturas são essenciais para um diagnóstico exato e para o início da terapêutica adequada. A repetição de culturas, especialmente em casos de osteomielite crónica e de terapêutica antibiótica crónica, é fundamental para a identificação e o isolamento do agente patogénico envolvido. Os organismos comummente isolados na osteomielite de ossos longos podem ser resumidos da seguinte forma

Osteomielite hematogénica (infeção monomicrobiana)

- Bebés (<1 ano)
- Streptococcus do grupo B
- Staphylococcus aureus
- Escherichia coli
- Crianças (de 1 a 16 anos)
- S aureus
- Streptococcus pyogenes
- Haemophilus influenzae
- Adultos (>16 anos)
- S aureus
- Espécies *de Staphylococcus* coagulase-negativo
- Bacilos Gram-negativos
- P aeruginosa
- Serratia marcescens

E. coli

Osteomielite de foco contíguo (infeção polimicrobiana)

- S aureus
- Espécies *de Staphylococcus* coagulase-negativo
- S pyogenes
- Espécies de Enterococcus
- Bacilos Gram-negativos
- Anaeróbios
- Osteomielite do pé diabético (infeção polimicrobiana)
- S aureus

- Espécies de Streptococcus
- Espécies de Enterococcus
- Proteus mirabilis
- P aeruginosa
- Anaeróbios

Achados clínicos:

São observados 4 tipos clínicos, pelo que os resultados são diferentes para cada um deles.

1. Supurativa aguda;
2. Crónica secundária, uma forma que começa como aguda e se torna crónica;
3. Crónica primária, não manifesta fase aguda;
4. Não-supurativo.

Existe uma fase subaguda em que não há sintomas agudos, mas há produção de pus e extensão para os tecidos adjacentes.

Supurativa aguda (osteomielite intramedular aguda):

Dor intensa e profunda, febre alta intermitente, parestesia ou anestesia do lábio, causa claramente identificável, ausência de afrouxamento dos dentes, ausência de fístulas e inchaço nulo ou mínimo.

Se não for controlada no prazo de 10-14 dias após o início, estabelece-se uma ostemielite supurativa subaguda. O pus percorre os canais haversianos e acumula-se sob o periósteo, penetrando e espalhando-se pelos tecidos moles. A dor profunda, o mal-estar, a febre e a anorexia estão presentes. Os dentes são sensíveis à percussão e ficam soltos. Pode observar-se pus à volta do sulco dos dentes ou através de fístulas cutâneas e está associado a um odor fétido. A pele sobre o osso afetado é quente, eritematosa, sensível ao toque; estão normalmente presentes celulites firmes com expansão do osso devido à atividade periosteal e parestesia do nervo mental, bem como linfadenopatia regional. O trismo pode não estar presente e a temperatura do doente pode atingir 101-102 graus F, juntamente com sinais de desidratação. A leucocitose ligeira com desvio para a esquerda e a VHS ligeiramente elevada estão presentes, mas não são indicadores válidos da evolução ou da extensão da doença. Se a doença for tratada de forma inadequada, a progressão para a forma subaguda ou crónica é garantida. Os achados limitam-se a fístulas, endurecimento dos tecidos moles com um carácter espessado ou de madeira na área afetada, com dor e sensibilidade.

A forma crónica primária não é precedida de um episódio de sintomas agudos, tem um início insidioso com dores ligeiras, um aumento lento do tamanho do maxilar e o desenvolvimento gradual de sequestros, muitas vezes sem fístulas.

Estudos de imagiologia:

Radiografias simples: Na infeção aguda não complicada, a tríade de edema dos tecidos moles, destruição óssea e reação periosteal é bastante específica da osteomielite e é suficiente para justificar um curso de terapia (empírico até que o diagnóstico microbiológico tenha sido estabelecido).

Tomografia computorizada: A TAC (com e sem contraste) é muito precisa para detetar a destruição da cortical, o gás intraósseo, a reação periosteal e a extensão dos tecidos moles.

RESSONÂNCIA MAGNÉTICA: Na osteomielite vertebral, os achados nas imagens ponderadas em T1 incluem diminuição da intensidade do sinal no disco e nos corpos vertebrais adjacentes e perda da definição da placa terminal. Os achados nas imagens ponderadas em T2 incluem aumento da intensidade do sinal no disco e nos corpos vertebrais adjacentes.

Ultrassonografia: Os achados de ultrassom consistentes com osteomielite incluem coleção de fluido adjacente ao osso sem tecido mole intermediário, elevação do periósteo em mais de 2 mm e espessamento do periósteo. A ultrassonografia também pode melhorar o rendimento de biópsias com agulha fina.

Cintigrafia: Estão disponíveis vários procedimentos de imagiologia de medicina nuclear para avaliar a osteomielite, incluindo a cintigrafia óssea, a cintigrafia de leucócitos marcados com índio e a cintigrafia da medula óssea.

Pesquisa de leucócitos marcados com índio: A pesquisa de leucócitos marcados com índio utiliza glóbulos brancos marcados com índio radioativo como marcador. O índio acumula-se em locais de inflamação ou infeção e na medula óssea. Como se acumula na medula óssea, é menos sensível para obter imagens de áreas com medula óssea vermelha (por exemplo, o esqueleto axial). O exame com índio também pode ser utilizado para o diagnóstico de osteomielite em locais de não união de fracturas.

Exame da medula óssea: O exame da medula óssea utiliza como marcador o coloide de enxofre marcado com tecnécio Tc 99m. É absorvido pelo sistema reticuloendotelial, incluindo a medula óssea, o baço e o fígado. Permite obter imagens da medula óssea em vez do osso. A sua principal utilização é em conjunto com o exame de glóbulos brancos marcados com índio para avaliar a suspeita de osteomielite no esqueleto axial, onde a presença de medula óssea diminui a precisão do exame com índio.

Rastreio com citrato de gálio: O exame com citrato de gálio utiliza citrato de gálio radioativo como marcador. Este actua como um análogo do cálcio e do ferro e liga-se à transferrina para se acumular nos locais de inflamação. A imagiologia com gálio é a técnica de radionuclídeo mais sensível e específica para a deteção de osteomielite vertebral.

Exames com marcador duplo: Os exames com traçador duplo combinam um traçador de imagem da inflamação (índio ou gálio) com um traçador "anatómico" (cintilografia óssea com tecnécio ou cintilografia da medula óssea com coloide de enxofre de tecnécio), sendo as imagens recolhidas sequencial ou simultaneamente. Outros: Estão a ser investigados anticorpos antigranulócitos marcados radioactivamente, numa tentativa de encontrar um marcador mais preciso para localizar a infeção.

Tratamento:

Normalmente, são necessários tratamentos médicos e cirúrgicos, embora, nalgumas raras ocasiões, um único tratamento com antibióticos possa ser bem sucedido.

Os princípios do tratamento são:

- Avaliação e correção das defesas do hospedeiro comprometidas.
- Coloração de Gram e cultura e teste de sensibilidade.
- Imagiologia da região para determinar a extensão da lesão e para excluir a presença de tumores.
- Administração empírica de antibióticos guiada pela coloração de Gram.
- Remoção de dentes soltos e sequestros.
- Prescrição de antibioticoterapia guiada por cultura.
- Possível colocação de drenos de irrigação / polimetilmetacrilato - pérolas de antibiótico.
- Sequestrectomia, desbridamento, decorticação, ressecção ou reconstrução, conforme indicado.

Ostemielite supurativa aguda:

O tratamento inicial é geralmente auxiliado pelo internamento hospitalar para administrar doses elevadas de antibioterapia, identificar e corrigir os factores de compromisso do hospedeiro e tratar a causa. Uma vez que muitos organismos são responsáveis pela osteomielite e são resistentes à penicilina, deve ser adicionado ao regimento um fármaco eficaz contra esses organismos. Os exemplos são: Penicilina + Metronidazol, Amoxicilina + Metronidazol, Amoxicilina + Clavulanato de potássio e Ampicilina + Sulbactam sódico. Outros regimes eficazes são a clindamicina, a clindamicina + metronidazol e as cefalosporinas.

Osteomielite crónica supurativa:

Requer procedimentos cirúrgicos para além do tratamento com antibióticos. A terapêutica antibiótica deve ser iniciada com a administração intravenosa de medicamentos, normalmente Ampicilina +Sulbactam, durante 2 semanas ou até o doente apresentar melhorias durante 48-72 horas. A terapêutica oral deve ser continuada durante 4-6 semanas após o doente não apresentar sintomas ou a partir da data do último desbridamento. A clindamicina pode ser utilizada como alternativa se o Unasyn não for eficaz.

Outros tipos de ostemielite dos maxilares:

Ostemielite associada a fracturas:

A não obtenção de uma fixação eficaz ou o uso excessivo de placas ósseas, fios e parafusos que comprometam a vascularização dos fragmentos pode levar à osteomielite. O FMI imediato deve ser utilizado para proporcionar conforto e diminuir a entrada de microorganismos e detritos causados pelo movimento. Altas doses de antibióticos e a remoção de fragmentos dentários soltos e corpos estranhos (placas, parafusos, fios) são medidas necessárias para facilitar a cicatrização.

Ostemielite infantil:

Apesar de ser uma doença incomum para os maxilares, merece atenção especial por envolver riscos de disseminação ocular, intracraniana e deformidades faciais. Acredita-se que ocorra por via hematogénica ou por traumatismo perinatal, ocorre poucas semanas após o nascimento e envolve geralmente a maxila. Os achados clínicos envolvem celulite facial centrada na órbita e está associada a edema cantal interno e externo, edema palpebral, encerramento do olho e proptose. Pode ser evidente uma descarga purulenta do nariz e do canto medial. Os sintomas generalizados incluem

Intraoralmente, é evidente o envolvimento da maxila, a nível bucal e palatino, estando ocasionalmente presentes fístulas.

No início, notam-se poucas alterações radiográficas, mas a tomografia computorizada pode ser utilizada para demonstrar um abcesso orbital, uma possível extensão dural ou o envolvimento do seio nasal. A leucocitose com desvio para a esquerda está normalmente presente. O micro-organismo agressor habitual é o Staph. Aureus. Deve ser administrada precocemente Penicilina G ou Ampicilina - Sulbactam ou Clindamicina. Se existirem áreas de flutuação, deve recorrer-se a uma incisão e drenagem para facilitar a descompressão, possivelmente para evitar uma maior propagação e para obter amostras para culturas e sensibilidade. Deve ser utilizado um tratamento de suporte, hidratação, controlo da febre e uma monitorização muito atenta. O tratamento com antibióticos deve continuar durante 2 a 4 semanas após o desaparecimento de todos os sinais de infeção.

Ostemielite crónica multifocal recorrente e a sua manifestação mandibular ostemielite esclerosante difusa e o termo clínico mais recentemente introduzido ostemielite crónica primária.

O termo descreve uma doença com um início insidioso que não tem uma fase aguda. Apresenta episódios periódicos com intensidade variável, que duram de alguns dias a várias semanas. Apresentação comum: dor, inchaço, limitação da abertura da boca e linfadenopatia regional. Não há formação de pus, nem fístulas, nem sequestros. Não se limita a um determinado grupo, mas a maioria dos dados relatados envolve doentes adultos. Foi recentemente sugerida a associação com a síndrome heterogénea SAPHO. SAPHO significa Sinovite, Acne, Pustulose, Hiperqueratose e Osteíte. Radiograficamente há evidência de envolvimento extenso da mandíbula b/l, com padrão misto de esclerose e osteólise, com envolvimento extragnático evidente por imagem cintilográfica. Normalmente, o tratamento requer mais do que um procedimento cirúrgico, oxigénio hiperbárico e necessidade de um longo acompanhamento devido ao elevado risco de recorrência.

Osteomielite Schlerosing de Garre ou Periostite Proliferativa:

Introduzido pela primeira vez por Carl Garre em 1893 como um espessamento focal induzido por irritação do periósteo e do osso cortical da tíbia. Ocorre principalmente em crianças e adultos jovens e caracteriza-se por um inchaço localizado, duro, não sensível e unilateral dos bordos laterais e inferiores da mandíbula. Não há envolvimento da pele, nem linfadenopatia, nem febre, nem leucocitose. Normalmente, pode estar presente um primeiro molar cariado. Radiograficamente, a aparência caraterística de "pele de cebola" é evidente. Uma vez que se considera ser uma resposta a uma infeção ou irritação de baixo grau que influencia o periósteo potencialmente ativo de indivíduos jovens para a formação de novo osso, o tratamento é direcionado para a remoção da fonte de inflamação. Raramente, pode ser necessário um recontorno cirúrgico.

Osteíte condensante (ostemielite focal schlerosing):

Área localizada de esclerose óssea associada ao ápice de um dente cariado e periodontite periapical. A lesão, após tratamento da origem, pode regredir ou permanecer como uma cicatriz óssea.

TUBERCULOSE ÓSSEA

A osteomielite tuberculosa é quase sempre causada pela disseminação hematogénica de organismos a partir de um foco ativo de tuberculose noutro local do corpo, normalmente o pulmão e, ocasionalmente, noutro local (gânglios linfáticos mediastínicos ou aórticos, rim, intestino, etc.). A infeção óssea pode ocorrer em qualquer idade, mas é mais comum nas crianças. As vértebras e os ossos longos das extremidades são os mais frequentemente afectados. Em muitos casos, a infeção também se espalha para as articulações contíguas, como a anca, o joelho e as articulações intervertebrais. Por vezes, também são afectados os ossos e as articulações das mãos, dos pés, do ombro, do cotovelo e das costelas. Em alguns doentes, pode ser impossível determinar se a infeção teve origem no osso esponjoso da metáfise ou na articulação.

Patologia

O início da osteomielite tuberculosa é normalmente insidioso. A infeção é implacável, necrosante e destrutiva do osso, da cartilagem e dos tecidos moles. A exsudação tuberculosa e a necrose inflamatória podem estender-se através do osso medular e cortical, penetrar através do periósteo e progredir através da cartilagem epifisária e articular (espaço articular radiográfico). Os seios de tunelização podem estender-se aos tecidos moles adjacentes e drenar para a superfície da pele. A sequestração e a formação de um involucro são pouco frequentes. A tuberculose da coluna vertebral (mal de Pott) afecta mais frequentemente as vértebras torácicas e lombares e inclui geralmente osteomielite tuberculosa e artrite tuberculosa.

Tuberculose da coluna vertebral (mal de Pott) com colapso vertebral e angulação cifótica aguda.

A infeção começa frequentemente na parte anterior do corpo vertebral e estende-se até ao disco intervertebral: A destruição tuberculosa e o colapso dos corpos vertebrais e dos discos resultam em deformações graves (cifose e cifoescoliose) da coluna vertebral. A angulação cifótica, juntamente com a inflamação e o edema da dura-máter causados pelo colapso vertebral, pode comprimir a medula espinal e as raízes nervosas, provocando dor, espasmo e fraqueza muscular e paralisia.

O exsudado tuberculoso que emerge de um osso ou de uma articulação pode espalhar-se através de seios nos tecidos moles ou dissecar-se ao longo dos planos fasciais e das bainhas musculares e apresentar-se num local mais remoto como um abcesso "frio", assim chamado porque existe um grau de calor mais moderado em comparação com um abcesso piogénico e poucas ou nenhumas células inflamatórias agudas. Deste modo, a exsudação tuberculosa da coluna toracolombar pode propagar-se ao longo dos músculos paravertebrais e da bainha do músculo psoas e localizar-se na região inguinal (abcesso do psoas). Microscopicamente, a tuberculose óssea e articular é caracterizada, como todas as lesões tuberculosas, pela presença de granulomas epitelióides (tubérculos) com necrose caseosa central e células gigantes multinucleadas de Langhans:

Para um diagnóstico definitivo, os bacilos da tuberculose devem ser demonstrados microscopicamente nas lesões ou cultivados a partir de osso, articulação ou líquido sinovial.

Os granulomas do tipo tuberculoso (tuberculoide) podem ser observados nalgumas outras doenças inflamatórias do osso, como a coccidioidomicose e o sarcoide de Boeck, que se caracteriza por granulomas que raramente, ou nunca, caseificam ou calcificam.

BONESIFILIS

A infeção sifilítica pode ser adquirida intra-uterina (sífilis congénita) ou pós-natal (sífilis adquirida). A sífilis óssea é produzida pela propagação hematogénica do Treponema pallidum durante as fases secundária ou terciária da doença. Na sífilis congénita, a infeção é transmitida ao feto através da placenta. As espiroquetas localizam-se em locais activos de ossificação endocondral na metáfise de ossos tubulares longos.

Patologia

As duas principais lesões ósseas da sífilis congénita são a osteocondrite e a periostite A osteocondrite sifilítica envolve as junções metafisárias-epifisárias dos ossos longos e as junções costo-condrais.

Microscopicamente, as lesões revelam poucas evidências de atividade osteoblástica ou de formação óssea endocondral, a zona epifisária de calcificação provisória está alargada (como também é demonstrado radiologicamente) e o tecido de granulação inflamatório sifilítico estende-se através da metáfise. A ligação entre a metáfise e a epífise pode soltar-se e resultar numa separação epifisária. O tecido de granulação inflamatório que permeia a metáfise contém uma abundância de capilares em proliferação e um infiltrado perivascular proeminente de células inflamatórias mononucleares, com um grande número de células plasmáticas. Nos casos mais graves, as espiroquetas podem ser detectadas nas lesões através de coloração com prata. A periostite sifilítica é normalmente observada na primeira infância e caracteriza-se pela infiltração de tecido de granulação inflamatório entre o periósteo e o córtex ósseo e pela formação de osso novo subperiosteal. A tíbia é mais frequentemente afetada. A deposição de osso novo ao longo da superfície cortical anterior produz uma curvatura para a frente e uma afiação da tíbia, a deformidade em "canela de sabre" da sífilis congénita. A sífilis adquirida do osso ocorre na fase terciária da doença e envolve os ossos tubulares longos, o crânio e as vértebras.

As lesões incluem osteocondrite sifilítica, periostite com extensa formação de novo osso subperiosteal e osteomielite, geralmente causada pela formação de gomas na cavidade medular.

INFECÇÕES FÚNGICAS DOS OSSOS

A osteomielite micótica é rara e ocorre normalmente devido à disseminação de uma infeção contígua dos tecidos moles ou, por vezes, por disseminação hematogénica. As doenças fúngicas mais frequentemente referidas como causa de infeção do esqueleto são a coccidioidomicose (febre do vale de San Joaquin), a actinomicose, a blastomicose, a criptococose e a esporotricose.

7. DOENÇA DE PAGET (OSTEÍTE DEFORMANTE)[29,39,54,55]

A doença de Paget é a segunda doença osteodistrófica mais comum e caracteriza-se pela deposição e remodelação aceleradas do osso, com o consequente aumento e fraqueza funcional do osso afetado. A doença de Paget deve o seu nome a Sir James Paget, um cirurgião inglês que descreveu a evolução clínica desta doença no seu artigo de 1877, tendo originalmente designado a doença por osteíte deformante, pois acreditava que a doença era causada por uma inflamação crónica.

Epidemiologia

A prevalência global da doença de Paget registada em inquéritos à população varia entre 0,5% e 10% dos indivíduos com mais de 40 anos de idade e a sua incidência aumenta com a idade (0,3% por ano após os 55 anos). A doença de Paget é rara em doentes com menos de 40 anos e tem um rácio homem/mulher de aproximadamente 3: I

Causas

Factores genéticos

Foi observado um aumento de 7 a 10 vezes na incidência da doença de Paget em familiares de doentes diagnosticados com esta doença.

- Foi encontrada uma associação entre os antigénios HLA-A, HLA-B e HLA-C (classe I) e a evidência clínica da doença. Dois estudos relataram um aumento da frequência dos antigénios DQW1 e DR2 (HLA de classe II).
- Estudos subsequentes de ligação ao genoma identificaram vários loci associados à doença de Paget. Foram identificadas mutações no gene do sequestossoma SQSTM1/p62 em 30% dos casos familiares de Paget. A proteína SQSTM1/p62 é um ativador seletivo do fator de transcrição NFB (fator nuclear kappa-B), que está envolvido na diferenciação e ativação dos osteoclastos em resposta às citocinas interleucina-1 e RANKL (ativador do recetor do ligando do fator nuclear kappa-B).

Os factores ambientais também podem contribuir para a patogénese da doença de Paget. As observações que apoiam esta hipótese incluem a penetrância variável da doença de Paget nas famílias com predisposição genética, o facto de a doença permanecer altamente localizada num osso ou ossos específicos, em vez de afetar todo o esqueleto, e os dados que revelam um declínio da incidência e da gravidade da doença nos últimos 20-25 anos.

Vírus

Outra possível etiologia está relacionada com a infeção viral. Alguns estudos demonstraram a presença de partículas de inclusão viral em osteoclastos pagéticos, além disso, o material fibrilar denso associado a algumas inclusões é semelhante ao encontrado nos núcleos das células infectadas por vírus.

- Certos dados imunocitológicos e títulos de anticorpos virais contra o vírus do sarampo reforçam a hipótese viral. A presença de uma inflamação mínima e de poucas células inflamatórias no osso e no sangue periférico é consistente com um processo infecioso crónico.

- As infecções virais podem demorar vários anos a manifestar-se clinicamente, o que pode explicar a idade avançada da maioria das pessoas diagnosticadas com doença de Paget. O agrupamento familiar e geográfico também pode apoiar a teoria de um processo viral. Os vírus suspeitos são os paramixovírus, como os vírus do sarampo ou da esgana canina. Suspeita-se também da presença do vírus sincicial respiratório; no entanto, não foi cultivado nenhum vírus a partir de tecido pagético e a extração de ácido ribonucleico (ARN) não confirmou a presença de vírus.

Outras etiologias sugeridas incluem uma causa inflamatória, que é apoiada pela evidência de melhoria clínica após o tratamento com medicamentos anti-inflamatórios. As doenças auto-imunes, do tecido conjuntivo e vasculares são propostas como outras etiologias possíveis.

Etiologia:

A doença de Paget do osso é caracterizada por uma reabsorção óssea aumentada por osteoclastos gigantes e multinucleados, com formação de osso desorganizado e tecido pelos osteoblastos. Este processo evolui através de várias fases de atividade, seguidas de uma fase quiescente.

A atividade osteoclástica excessiva - com reabsorção do osso normal por células gigantes e multinucleadas - inicia o ciclo. Subsequentemente, uma resposta osteoblástica intensa produz um aumento da formação óssea desorganizada (sob a forma de osso vascular, primitivamente tecido) e uma reação do tecido conjuntivo. À medida que a atividade osteoclástica e osteoblástica se repete, causando destruição e formação óssea, ocorre um elevado grau de renovação óssea.

Após um período de tempo variável, a atividade osteoclástica pode diminuir, mas a formação óssea anormal continua. Algumas bolsas de osso lamelar de aparência normal podem substituir o osso tecido imaturo. Eventualmente, a atividade osteoblástica também diminui e a doença torna-se quiescente. O osso esclerótico é a marca registada desta fase, e a reabsorção e formação óssea contínuas são mínimas ou inexistentes. Assim, a doença de Paget consiste tipicamente nas 3 fases seguintes: (1) lítica, (2) mista, lítica e blástica, e (3) esclerótica ou queimada.

Note-se que a sequência de fases acima referida (caracterizada por um aumento da atividade osteoclástica e depois osteoblástica, seguida de uma diminuição da atividade osteoclástica e, finalmente, de uma diminuição da atividade osteoblástica) é variável. Cada lesão esquelética tem também a sua própria fisiopatologia e o seu próprio ritmo de progressão. Em qualquer altura, podem ser demonstradas várias fases da doença em diferentes regiões do esqueleto.

Caraterísticas clínicas

A doença de Paget caracteriza-se por um aumento progressivo e deformação do osso afetado, resultando em fraqueza estrutural. Os sinais, sintomas e morbilidade global são largamente determinados pelos locais envolvidos. A doença focal, numa vértebra ou na superfície articular de uma articulação, pode produzir sintomas graves, enquanto o envolvimento relativamente extenso dos maxilares pode ser funcionalmente assintomático. O sintoma clássico da doença de Paget do crânio é o aumento do tamanho da cabeça ou o achatamento da região occipital (platibasia). Qualquer maxilar pode ser afetado, embora a maxila seja mais frequentemente envolvida. Apesar de os maxilares pagéticos estarem funcionalmente enfraquecidos, ao contrário do que acontece com os ossos longos, ainda não foram relatadas fracturas patológicas na mandíbula. Nos ossos longos, foi descrita uma associação entre doença localizada e áreas de stress biomecânico, embora tal não tenha sido relatado na região facial. O alargamento é o sintoma mais comum do envolvimento da mandíbula, produzindo a típica aparência "ionina" quando a maxila é afetada e um prognatismo mandibular conspícuo no envolvimento da mandíbula. Também pode ocorrer um aumento da proeminência dos vasos temporais, que se presume reflctir o aumento de sangue para os ossos afectados, demonstrável por técnicas de imagem. A deformidade óssea progressiva pode resultar em compressão neural, que se pensa ser a causa da dor difusa nos ossos afectados. O envolvimento basilar do crânio produz a manifestação mais gravemente debilitante da doença, a surdez grave, que responde pouco ou nada ao tratamento

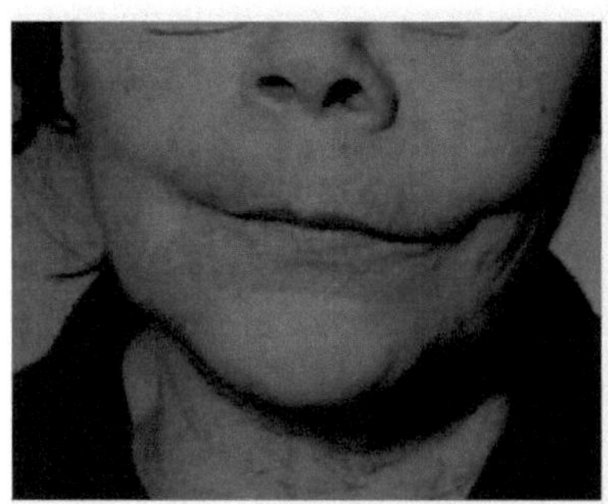
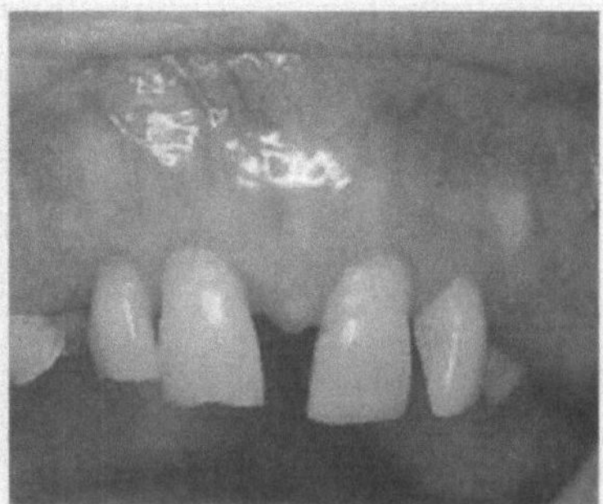

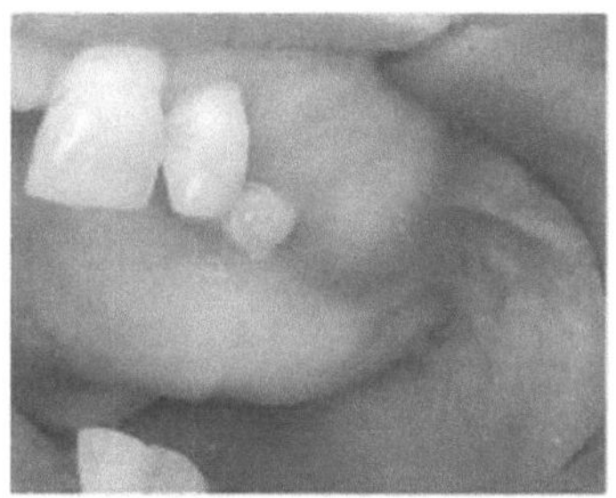

Manifestações oro-faciais

As complicações mais frequentes da doença de Paget dos maxilares estão associadas às extracções dentárias. A hipercementose e a anquilose podem exigir a extração cirúrgica dos dentes. A hipercementose e a anquilose podem exigir a extração cirúrgica dos dentes, o que pode ser complicado por hemorragia excessiva na fase lítica altamente vascularizada da doença, ou no pós-operatório por má cicatrização e infeção na fase avascular.

Histopatologia

A fase osteolítica inicial é marcada por áreas desordenadas de reabsorção por um número crescente de osteoclastos demasiado grandes. Estes osteoclastos anómalos podem conter até 100 núcleos. Segue-se a fase osteoblástica, com a colocação aleatória de nova matriz óssea e a formação de osso tecido. Episódios repetidos de remoção e formação de osso resultam no aparecimento de muitos fragmentos ósseos pequenos e de forma irregular que parecem estar unidos num padrão de mosaico. Este padrão é a marca histológica da doença de Paget.

À medida que a doença progride, a fase osteoblástica predomina e ocorre uma formação óssea anormal excessiva, resultando num osso mais compacto e denso. O osso pagético é grosseiro e fibroso, com uma avidez por cálcio e fósforo. Os espaços da medula óssea enchem-se de tecido conjuntivo frouxo e altamente vascularizado. O osso hipervascular, combinado com a vasodilatação cutânea, provoca um aumento do fluxo sanguíneo regional e é responsável pelo aumento da temperatura da pele observado clinicamente. A hipervascularidade consiste num aumento do número de capilares patentes e arteríolas dilatadas, bem como de seios venosos maiores.

A aparência trabecular normal é distorcida, com um padrão em mosaico de linhas de cimento irregulares unindo áreas de osso lamelar. O osso pagético não mostra tendência para formar sistemas haversianos ou para se centrar nos vasos sanguíneos; os ossos são muito duros e densos. Eventualmente, a atividade osteoblástica diminui, e predomina uma fase osteosclerótica ou de queimadura. O novo osso é desordenado, pouco mineralizado e carece de integridade estrutural.

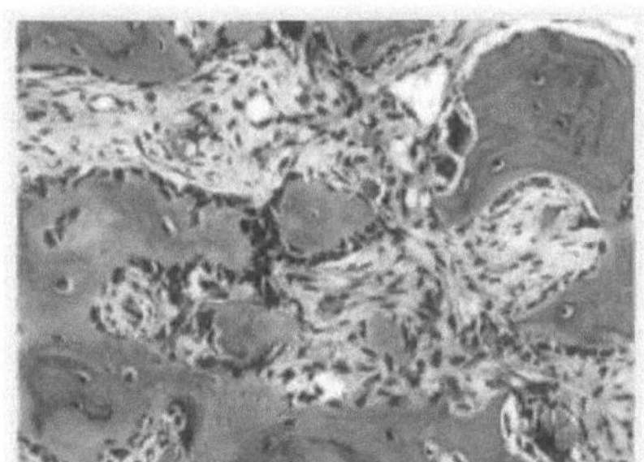
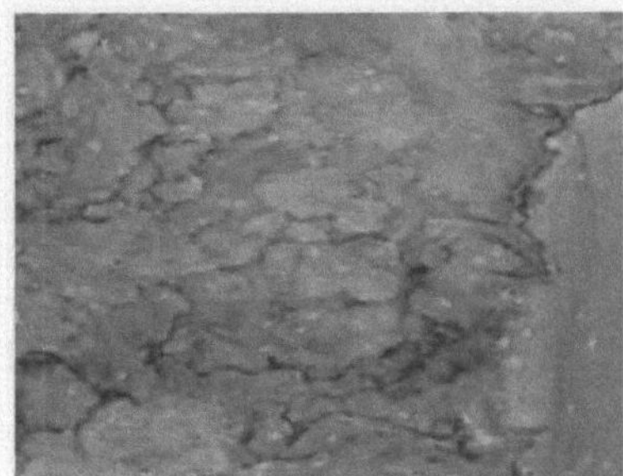

Estudos de laboratório

O aumento da atividade osteoclástica na doença resulta na degradação do colagénio ou da matriz óssea, produzindo uma excreção anormalmente elevada de hidroxiprolina e prolina urinárias; ambas são marcadores fiáveis da atividade da doença A atividade osteoblástica compensatória resulta em fosfatases alcalinas séricas anormalmente elevadas, que podem aumentar até 20 vezes em doentes com doença ativa. Os aumentos súbitos podem assinalar uma transformação maligna em doentes com doença de longa duração ou ser o resultado de metástases ósseas em doentes com tumores primários extra-ósseos. Os aumentos da fosfatase alcalina sérica e da hidroxiprolina urinária reflectem a extensão e a gravidade da doença. A fosfatase alcalina é o mais sensível e a hidroxiprolina o mais exato dos índices. A homeostase do cálcio extracelular é geralmente mantida, embora o aumento dos níveis de cálcio no escroto possa resultar da imobilidade. A fosfatase alcalina sérica e a hidroxiprolina urinária também podem ser utilizadas para monitorizar de forma fiável os efeitos do tratamento. Uma vez que a doença de

Paget é relativamente comum no grupo etário mais velho, podem coexistir com ela outros osteodistróficos. Vários outros marcadores bioquímicos do metabolismo ósseo estão também alterados, incluindo ostcocalcina, fosfatase ácida e a, HS-glicoproteínas

Estudos de imagiologia

Radiografias

As alterações radiográficas que ocorrem na doença de Paget reflectem a atividade da doença e geralmente tornam-se mais comuns com a idade. A onda inicial de atividade osteoclástica produz uma fase de reabsorção caracterizada pelo aumento da radiolucência do osso afetado. As fases de aposição subsequentes produzem áreas irregulares de osteosclerose irregular com radiolucência e radiopacidade. No crânio, esta situação começa normalmente como uma área rarefeita, denominada osteopetrose circunscrita na região frontal, e pode, por fim, produzir uma perda da disjunção entre as mesas interna e externa e a diploe, com o consequente aspeto caraterístico de "algodão". As trabeculações normais podem ser perdidas e substituídas por osso granular anormal, que na maxila pode ocluir o antra. As alterações radiológicas na doença de Paget dos maxilares são geralmente generalizadas, ao passo que nos ossos longos as lesões parecem frequentemente focais, onde as raízes dos dentes estão envolvidas pode haver áreas de hipercementose ou a lâmina dura pode estar focalmente perdida.

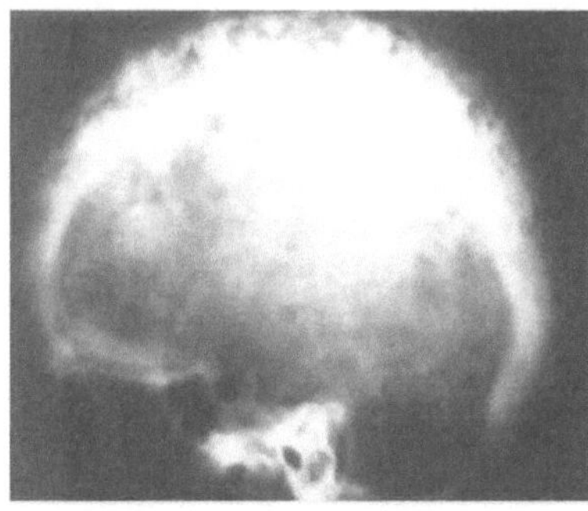

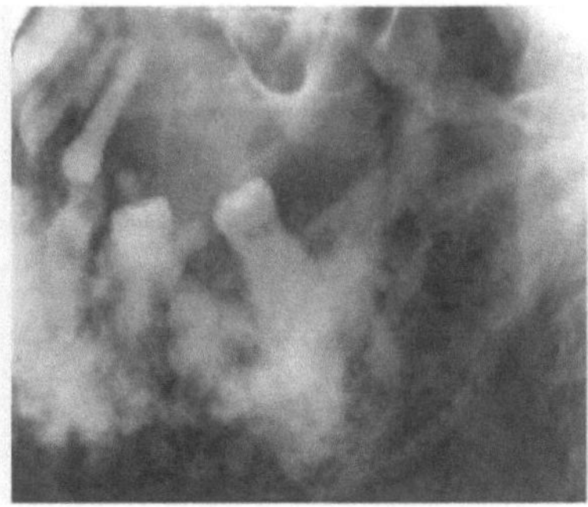

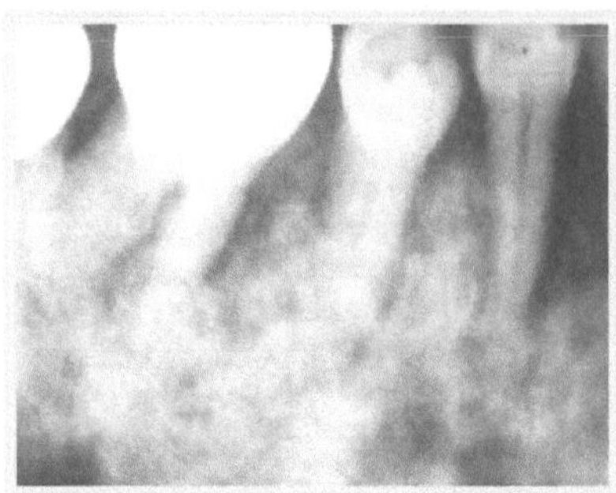

Imagiologia óssea

A imagiologia óssea é cada vez mais utilizada no diagnóstico e investigação da doença de Paget. A captação ávida do nuclídeo ^{99m}Tc-tecnécio pelos osleoblastos activados permite avaliar com precisão a extensão da doença e demonstrar os efeitos do tratamento. Após o tratamento, os cintigramas revelam uma melhoria progressiva, embora um aumento prolongado da captação possa dever-se a uma alteração da arquitetura óssea. A captação do radionuclídeo depende da extensão e também da duração da doença.A captação cintilante das mandíbulas pagéticas produz um sinal caraterístico de "barba negra".

Questões médicas/complicações

Existem muitas complicações potenciais associadas à doença de Paget.

Fracturas

As fracturas de stress incompletas ocorrem frequentemente na doença de Paget. As fracturas de stress corticais são comuns no fémur e na tíbia, com radiolucências horizontais distintas que afectam a superfície convexa do osso, em contraste com achados semelhantes na osteomalácia nos aspectos côncavos do osso. Os calos cartilaginosos, que não se mineralizam completamente nas fissuras da fratura, são responsáveis pela radiolucência relativa. As fracturas incompletas das fissuras podem estender-se para fracturas completas.

As lesões ligeiras podem causar fracturas patológicas verdadeiras agudas no osso pagético enfraquecido. As fracturas patológicas são mais comuns nas mulheres do que nos homens. O local mais frequente destas fracturas é o fémur, mas é comum ocorrerem fracturas na tíbia, no úmero, na coluna vertebral e na pélvis. A não união e a refractura nos mesmos locais são muito mais comuns, uma vez que os calos em desenvolvimento podem ser afectados pela doença de Paget. A taxa de não união foi registada como sendo de 40%. Podem ser recomendadas biópsias de fracturas patológicas para excluir a hipótese de sarcoma.

Neoplasia

A degeneração sarcomatosa do osso pagético é uma complicação mortal. O sarcoma pagético é maligno e a sua evolução é geralmente rápida e fatal. A degenerescência sarcomatosa pode ocorrer em 5-10% dos doentes com envolvimento esquelético pagético extenso. Em casos de envolvimento menos disseminado, o osteossarcoma ocorre em menos de 1% dos doentes com doença de Paget.

Os homens são afectados pela degenerescência sarcomatosa com uma frequência ligeiramente superior à das mulheres. O pico de incidência ocorre na sétima e oitava décadas de vida. O fémur é o local mais frequentemente afetado, seguido do úmero proximal; no entanto, nenhum osso está isento, incluindo os locais de fracturas previamente curadas. Os sarcomas parecem originar-se do substrato fibrótico do osso pagético, e a predominância de determinadas células determina o diagnóstico. O osteossarcoma é o tipo mais comum de sarcoma pagético (50-60%), seguido do fibrossarcoma (20-25%), do condrossarcoma (10%) e do sarcoma de elementos mielóides e mesenquimais. A destruição óssea sarcomatosa ou osteólise é mais caraterística do sarcoma pagético do que a osteosclerose.

Os tumores de células gigantes são benignos e podem surgir do osso pagético. Normalmente envolvem os ossos faciais e a mandíbula, embora outros locais, como a pélvis, possam ser afectados em casos raros. Os tumores de células gigantes afectam habitualmente doentes idosos. Partilham algumas caraterísticas dos sarcomas, uma vez que afectam tipicamente doentes com tumores poliostóticos disseminados

O prognóstico para os doentes com doença de Paget que têm tumores de células gigantes é geralmente bom. Foi demonstrado que doses elevadas de esteróides reduzem a massa tumoral. A radiação e a cirurgia também têm sido utilizadas para tratar tumores de células gigantes sintomáticos.

Síndromes neuromusculares

A compressão aguda da medula espinal pode ocorrer devido a fracturas patológicas, como as fracturas por compressão do corpo vertebral. O alargamento do pedículo, da lâmina ou do corpo vertebral devido ao processo pagético também pode causar lesão da medula espinal. A compressão da medula espinal é mais frequente na coluna torácica superior devido ao pequeno canal vertebral. A invaginação basilar ou a compressão de estruturas da fossa posterior pode levar a síndromes de compressão do cerebelo ou do tronco cerebral.

A hidrocefalia pode ser uma complicação rara. O aprisionamento dos nervos cranianos pelo osso pagético pode resultar nas paralisias esperadas dos nervos cranianos. A mais comum é a lesão do oitavo nervo craniano (o nervo vestibulococlear), com consequente diminuição da audição e surdez. A perda auditiva pode ser neurossensorial, condutiva ou mista e pode ser causada por compressão devido ao envolvimento ósseo pagético do osso temporal e do labirinto. Foram observadas anomalias estruturais dos ossículos do ouvido médio e efeitos tóxicos no ouvido interno. O nervo ótico pode ser o segundo nervo craniano mais frequentemente afetado. Também foi descrita a compressão do nervo ciático entre um ísquio aumentado e o trocânter menor do fémur em rotação externa ou entre o ílio e o músculo piriforme em rotação interna.

Doença das articulações

A doença articular degenerativa está associada à doença de Paget. O local mais frequente de anomalia articular é a anca. O joelho também é frequentemente afetado. A doença articular degenerativa da anca associada à doença de Paget tem um aspeto diferente da doença articular degenerativa primária. A formação de osteófitos não é proeminente. A perda de espaço articular no aspeto superior da articulação da anca é o padrão mais comum, com uma frequência de 80-85%. O envolvimento acetabular pode causar um estreitamento medial ou axial do espaço articular, especialmente se a cabeça femoral também for afetada. Pode ocorrer protrusão acetabular, causando dor na anca que é agravada pela deambulação. A hiperuricemia pode causar gota clínica em alguns doentes.

Anomalias cardiovasculares

O aumento do débito cardíaco tem sido observado em doentes com doença de Paget disseminada, aqueles com pelo menos 15% de envolvimento do esqueleto. A hipertrofia do ventrículo esquerdo é um achado associado. O aumento da vascularização dos tecidos moles e do osso pagético tem sido implicado como um fator contribuinte. A estenose aórtica calcificada é 4 vezes mais comum em doentes com doença de Paget, especialmente naqueles com doença grave, do que em indivíduos sem doença de Paget. As calcificações podem ser produzidas pelo fluxo sanguíneo turbulento através das válvulas cardíacas causado pelo aumento do débito cardíaco. Foram encontradas calcificações no septo interventricular, que podem causar bloqueio cardíaco e anomalias de condução.

Estrias da retina e outras associações

As estrias angióides da retina têm sido encontradas mais frequentemente em doentes com doença de Paget e são bastante frequentes no pseudoxantoma elástico. As estrias angióides são rupturas lineares da membrana de Bruch, com tecido conjuntivo proliferativo a emergir através dos defeitos. A tiroidite de Hashimoto, a contratura de Dupuytren, a condrocalcinose, a osteogénese imperfeita e a osteopetrose têm sido associadas à doença de Paget.

TRATAMENTO

A doença de Paget é tratada com medicamentos e, por vezes, com cirurgia. Uma boa dieta e exercício físico também são importantes.

Medicina

Estão aprovados dois tipos principais de medicamentos para tratar a doença de

Paget.

- Bisfosfonatos. Estes medicamentos ajudam a aliviar a dor e a evitar o agravamento da doença.

- Calcitonina. Esta é uma hormona produzida pela glândula tiroide. Pode ser utilizada para certos

- Os doentes, mas não funciona tão bem como os bifosfonatos e não é utilizado com tanta frequência.

- Cirurgia

- Por vezes, é necessária uma cirurgia para tratar ossos partidos, ossos malformados ou artrite grave.

- Ossos partidos. Pode ser necessária uma cirurgia para fixar um osso partido.

- Ossos malformados. A cirurgia para endireitar os ossos pode reduzir a dor em articulações como o joelho.

- Artrite grave. As pessoas com artrite grave são tratadas com medicamentos e fisioterapia. Se estes não funcionarem bem, pode ser necessário substituir a anca ou o joelho.

Dieta

As pessoas com doença de Paget não necessitam de uma dieta especial. Mas, para manter os ossos fortes, o doente deve ingerir 1200 mg de cálcio e pelo menos 400 UI de vitamina D todos os dias. Depois dos 70 anos, o doente deve tomar 600 UI de vitamina D por dia. Se o doente tiver tido pedras nos rins, deve consultar o médico relativamente ao cálcio e à vitamina D

Exercício

O exercício ajuda a construir ossos fortes, evita o aumento de peso e mantém as articulações móveis.

8. FIBRO-OSSEOUS LESIONS[29,29,37,38,56,57,58,59]

Um grupo de lesões que afectam o esqueleto crânio-facial e que se caracterizam microscopicamente por um estroma fibroso que contém várias combinações de osso e material semelhante ao cemento é abrangido pela rubrica geral Lesões fibro-ósseas benignas, que inclui uma variedade de lesões de desenvolvimento, displásicas e neoplásicas com apresentação e comportamento clínico e radiográfico diferentes. As lesões fibro-ósseas (FOL) são caracterizadas pela substituição da arquitetura óssea normal por fibras de colagénio e fibroblastos contendo tecido calcificado.

As FOLs maxilofaciais consideram lesões que são diferentes (com exceção da displasia fibrosa) das encontradas no resto do esqueleto. O termo FOL na região maxilofacial é aplicado à displasia cemento-ossificante (COD), à displasia fibrosa (FD) e ao fibroma cemento-ossificante (COF) e aos seus subtipos

DISPLASIA FIBROSA:

Este termo foi sugerido pela primeira vez por Lichtenstein em 1938 como uma designação para lesões ósseas múltiplas (poliostóticas) do tipo descrito por Albright et al. como ostetis fibrosa disseminada. Mais tarde, Lichtenstein e Jaffe alargaram este conceito e observaram que uma forma isolada (monostótica) da doença era consideravelmente mais comum do que a forma poliostótica. Na sequência do artigo de Lichtenstein e Jaffe, o diagnóstico de displasia fibrosa tornou-se muito popular e foi utilizado quase exclusivamente como diagnóstico de lesões ósseas benignas constituídas por tecido fibroso e trabéculas ósseas. Mais recentemente, tem-se verificado uma tendência para definir a displasia fibrosa através de critérios clínicos, radiológicos e histológicos mais exactos. No entanto, os critérios histológicos específicos para o diagnóstico da displasia fibrosa são ainda algo controversos. A maioria das autoridades considera a doença como uma lesão de desenvolvimento não neoplásica (hamartomatosa) do osso[60].

A displasia fibrosa é uma doença de desenvolvimento semelhante a um tumor que se caracteriza pela substituição do osso normal por uma proliferação excessiva de tecido conjuntivo fibroso celular misturado com trabéculas ósseas irregulares. Embora tenha existido uma confusão considerável relativamente à natureza da displasia fibrosa, muito se tem aprendido sobre a genética deste grupo de doenças, e este conhecimento torna a grande variedade de padrões clínicos mais compreensível.

Frequência

- A incidência exacta não está claramente estabelecida.
- Não existe uma predileção racial específica.
- As taxas de incidência são iguais em homens e mulheres.
- As manifestações iniciais da displasia fibrosa são mais frequentemente encontradas em pessoas com idades compreendidas entre os 3 e os 15 anos.

o Dois terços dos doentes com doença poliostótica são assintomáticos antes dos 10 anos de idade.

o Na doença monostótica, os doentes com 20 ou 30 anos de idade são assintomáticos.

Patogénese

Não parece existir um consenso geral quanto à etiologia da lesão. Lichtenstein e Jaffe pensaram que era causada por uma atividade aberrante no tecido mesenquimal formador do osso e esta teoria foi mais facilmente aceite na altura. Sternberg e Joseph acreditavam que a causa era uma perturbação endócrina complexa com suscetibilidade tecidular local. Schlumberger afirmava que a reação não específica do osso à lesão poderia ser a causa, com perturbações no processo separativo normal[61]. Embora seja geralmente classificada como uma doença não neoplásica, alguns exemplos mostram caraterísticas clínicas semelhantes às neoplásicas.[62] Com a ocorrência de displasia fibrosa poliostótica na síndrome de Albright, displasia fibrosa familiar e querubismo, sugeriu fortemente um defeito genético fundamental de origem embrionária. O provável modo de hereditariedade é altamente indicativo de um traço autossómico dominante, tanto nas variedades monostóticas como poliostóticas da doença.[63]

A doença é causada por uma mutação somática do gene GNAS1 (proteína de ligação a nucleótidos de guanina, polipeptídeo 1 de atividade alfa-estimulante; cromossoma 20). No sítio existe uma mutação dita de ganho de função que resulta num aumento da hiperfunção dos osteoblastos, dos melanócitos e das células endócrinas, bem como num aumento da reabsorção óssea osteoclástica induzida pela IL-6. Devido à mutação pós-zigótica no gene GNAS-1, a mutação ocorre em células estaminais indiferenciadas de osteoblastos, melanócitos e células endócrinas. A descendência da célula mutada é portadora da mutação e expressa o gene mutado. A expressão clínica depende do tamanho da massa celular e do local onde a mutação ocorre na massa celular:

a) Se a mutação ocorrer no início da vida embrionária, resulta em múltiplas lesões ósseas, pigmentação cutânea e distúrbios endócrinos (síndrome de McCune-Albright).

b) Se ocorrer em fases posteriores da formação normal do esqueleto, resulta em lesões ósseas múltiplas [poliostótica (tipo Jaffe)].

c) Se ocorrer durante a vida pós-natal, confinada a um osso, resulta na DF de um único osso (displasia fibrosa monostótica).

Tipos

São reconhecidos os seguintes 3 padrões de doença:

- Forma monostótica
- Forma poliostótica
- Forma craniofacial

Detalhes clínicos

Forma monostótica

Aproximadamente 70-80% das displasias fibrosas são monostóticas. Esta forma ocorre mais frequentemente na costela (28%), fémur (23%), tíbia ou ossos craniofaciais (10-25%), úmero e vértebras, por ordem decrescente de frequência. 20-25% dos ossos do crânio estão envolvidos.

Esta forma pode apresentar-se com dor ou fratura patológica em doentes com idades compreendidas entre os 10 e os 70 anos, mas é mais frequente em doentes com idades compreendidas entre os 10 e os 30 anos. Os maxilares são mais frequentemente afectados (as lesões mandibulares são monostóticas). No maxilar , as lesões patológicas cruzam as linhas suturais, pelo que é designada como Displasia Fibrosa Craniofacial. Uma tumefação indolor é uma caraterística comum e esta tumefação encontra-se por baixo de uma mucosa essencialmente normal. Os dentes envolvidos estão desalinhados / deslocados pela massa óssea, se a condição ocorrer durante a formação / erupção dentária. Pode observar-se uma expansão tanto vestibular como lingual. A maxila é mais afetada do que a mandíbula. A doença tende frequentemente a abrandar o seu crescimento à medida que os doentes atingem a maturidade.

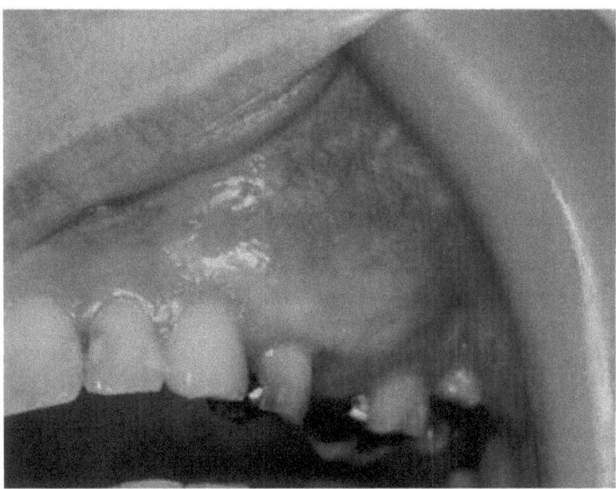

Forma poliostótica

Aproximadamente 20-30% das displasias fibrosas são poliostóticas. A displasia fibrosa poliostótica envolve mais frequentemente os ossos do crânio e da face, a pélvis, a coluna vertebral e a cintura escapular. Os locais de envolvimento são o fémur (91%), a tíbia (81%), a pélvis (78%), as costelas, os ossos do crânio e da face (50%), as extremidades superiores, a coluna lombar, a clavícula e a coluna cervical, por ordem decrescente de frequência. A displasia pode ser unilateral ou bilateral, e pode afetar vários ossos de um único membro ou de ambos os membros, com ou sem envolvimento do esqueleto axial. Embora a variedade poliostótica tenda a ocorrer numa distribuição unilateral, o envolvimento é assimétrico e generalizado quando a doença é bilateral.

Dois terços dos doentes apresentam sintomas antes dos 10 anos de idade. Frequentemente, o sintoma inicial é a dor no membro envolvido associada a coxear, a uma fratura espontânea ou a ambos. Numa série, a fratura patológica estava presente em 85% das displasias fibrosas poliostóticas. A discrepância no comprimento das pernas, de vários graus, ocorre em cerca de 70% dos doentes com envolvimento dos membros. A integridade estrutural do osso está enfraquecida e os ossos que suportam o peso ficam curvados. A curvatura do colo do fémur e da diáfise proximal do fémur aumenta acentuadamente, uma vez que uma lesão femoral causa habitualmente uma anomalia grave da coxa vara, a deformidade em gancho de pastor, que é um sinal caraterístico da doença. Pode estar presente um crescimento excessivo dos tecidos moles adjacentes.

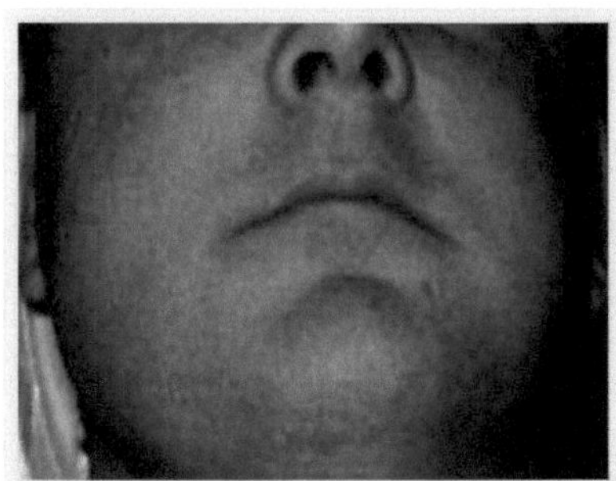

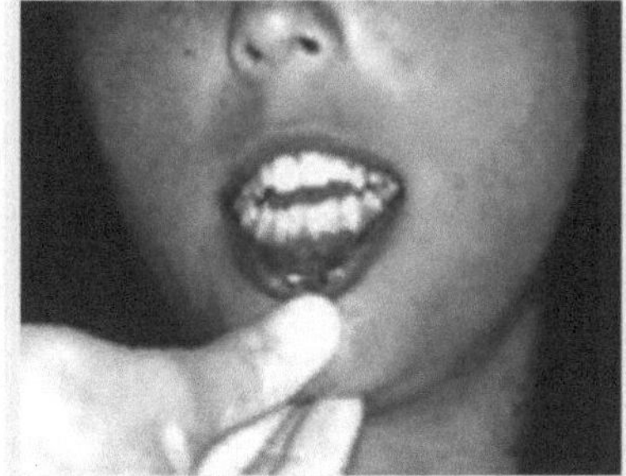

Forma craniofacial

Este padrão da doença ocorre em 10-25% dos doentes com a forma monostótica e em 50% com a forma poliostótica. Também ocorre numa forma craniofacial isolada. Na variedade isolada, não estão presentes lesões extracranianas. Os locais de envolvimento mais comuns incluem os ossos frontal, esfenoidal, maxilar e etmoidal. Os ossos occipital e temporal são menos frequentemente afectados.

O envolvimento dos ossos orbitais e periorbitais pode provocar hipertelorismo, assimetria craniana, deformidade facial (ou seja, leontite óssea), deficiência visual, exoftalmia e cegueira. O envolvimento da asa do esfenoide e dos ossos temporais pode resultar em disfunção vestibular, zumbido e perda de audição. Quando a placa cribriforme está envolvida, pode ocorrer hiposmia ou anosmia.

Outras caraterísticas

A displasia fibrosa pode estar associada a endocrinopatias em 2-3% dos casos; estas incluem puberdade precoce nas raparigas, hipertiroidismo, hiperparatiroidismo, acromegalia, diabetes mellitus e síndrome de Cushing. A síndrome de McCune-Albright pode estar associada a hipertiroidismo e, consequentemente, a exoftalmia.

A taxa de prevalência de escoliose em doentes com displasia fibrosa poliostótica é de 40-52%. A maioria das lesões da coluna vertebral localiza-se na coluna lombar e torácica, com muito poucas localizadas no sacro e na coluna cervical. Os elementos posteriores das vértebras estão envolvidos em 71%. Numa série de 62 doentes estudados por Leet et al (2004), 40% tinham escoliose e 48% não tinham escoliose.

A precocidade sexual nas raparigas, com displasia fibrosa poliostótica e pigmentação cutânea, constitui a síndrome de McCune-Albright. A pigmentação cutânea é a manifestação extra-esquelética mais comum na displasia fibrosa. Ocorre em mais de 50% dos casos da forma poliostótica. A pigmentação cutânea na displasia fibrosa poliostótica é ipsilateral ao lado das lesões ósseas, uma caraterística que diferencia esta doença da pigmentação na neurofibromatose.

As máculas pigmentadas, ou manchas café-com-leite, estão relacionadas com o aumento da quantidade de melanina nas células basais da epiderme. Tendem a estar dispostas num padrão linear ou segmentar perto da linha média do corpo, normalmente sobre a coluna lombar inferior, sacro, nádegas, parte superior das costas, pescoço e ombros. Podem ocorrer lesões semelhantes nos lábios e na mucosa oral. A pigmentação pode ocorrer à nascença e, de facto, ocasionalmente precede o desenvolvimento de anomalias esqueléticas e endócrinas.

A única anomalia laboratorial significativa é um nível elevado de fosfatase alcalina.

Síndrome de McCune-Albright (síndrome de Jaffe-Lichtenstein)

O primeiro caso registado foi em 1922, por Weil. Nesta doença há envolvimento de dois ou mais ossos, o que é relativamente pouco comum. Os ossos envolvidos são poucos a 75% do esqueleto.

Quando apenas é observada pigmentação café com leite, é designada por síndroma de Jaffe-Lichtenstein . Quando a pigmentação café com leite está associada a múltiplas endocrinopatias, como precocidade sexual (nas mulheres), hipertiroidismo e adenoma da hipófise, é conhecida como síndrome de McCune-Albright

1. Deformidade óssea

- Ossos longos > Ossos craniofaciais
- Fratura patológica
- Fémur - Deformidade em taco de hóquei

2. Pele

- Pontos de café com leite
- Unilateral
- Troncos e coxas
- Margens irregulares
- Problema endócrino
- Frequentemente em mulheres

- Preconceito sexual
- Hemorragia menstural
- Desenvolvimento do peito
- Pêlos púbicos
- Todos na faixa etária dos 3-4 anos.

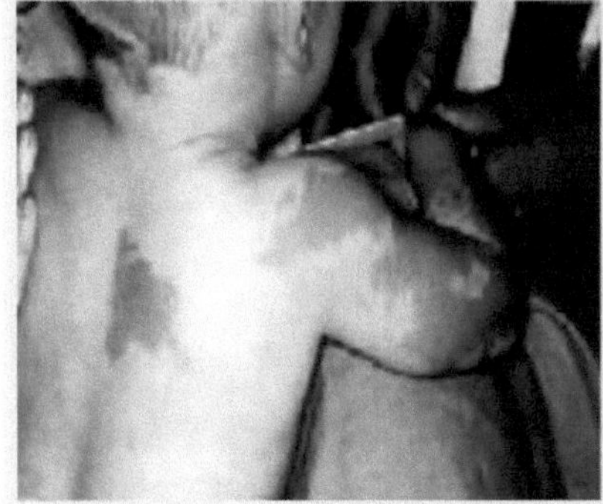

Histopatologia

Macroscopia:

As caraterísticas macroscópicas da DF são caracterizadas por um tecido acinzentado-esbranquiçado que envolve principalmente a porção medular dos maxilares, tornando impossível determinar com precisão os limites grosseiros do processo. Observa-se deformidade do osso afetado e pode ser visível um espessamento distinto. A consistência pode variar de macia a muito dura, mas o toque arenoso da sua superfície de corte é o aspeto mais caraterístico. Mesmo em diferentes partes de um mesmo crescimento, a consistência pode variar consideravelmente.

Microscópico :

Histologicamente, as lesões nos tipos poliostótico, monostótico e Albright são idênticas. As caraterísticas microscópicas da DF variam consideravelmente com a duração da doença e as fases de desenvolvimento. A displasia fibrosa substitui o osso normal por tecido fibroso celular contendo trabéculas ósseas de forma irregular. Estas trabéculas são geralmente tecido ósseo grosseiro, mas podem ser lamelares, embora não tão bem organizadas como o osso lamelar. A disposição das trabéculas tem sido comparada com a aparência de caracteres chineses e, por isso, é frequentemente referida como "trabéculas de caracteres chineses". Os primeiros crescimentos da DF caracterizavam-se por um tecido fibroblástico que era ricamente celular, revelando frequentemente um padrão espiralado com pouco osso. O osso afetado funde-se normalmente com o adjacente não afetado, quer seja cortical ou esponjoso. Com a progressão da DF, a quantidade de trabéculas lamelares aumenta. Estas trabéculas são finas e tendem a correr paralelamente umas às outras. Encontram-se muito próximas umas das outras num estroma fibroso moderadamente celular[64].

A DF monostótica dos maxilares pode apresentar quantidades variáveis de calcificações esféricas e amorfas e trabéculas curvas/lineares, redondas e calcificadas que tendem a formar estruturas conglomeradas. Estes são considerados por alguns investigadores mais representativos do cemento do que do osso. Outra caraterística que geralmente não é observada noutras partes do esqueleto dos doentes com DF, mas que pode ocorrer nos maxilares, é o osso lamelar delimitado por osteoblastos. Também pode haver uma maior incidência de osso lamelar em MFD em comparação com PFD.

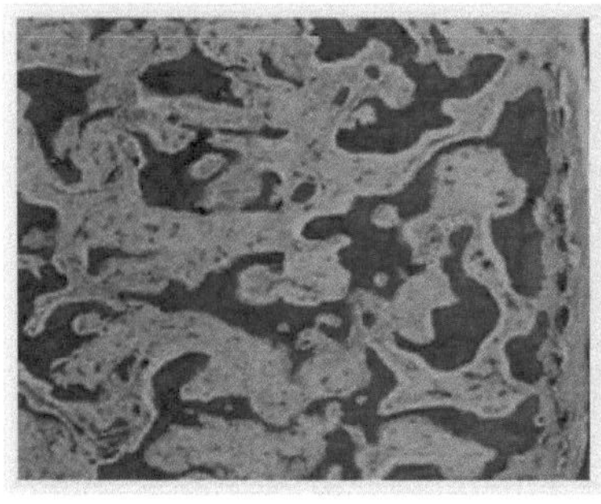 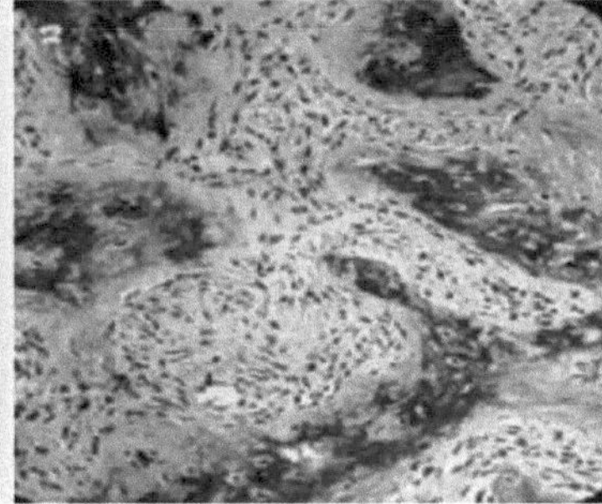

Caraterísticas radiográficas

A displasia fibrosa tem limites mal definidos, processo no qual o osso anormal se mistura impercetivelmente com áreas de tecido ósseo normal. Nas fases iniciais é radiolucente, unilocular ou multilocular grande bem circunscrito com uma rede de trabéculas ósseas finas. Em seguida, apresenta um aspeto opaco mosqueado devido ao aumento das trabéculas e, por fim, um aspeto de vidro fosco ou laranja "Paeu d". A opacificação em vidro fosco deve-se à sobreposição de trabéculas ósseas pouco calcificadas dispostas num padrão desorganizado.

Radiografia - Mandíbula

- Expansão das placas corticais
- Deslocação superior do canal alveolar inferior
- Espaço periodontal
- Perda da lâmina dura

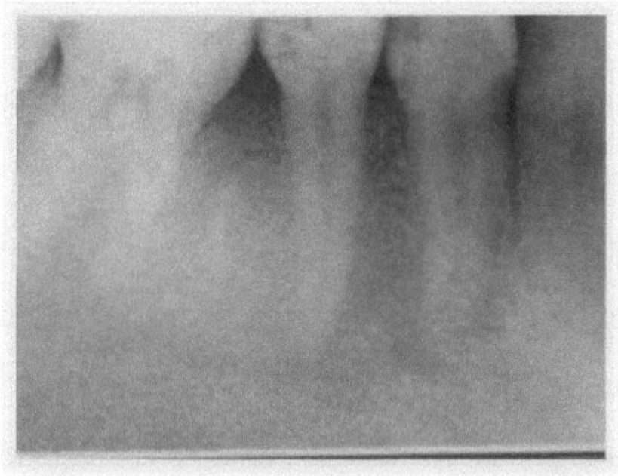

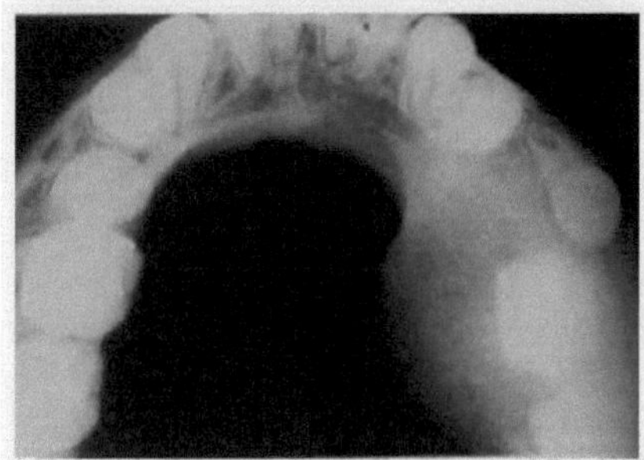

Radiografia - Maxila

- Deslocação do pavimento sinusal
- Oblitera o seio maxilar
- Densidade do osso
- Occipital
- Esfenoide
- Teto da órbita
- Ossos frontais

Tratamento

Na maioria dos doentes, as lesões tendem a crescer lentamente e apresentam uma tendência acentuada para estabilizar no início da vida adulta. Nos doentes com um envolvimento ósseo mínimo, pode não ser necessário qualquer tratamento. A gestão da DF do esqueleto facial e dos maxilares pode constituir um problema grave, especialmente quando associada a desfiguração facial grosseira. As lesões pequenas, particularmente as da mandíbula, podem ser ressecadas cirurgicamente. Devido à natureza difusa e ao grande tamanho de algumas lesões, particularmente as do complexo maxilar, podem ser necessários procedimentos cirúrgicos extensos. O tratamento de escolha é principalmente cirúrgico, dependendo do tamanho e da consistência da lesão. Geralmente, recomenda-se o recontorno cirúrgico e a redução cirúrgica da displasia para um contorno aceitável, sem remoção completa. É provavelmente sensato adiar a cirurgia até que a fase de crescimento ativo da lesão tenha abrandado. Foi sugerido que a cirurgia para DF craniofacial é indicada em qualquer idade se funções importantes estiverem ameaçadas; a deformidade se tornar substancial; ou se surgirem complicações como obstrução e infeção dos seios paranasais, má oclusão dentária ou epistaxe grave. Durante a cirurgia da DF em fase ativa, pode ocorrer hemorragia excessiva.[65]

FIBROMA OSSIFICANTE[29,39,66,67]

O fibroma ossificante é um tumor fibro-ósseo benigno, destrutivo, deformante, de crescimento lento, que pode ocorrer em quase todo o esqueleto facial, mas tem uma predileção pelo corpo mandibular e pelo ramo da mandíbula. A primeira descrição desta desordem foi atribuída a Menzel, em 1827.[68]

Em 1927, Montgomery utilizou pela primeira vez o termo fibroma ossificante, pelo qual a lesão é atualmente conhecida.[69] Vários termos têm sido aplicados a estas neoplasias fibro-ósseas benignas ao longo dos anos. Quando o osso predomina numa determinada lesão, ela é denominada fibroma ossificante; o termo fibroma cimentante é utilizado quando se encontram trabéculas curvas/lineares ou calcificações esferoidais. Quando os tumores contêm tanto osso como material semelhante a cemento, com ou sem corpos semelhantes a psammoma, e são bem circunscritos radiograficamente, é feito o diagnóstico de fibroma cemento-ossificante.[60]

Anteriormente, muitos investigadores classificavam os fibromas cementizantes separadamente dos fibromas ossificantes porque os primeiros eram considerados de origem odontogénica e os segundos de origem osteogénica. Atualmente, é consensual que ambos os tipos se enquadram na mesma classificação de neoplasias osteogénicas.

Deve ser salientado que a diferenciação entre o fibroma cemento-ossificante e a displasia fibrosa com base nas caraterísticas clínicas/radiológicas e histopatológicas pode ser difícil. A visão errónea de que ambas as lesões fazem parte do mesmo espetro ainda persiste.[70]

ETIOPATOGÉNESE

A natureza patológica do fibroma ossificante dos maxilares não é claramente compreendida. A grande proximidade com o ligamento periodontal levou a uma presunção de que estes fibromas ossificantes se originam no ligamento periodontal com potencial para diferenciação óssea e cementária[71]. Uma etiologia neoplásica é apoiada por exemplos de lesões que atingem um tamanho grande, exibem comportamento agressivo e produzem destruição óssea significativa. Foram identificadas translocações cromossómicas em alguns casos de fibroma ossificante. Outros consideram essa lesão como um exemplo de processo displásico localizado, no qual o metabolismo ósseo está alterado. Waldron e seus colaboradores avaliaram quarenta e três casos de lesões fibro-ósseas benignas, sendo que treze casos foram diagnosticados como fibroma ossificante. Os autores preferiram encarar estas lesões como um espetro de processos fibro-ósseos que parecem surgir a partir de elementos do ligamento periodontal.[60] Alguns autores apontaram antecedentes de trauma na área da lesão, a realização de extracções dentárias e a existência prévia de periodontite, como possíveis factores desencadeantes.[72] Foi proposta a estimulação dos tecidos progenitores induzida pelo trauma , mas não existe uma correlação firme entre o trauma e a ocorrência do fibroma ossificante. Tem sido reconhecido ou proposto que os fibromas ossificantes associados ao trauma parecem comportar-se de forma mais agressiva do que a típica lesão benigna de tamanho moderado na população adulta.[73]

DEMOGRÁFICOS

IDADE

O fibroma ossificante central pode ocorrer em qualquer idade, mas é muito mais comum em adultos jovens. A faixa etária de ocorrência em uma série de 31 casos apresentados foi de 9 a 52 anos, com média de 33 anos de idade.

A média encontrada foi de 36 anos, com predileção pela terceira e quarta décadas, representando 56% dos 64 casos estudados. Quinze ocorreram em pessoas com menos de 20 anos, enquanto os restantes doentes ultrapassaram os 40 anos de idade.[68]

Numa revisão de todos os casos publicados de fibroma ossificante, verificou-se que a idade média dos doentes na altura da apresentação era de 25 anos.[72]

Su e colegas analisaram os pormenores clínicos de 75 casos de fibroma ossificante. A idade média era de 32 anos (variação, 10-59 anos). O fibroma ossificante não foi observado em doentes com mais de 60 anos de idade e é detectado 10 74 anos mais cedo do que a displasia cemento-óssea focal (DCF).[74]

Com base em dados agrupados e comparáveis retirados de três relatórios sobre OFs, 79,6% dos tumores foram diagnosticados antes dos 40 anos de idade e 58,6% antes dos 30 anos de idade. Existe um pico distinto na 3.ª década para as mulheres, com os casos nos homens a ocorrerem ligeiramente mais cedo.[65]

O fibroma ossificante juvenil é uma variante mais agressiva que afecta os ossos craniomaxilofaciais, com crescimento rápido e apresentação em indivíduos com menos de 15 anos de idade.[72]

SEXO

A predileção pelo sexo feminino foi relatada como sendo de 5:1 em estudos realizados em sessenta e quatro casos de lesões fibro-ósseas benignas, enquanto que noutros estudos realizados, a relação homem:mulher variou de 1:3,2 a 1:4,3[74].

No entanto, noutro estudo, observou-se que na faixa etária dos 10-29 anos, onde foi registada uma maior prevalência de fibromas cemento-ossificantes, não parece existir essa predileção pelo sexo feminino.[72] **SITE**

Estas lesões podem surgir em qualquer parte do esqueleto facial e do crânio, sendo que mais de 70% dos casos surgem na região da cabeça e do pescoço. Estes casos envolvem principalmente a mandíbula e a maxila mas, ocasionalmente, são registados no osso orbitofrontal, na nasofaringe, nos seios paranasais e na base do crânio.

Ambos os maxilares podem estar envolvidos, mas parece haver uma predileção pela mandíbula. Na série de Shafer, registaram-se 26 casos na mandíbula e apenas cinco na maxila.

Em um estudo, foi relatado que 52 (70%) dos 75 casos de OFs estavam localizados na mandíbula, com 43% localizados na região posterior - incluindo a área do ramo -, seguidos por 22% na região posterior da maxila.[74]

O pré-molar e o molar da mandíbula são os locais mais comuns. Raramente, pode envolver os maxilares bilateralmente ou em múltiplos quadrantes.

Foram registados alguns casos de fibroma ossificante em ossos craniofaciais como os ossos frontal, etmoide, esfenoidal e temporal ou na órbita, bem como na fossa craniana anterior.

CARACTERÍSTICAS CLÍNICAS

Apresenta-se normalmente como uma lesão de crescimento progressivo que pode atingir um tamanho enorme com a consequente deformidade se não for tratada. Aparece como uma massa dura, localizada e de crescimento lento que desloca os dentes, embora estes permaneçam vitais e a mucosa sobrejacente esteja carateristicamente intacta. O crescimento lento, mas persistente, do tumor pode finalmente produzir expansão e afinamento das placas corticais vestibular e lingual, embora perfuração e ulcerações da mucosa sejam raras. A maioria dessas lesões é solitária, embora tenham sido relatados casos de múltiplas lesões síncronas; raramente há um histórico familiar para lesões síncronas. Embora o fibroma ossificante central seja uma lesão relativamente comum, a variedade familiar de lesões múltiplas raramente é observada.

CARACTERÍSTICAS RADIOGRÁFICAS

A neoplasia apresenta um aspeto radiográfico extremamente variável, dependendo do seu estágio de desenvolvimento. No entanto, apesar do estágio de desenvolvimento, a lesão é sempre bem circunscrita e demarcada do osso circundante, em contraste com a displasia fibrosa. Nas suas fases iniciais, o fibroma ossificante central aparece paradoxalmente como uma área radiolúcida sem evidência de radiopacidades internas. À medida que o osso tumoral aparentemente amadurece, há uma calcificação crescente, de modo que as áreas radiolúcidas tornam-se salpicadas de opacidades até que, finalmente, a lesão aparece como uma massa radiopaca relativamente uniforme. O deslocamento dos dentes adjacentes é comum, assim como o impacto sobre outras estruturas adjacentes. Os verdadeiros fibromas ossificantes que se tornam amplamente radiopacos com apenas uma fina periferia radiolúcida são incomuns; muitos exemplos relatados com esse padrão radiográfico provavelmente representam o estágio final da displasia cemento-óssea focal.

As caraterísticas radiográficas da displasia cemento-óssea focal e do fibroma cemento-ossificante foram comparadas para fornecer diretrizes para a distinção entre estas duas entidades. Foi enfatizado que a distinção radiográfica entre FCOD e OF tem seus limites, especialmente para OFs pequenos e exemplos excecionalmente grandes de FCOD. Nessas circunstâncias, uma biópsia adequada com correlação das caraterísticas histopatológicas é essencial para se chegar a um diagnóstico preciso.[74]

Todas as neoplasias surgiram em regiões dentárias, e nenhuma estava associada às coroas de dentes impactados. Todos os casos apresentaram limites bem demarcados, sendo radiolucências uniloculares, lesões em alvo ou radiolucências multiloculares. A divergência radicular foi observada em 17% dos casos, enquanto a reabsorção radicular foi vista em 11%. Trinta e cinco por cento foram detectados em áreas edêntulas num estudo de sessenta e quatro casos de fibroma ossificante[75].

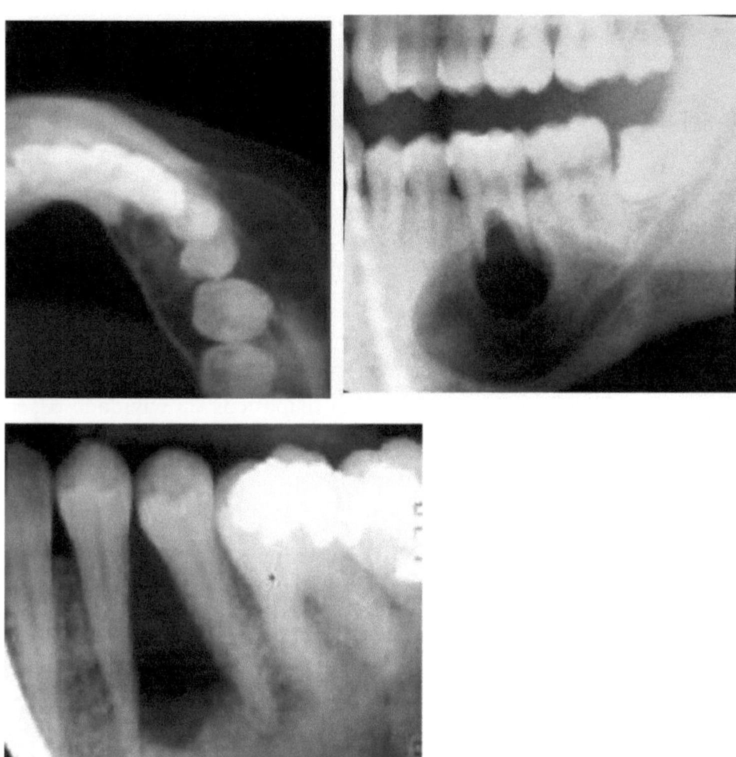

CARACTERÍSTICAS HISTOLÓGICAS

Histologicamente, o fibroma ossificante apresenta uma variedade de padrões histológicos. A lesão está bem demarcada do osso circundante, permitindo assim uma separação relativamente fácil do tumor do seu leito ósseo. Alguns fibromas ossificantes apresentam, grosseira e microscopicamente, uma cápsula fibrosa que envolve o tumor. A superfície de corte do tumor é amarelo-esbranquiçada, e a consistência da lesão varia com a quantidade de material calcificado.[65]

Num estudo, foi relatado que 88% dos COFs exibiam um único ou grande fragmento enucleado, enquanto 12% tinham múltiplos fragmentos curetados que não eram resultado do procedimento de biópsia incisional. Uma cápsula fibrosa foi identificada em 44% das lesões .[76]

De acordo com a classificação da Organização Mundial de Saúde de 1992, um fibroma ossificante é uma "neoplasia demarcada ou raramente encapsulada que consiste em tecido fibroso contendo quantidades variáveis de material mineralizado semelhante a osso e/ou cemento"

É definida como uma neoplasia osteogénica benigna, bem demarcada, composta por material calcificado e um estroma fibroblástico, que pode ser muito celular. O componente calcificado é geralmente uma combinação de trabéculas ósseas e estruturas semelhantes a cemento fortemente basofílicas com bordos osteoblásticos variáveis. Podem estar presentes células gigantes semelhantes a osteoclastos e, ocasionalmente, componentes aneurismáticos da cavidade óssea caracterizados por espaços sanguíneos sinusoidais. [65]

Um estudo foi concebido para avaliar 20 parâmetros patológicos numa série de 316 casos, numa tentativa de explorar caraterísticas que possam ajudar a distinguir o fibroma ossificante e a displasia cemento-óssea focal. Em 75 casos de FOs foram encontrados três subtipos histológicos. O primeiro e mais comum subtipo apresentava uma quantidade igual de material calcificado e estroma fibroblástico. As estruturas calcificadas consistiam em trabéculas ósseas separadas e retiformes com um rebordo osteoblástico proeminente e osteoclastos ocasionais. Corpos arredondados ou lobulados semelhantes a cemento estavam espalhados por toda a lesão e constituíam um componente importante. O tecido conjuntivo consistia em placas de células fusiformes, fibroblásticas ou estreladas com áreas focais de padrão estoriforme. O segundo e menos comum tipo de fibroma ossificante era caracterizado por uma celularidade predominantemente estoriforme no estroma, contendo escassas trabéculas ósseas ou osteóides separadas, frequentemente sem bordos osteoblásticos. Algumas células no padrão estoriforme apresentavam núcleos estrelados ou arredondados que se assemelhavam a potenciais osteoblastos, e fibras de colagénio densas estavam por vezes misturadas com o estoriforme. O terceiro subtipo de fibroma ossificante representava uma combinação dos dois primeiros, que eram vistos em diferentes áreas de grandes lesões[76].

As delicadas fibras de colagénio entrelaçadas presentes na FO raramente estão dispostas em feixes discretos e estão geralmente intercaladas por um grande número de fibroblastos activos e em proliferação. As figuras mitóticas podem estar presentes em pequeno número, mas raramente existe qualquer pleomorfismo celular notável. O tecido conjuntivo apresenta carateristicamente muitos focos pequenos de trabéculas ósseas irregulares que podem ter alguma semelhança com a forma bizarra de carácter chinês das trabéculas ósseas na displasia fibrosa do osso.

Este padrão particular de calcificação foi observado num caso apresentado por Touhy e Jones, que compararam a aparência histológica do fibroma ossificante com a displasia fibrosa e afirmaram que os achados no caso relatado apoiam a afirmação feita por Lucas de que o fibroma ossificante "pode estar relacionado com a displasia fibrosa, mas as suas caraterísticas patológicas e clínicas distintas tornam desejável não o incluir nesse grupo, pelo menos sem qualificação".[77]

A circunferência em torno dos depósitos de tecido duro pode sugerir a deposição não calcificada de tecido duro imaturo em vários padrões no que diz respeito à disposição dos feixes de colagénio na vizinhança imediata.[78] Nalguns casos em que os materiais calcificados predominam no tecido, estas lesões são designadas como fibromas ossificantes psammomatóides, do grego *psammos:* areia.

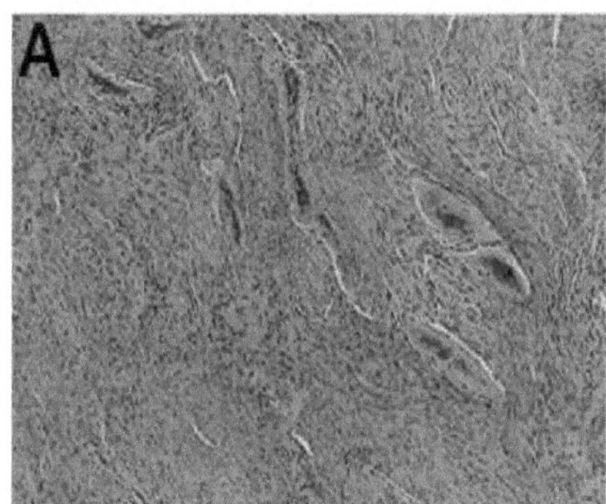

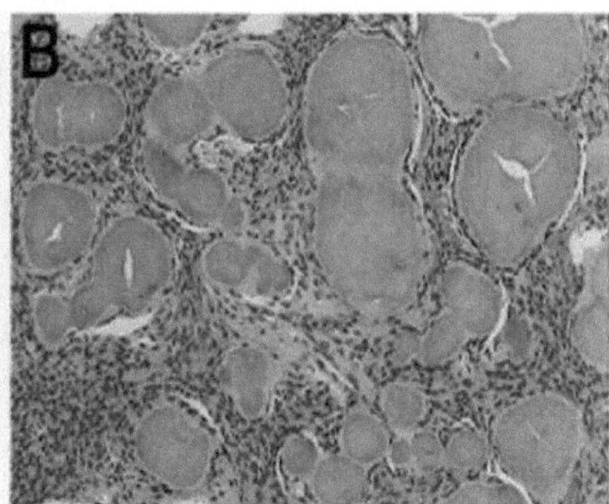

TRATAMENTO E PROGNÓSTICO

A curetagem cirúrgica ou enucleação é o tratamento inicial de escolha para a maioria dos pequenos OFs. Para tumores grandes ou um surto de crescimento súbito conotando um comportamento agressivo, a ressecção em bloco deve ser considerada como terapia secundária definitiva.

Uma revisão da literatura sobre fibromas ossificantes do terço médio da face sugere, no entanto, que uma ressecção em bloco mais agressiva pode ser aconselhável inicialmente para prevenir a recorrência e o potencial para uma cirurgia mais complicada e mutiladora.

Na ausência de um preditor de diagnóstico ou prognóstico fiável que indique o potencial do OF para um comportamento agressivo ou a probabilidade de recorrência, deve ser efectuado um acompanhamento clínico e radiográfico periódico. Não foram descobertas variáveis preditoras definitivas em relação às caraterísticas histopatológicas para ajudar a determinar o potencial de comportamento agressivo ou a propensão de recorrência. [65]

DISPLASIA CEMENTO-ÓSSEA[29,39,79,80,81]

Uma condição fibro-óssea benigna e auto-limitada que é uma possível reação a uma lesão local; aparece como lesões radiolucentes e radiopacas nos ápices dos dentes vitais; uma vez identificada esta doença, não é necessária qualquer terapia. Pensa-se que a displasia cemento-óssea é uma reação a uma lesão local. Sempre houve controvérsia em torno desta condição. Alguns consideram-na neoplásica, outros consideram-na de desenvolvimento, e outros ainda consideram-na uma reação a uma lesão local. Dadas as caraterísticas clínicas e radiográficas, a hipótese de reação a lesão local parece ser a mais provável. Durante anos, o tecido calcificado encontrado nessa lesão, associado à sua localização periapical, levou à suposição de que se tratava de cemento, sendo utilizado o termo "cementoma". Mais tarde, os patologistas consideraram o material calcificado como sendo osso; eles recomendaram o nome "displasia óssea". Mais recentemente, tem sido utilizada a designação de compromisso "displasia cemento-óssea".

Independentemente da causa e da forma como se desenvolve, a doença desenvolve-se ao longo de décadas e causa poucas ou nenhumas complicações.

Atualmente, são reconhecidos três tipos de displasia cemento-óssea.

Existem três versões da displasia cemento-óssea: a versão periapical, a versão florida e a versão focal. A displasia cemento-óssea periapical é encontrada ao redor dos ápices dos dentes incisivos inferiores; é a forma mais comum da condição. A versão florida, mais extensa, pode ocorrer em qualquer quadrante da mandíbula. Finalmente, a versão focal ocorre como lesões únicas e isoladas ao redor do ápice de qualquer dente em qualquer lugar.

DISPLASIA CEMENTO-ÓSSEA PERIAPICAL (DISPLASIA ÓSSEA, CEMENTOMA, DISPLASIA CEMENTÁRIA PERIAPICAL)

A displasia cemento-óssea periapical é uma lesão fibro-óssea reactiva comum que foi reconhecida já em 1934 por Stafne, se não muito antes disso. Foi classificada como sendo de origem dentária até 1992, quando a OMS a reconheceu como uma lesão fibro-óssea, alterando a sua classificação original de 1971 como um dos quatro cementomas sob a categoria de tumores odontogénicos. Antes de 1971, esta lesão era conhecida por vários nomes, incluindo fibrocementoma, osteofibroma periapical, osteofibroma local, displasia cementária periapical, displasia fibrosa periapical e cementomas múltiplos.

Embora seja uma lesão comum, a sua etiologia permanece enigmática. Concorda-se que se trata de uma condição reactiva e não neoplásica. Tem uma prevalência muito forte no sexo feminino (14:1) por volta dos 30-40 anos de idade; é muito raro em doentes com menos de 20 anos de idade. É mais frequente em mulheres de raça negra (83% de todos os casos), seguidas de asiáticas, hispânicas e caucasianas. Estes últimos são os menos comuns. Tem sido sugerido um traumatismo local ligeiro crónico, como a periodontite, especialmente num estudo em que 74% dos doentes apresentavam algum grau de periodontite. Esta lesão também pode ocorrer em famílias, o que é sugestivo de algum tipo de mutação genética. Essa lesão afeta carateristicamente múltiplos dentes na região anterior da mandíbula. Os dentes maxilares podem ser afectados, mas raramente. Também pode afetar múltiplos dentes posteriores. Quando os dentes posteriores são afetados, é muito difícil fazer a distinção com a displasia cemento-óssea florida, uma entidade que também acomete geralmente mulheres negras de meia-idade. Assim, é razoável sugerir que a displasia óssea florida possa representar um caso exuberante de displasia cementária periapical, como já foi sugerido por vários autores. Uma terceira lesão deve ser abordada: a displasia cemento-óssea focal. Esta lesão é também muito comum no sexo feminino e tem uma predileção por idade, etnia e género semelhante à displasia cemento-óssea periapical e à displasia cemento-óssea florida, mas é mais frequente em mulheres brancas do que nos outros dois tipos. Ocorre mais na parte posterior da mandíbula e pode ser bilateral.

Nas suas fases iniciais, a displasia cemento-óssea é composta maioritariamente por tecido conjuntivo fibroso em proliferação; a deposição óssea surge mais tarde. Isto significa, naturalmente, que as lesões iniciais são radiolucentes, as lesões posteriores são radiopacas e as lesões intermédias são uma mistura de radiolucências e radiopacidades. Quando as radiopacidades se manifestam, a verdadeira natureza da doença é facilmente determinada. É a presença de radiolucências periapicais que pode levar a um diagnóstico erróneo. A extirpação das polpas dos dentes anteriores da mandíbula é uma consequência demasiado comum deste erro. Geralmente, há mais de uma lesão de displasia cemento-óssea. No momento em que o caso típico é detectado, muitas lesões podem ser observadas nos ápices de muitos dentes.

A displasia cemento-óssea é composta por tecido conjuntivo fibroso e cemento-ósseo em proliferação. Dependendo da fase em que a lesão é biopsiada, a lesão pode ser composta apenas por tecido conjuntivo fibroso ou por uma mistura de tecido conjuntivo fibroso e osso.

A displasia cemento-óssea é uma doença "auto-limitada", um termo que significa que, embora a doença possa progredir durante algum tempo, acabará por parar sem intervenção. Uma vez efectuado o diagnóstico de "displasia cemento-óssea", não é necessário qualquer outro tratamento. Em caso de dúvida quanto à natureza de uma radiolucência/radiopacidade periapical, uma biopsia incisional é a medida adequada para determinar a sua verdadeira natureza.

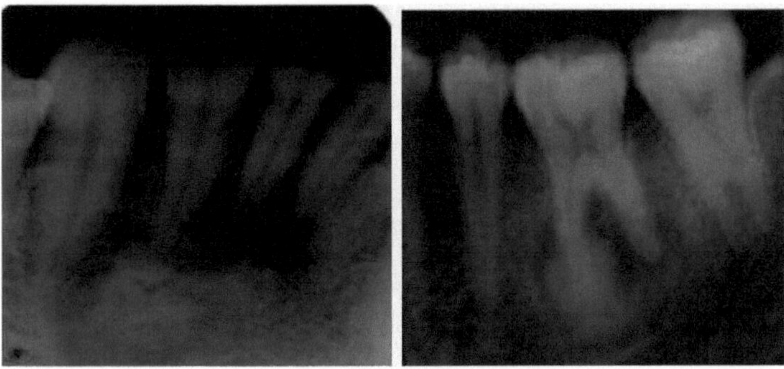

DISPLASIA CEMENTO-ÓSSEA FLORIDA

O termo displasia cemento-óssea florida (FCOD) foi sugerido pela primeira vez por Melrose *et al* em 1976 para descrever uma condição de massas exuberantes de cementura e/ou osso em múltiplos quadrantes em ambos os maxilares e, em alguns casos, lesões simples semelhantes a cavidades ósseas no quadrante afetado. A palavra "florida" foi introduzida para descrever as manifestações extensas e alargadas da doença nos maxilares. A displasia cementoóssea florida (DCF) não está associada a quaisquer outras anomalias extragnáticas e não existem anomalias na química sanguínea dos doentes. A doença tem uma tendência marcante para a ocorrência bilateral, apresentando-se frequentemente de forma simétrica nos maxilares. Quando as lesões são grandes, pode observar-se expansão dos maxilares e sintomas de dor surda ou drenagem na área afetada.

A displasia cemento-óssea florida é uma doença fibro-óssea benigna e auto-limitada que afecta invariavelmente mulheres afro-americanas e que se apresenta como múltiplas lesões radiolúcidas e radiopacas nos ápices dos dentes vitais de ambos os maxilares. Waldron *et al* propuseram que alterações reactivas ou displásicas no ligamento periodontal poderiam ser a causa da doença. Estas lesões são caracterizadas pela substituição do osso por matriz de tecido conjuntivo, a matriz apresenta vários graus de mineralização sob a forma de osso tecido ou estruturas acelulares redondas basófilas semelhantes a cemento, e a área afetada sofre alterações de osso vascular para lesão auricular semelhante a cemento. Clinicamente, as FCOD são assintomáticas, mas por vezes pode ocorrer uma expansão localizada das placas corticais ou sintomas de dor ou drenagem. Os doentes que apresentam esta forma da doença têm múltiplas lesões radiolucentes e radiopacas que envolvem as regiões anterior e posterior de um ou ambos os maxilares. Algumas das lesões radiolúcidas podem ser particularmente grandes; as biópsias destas lesões demonstram normalmente que são "buracos no osso".

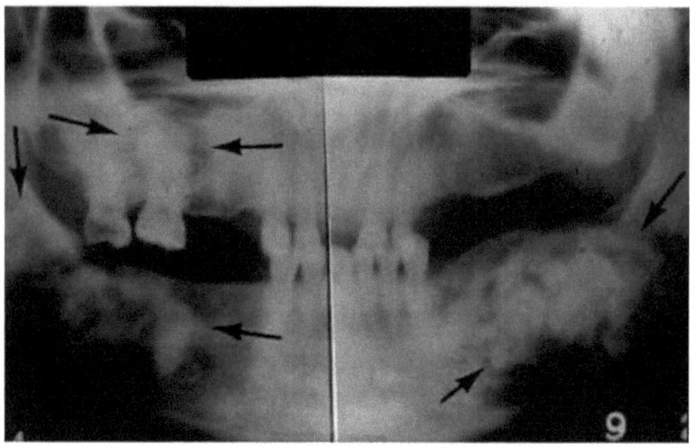

O nome caprichoso "displasia cemento-óssea florida" foi cunhado para descrever o envolvimento generalizado de ambos os maxilares. Apesar da natureza extensa da displasia cemento-óssea florida, esta também atinge um equilíbrio auto-limitado. A displasia cemento-óssea florida é encontrada quase exclusivamente em mulheres afro-americanas. Vários estudos indicam que mais de 90% dos casos são detectados neste grupo. Não existe qualquer explicação para esta relação, exceto a hipótese do queloide, já referida anteriormente. O facto de muitos dos doentes afectados terem sido submetidos a extracções dentárias nas áreas afectadas, levou a que se acreditasse na hipótese de que a displasia cemento-óssea florida e, por conseguinte, a displasia cemento-óssea periapical, é uma reação a uma lesão local. Tal como a versão periapical, uma vez obtido o diagnóstico de "displasia cemento-óssea florida", não é necessário qualquer tratamento adicional. É necessário, no entanto, prevenir a infeção nestes doentes e, por conseguinte, manter a sua saúde dentária. No entanto, pode ser necessária uma biopsia incisional para determinar a sua verdadeira natureza. Microscopicamente, mostra fragmentos de tecido conjuntivo fibroso celular com fragmentos de osso e material semelhante a cemento.

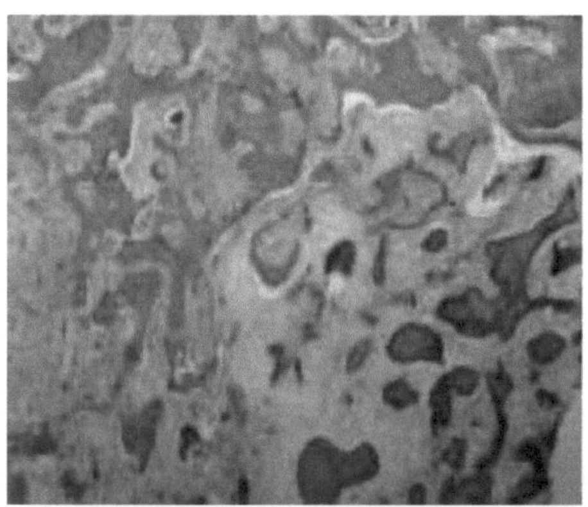

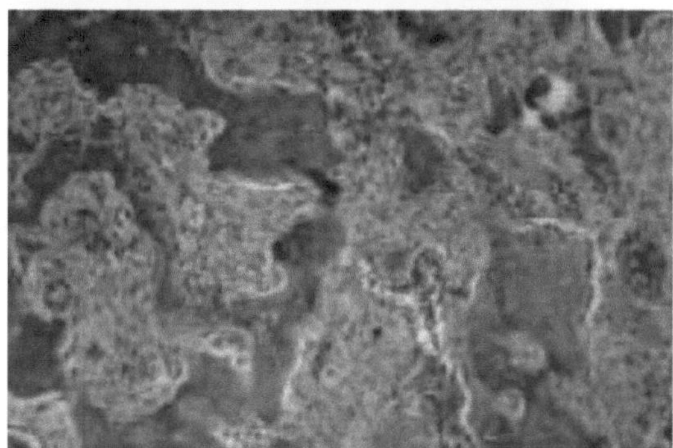

DISPLASIA CEMENTO-ÓSSEA FOCAL

As lesões isoladas de displasia cemento-óssea podem ocorrer perto do ápice de qualquer dente em qualquer local da mandíbula. Na maioria das vezes, um paciente pode apresentar apenas uma lesão (daí o nome "focal"). Pode ocorrer em qualquer área dos maxilares, com localização predominante: mandíbula posterior.

Caraterísticas clínicas

- Aparece com envolvimento multifocal.
- Tanto na região anterior como na posterior dos maxilares.

- Tal como o padrão periapical, este é observado em mulheres de raça negra (em algumas séries, mais de 90% dos doentes).
- Predileção acentuada por pessoas de meia-idade e idosas.
- Têm uma tendência para o envolvimento bilateral e simétrico e podem ser vistas como lesões extensas nos quatro quadrantes posteriores.
- Completamente assintomático e descoberto em radiografias de rotina.
- As dores fracas persistem.
- O trato do seio alveolar pode ser visto com osso exposto.
- Pode observar-se a expansão das placas corticais.
- Tanto as áreas dentadas como as desdentadas podem ser afectadas, e o envolvimento parece não estar relacionado com a presença ou ausência de dentes.
- O fluido e o feixe neurovascular podem ser vistos através da abertura na placa vestibular.

Caraterísticas radiográficas

- Tipicamente, demonstram um padrão idêntico de maturação observado nas outras duas formas.
- Inicialmente, as lesões são predominantemente radiolúcidas, mas com o tempo tornam-se mistas e depois predominantemente radiopacas com apenas um fino rebordo radiolúcido periférico.
- Por vezes, a lesão pode tornar-se quase totalmente radiopaca e misturar-se com o osso adjacente de aspeto normal. Contém opacidades nodulares

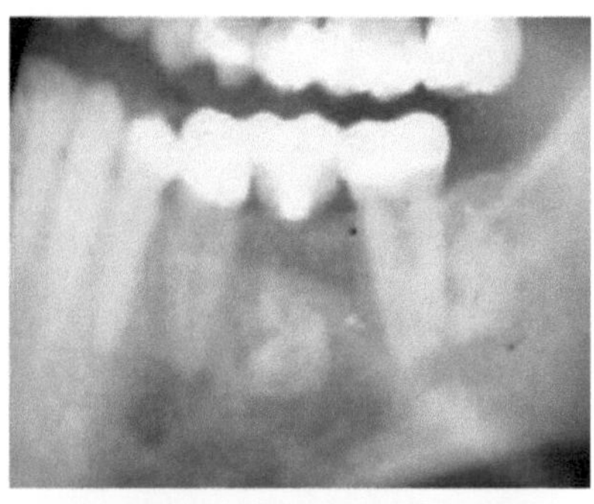

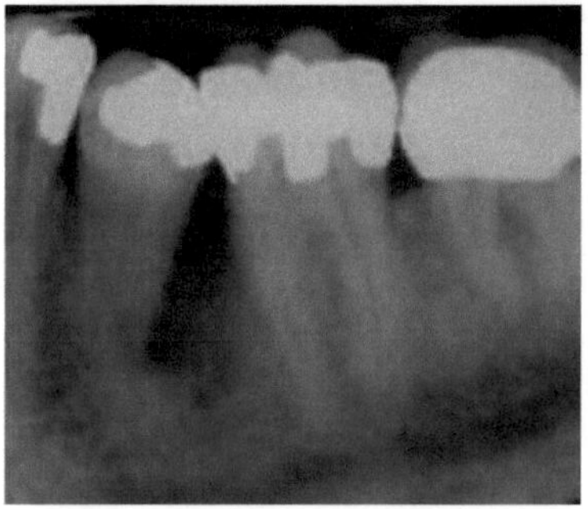

Caraterísticas histológicas

O tecido é constituído por fragmentos de tecido celular mesenquimal composto por fibroblastos fusiformes e fibras de colagénio com numerosos vasos sanguíneos pequenos, sendo normalmente observada hemorragia livre intercalada por toda a lesão. A proporção de cada material mineralizado varia de lesão para lesão e de área para área em locais individuais de envolvimento, tornando-se mais esclerótica à medida que as lesões se tornam maduras. Ilhas de calcificação rodeadas por tecido conjuntivo fibrocolagenoso. O cemento é normalmente depositado no estroma num padrão de gotículas

Tratamento

- Para os pacientes assintomáticos, através de exames periódicos com profilaxia e reforço de bons cuidados de higiene em casa para controlar a doença periodontal/perda de dentes.
- Os antibióticos podem ser indicados, mas muitas vezes não são eficazes, uma

vez que existe um componente inflamatório na doença.

- A sequestração das massas escleróticas semelhantes a cemento ocorre lentamente e é seguida de cicatrização.

- A saucerização do osso morto pode acelerar a cicatrização

Cementoma Gigantiforme Familiar

O cementoma gigantiforme familiar (FGC) é uma doença autossómica dominante que demonstra uma elevada penetrância e uma expressividade variável. O FGC é um distúrbio do osso gnático que, em última análise, leva à formação de massas escleróticas maciças de material mineralizado desorganizado. Foi utilizado no passado como sinónimo de displasia cemento-óssea florida. Atualmente, este termo é utilizado para designar uma doença hereditária pouco frequente que é significativamente diferente da displasia cemento-óssea convencional.

Caraterísticas clínicas

- Observado em caucasianos e negros africanos,

- Sem predileção sexual.

- As alterações radiográficas podem ser observadas durante a primeira década de vida.

- Na adolescência, são observadas alterações clinicamente óbvias e cresce rapidamente com um padrão expansivo.

- A patose óssea limita-se aos maxilares e o envolvimento multifocal é observado tanto na maxila como na mandíbula.

- Nalguns casos, verifica-se um aumento do nível sérico de fosfatase alcalina, que posteriormente diminui após a remoção cirúrgica das proliferações ósseas.

- Foi registada anemia em mulheres afectadas.

- Muitas das mulheres afectadas em algumas famílias apresentavam adenomas polipóides multifocais do útero que estavam associados a hemorragia crónica (pensa-se que os adenomas polipóides multifocais são responsáveis por esta anemia).

- Um exame ginecológico parece ser prudente para todas as mulheres afectadas, especialmente as que sofrem de anemia.

Caraterísticas radiográficas

- As caraterísticas iniciais aparecem como múltiplas radiolucências nas regiões periapicais.
- Os locais afectados expandem-se para substituir grande parte do osso normal no quadrante envolvido e desenvolvem um padrão misto radiolucente e radiopaco em fases posteriores .
- Com a maturação posterior, as lesões tornam-se predominantemente radiopacas, mas mantêm frequentemente um fino rebordo radiolúcido.

Tratamento

- As tentativas efectuadas antes da fase final de esclerose, através de procedimentos cirúrgicos de shave-down para melhorar a estética, não foram bem sucedidas, uma vez que o tecido displásico se regenera rapidamente.
- Nas lesões, que são predominantemente radiopacas, a remoção da peça pode levar ao sequestro do restante osso afetado.
- A extensão dos procedimentos cirúrgicos necessários é frequentemente maior para os doentes que são tratados nas fases mais avançadas da doença
- A ressecção e reconstrução extensas do esqueleto facial e dos tecidos moles associados têm sido recomendadas e podem produzir resultados funcionais e estéticos aceitáveis

9. FRACTURAS ÓSSEAS[41,42]

Uma fratura é a lesão óssea mais comum e é definida como uma quebra na continuidade de um osso ou de uma parte da sua estrutura mineralizada causada por uma força física traumática. Uma fratura pode ser o resultado de um impacto excessivo, rotação, flexão ou outra força mecânica que actua sobre um osso previamente normal ou pode ser a consequência de uma lesão despercebida ou trivial de um osso previamente doente (fratura patológica ou espontânea). Uma fratura é descrita como completa ou incompleta, simples (fechada) ou composta (aberta) se for contígua a uma ferida externa ou interna aberta, e cominutiva se o osso estiver grosseiramente fragmentado. Uma fratura de stress é uma fratura causada pelo efeito cumulativo de episódios repetidos de stress físico num osso previamente normal.

Muitos factores influenciam a reparação de fracturas, entre eles: a gravidade da lesão; o tipo de fratura; o dano vascular; o método de tratamento; a infeção; a idade do doente; os factores hormonais e nutricionais e a doença sistémica.

PATOLOGIA

Os efeitos imediatos de uma fratura simples de um osso humano são a rutura do córtex ósseo e das trabéculas, o levantamento ou rasgamento do periósteo e a rutura dos vasos sanguíneos periosteais, endosteais e haversianos, resultando no extravasamento e acumulação de sangue e coágulos sanguíneos entre os fragmentos ósseos, sob o periósteo elevado e no músculo adjacente e outros tecidos moles. Muitas células ósseas e outras células no local da fratura sofrem necrose como resultado da lesão física e da isquemia. Uma resposta inflamatória aguda ocorre nas regiões de lesão tecidual e necrose.

O processo de reparação de fracturas ocorre tanto interna (endosteal) como externamente (subperiosteal) e, embora contínuo, é arbitrariamente divisível em três fases que ocorrem aproximadamente nos seguintes intervalos de tempo no segundo ou terceiro dia, organização do hematoma e do exsudado por tecido de granulação; no quinto ou sexto dia, início da formação de osso primitivo ou tecido à volta da fratura (calo primário) que preenche o espaço entre os fragmentos ósseos e os imobiliza; a partir das seis semanas, substituição do calo por osso lamelar maduro (calo secundário) e estabelecimento da união óssea.

Pouco depois da lesão, o hematoma produzido interna e externamente às paredes corticais começa a coagular, forma-se uma rede de filamentos de fibrina, as células do tecido conjuntivo dos tecidos circundantes migram ao longo da rede, os botões endoteliais capilares entram na massa coagulada e o hematoma acaba por se organizar e converter-se em tecido de granulação.

Entretanto, em regiões adequadamente vascularizadas, os osteoblastos activados, derivados de células precursoras do periósteo elevado, da superfície cortical e das trabéculas de ambos os lados da fratura, começam a depositar osteoide no córtex e nas trabéculas existentes ou noutra base de tecido sólido. O osteoide mineraliza-se e forma osso primitivo (tecido) que envolve a fratura, preenche o espaço da fratura, tapa a cavidade medular e imobiliza os fragmentos ósseos. Nesta fase, pode aparecer pela primeira vez na radiografia uma concha periosteal de calo mineralizado. Podem também formar-se pequenas ilhas de cartilagem no processo de reparação, mais aparentemente em regiões menos vascularizadas ou mal imobilizadas da fratura.

De seguida, o calo externo e interno volumoso do osso tecido diminui lentamente de tamanho e é substituído por osso lamelar forte, estabelecendo-se uma união óssea firme. O processo de remodelação óssea por reabsorção osteoclástica e reformação osteoblástica ocorre nas semanas ou meses seguintes. O resultado final da consolidação da fratura num contexto de bom alinhamento, posicionamento próximo e imobilização firme dos fragmentos ósseos é a obtenção de uma reconstituição anatómica e funcional normal do córtex e da medula óssea.

ASPECTOS CLÍNICOS

A consolidação da fratura pode ser complicada por uma união tardia, não união, formação de uma falsa articulação (pseudartrose), necrose, infeção e doença óssea subjacente (fratura patológica).

Os factores que contribuem para o atraso ou não união das fracturas incluem: lesão grave dos tecidos; atraso na vascularização; mau alinhamento; imobilização inadequada; e interposição de tecidos moles entre os fragmentos ósseos. Nestas circunstâncias, a formação de tecido fibroso e fibrocartilaginoso pode predominar no processo de reparação, resultando na união fibrosa da fratura ou no desenvolvimento de uma falsa articulação revestida por fibrocartilagem onde as extremidades ósseas se encontram.

A fratura patológica desenvolve-se no osso que está enfraquecido por uma doença, como: carcinoma metastático, mieloma múltiplo, osteoporose ou outra doença óssea metabólica, tumor primário e doenças semelhantes a tumores

DOENÇAS NÃO NEOPLÁSICAS DO OSSO

DEFEITO FIBRO-CORTICAL E FIBROMA NÃO OSSIFICANTE [41,42]

O defeito fibro-cortical é uma anomalia de desenvolvimento comum que ocorre principalmente em crianças com mais de 2 anos de idade e que se caracteriza pela presença de um ou mais defeitos fibrosos no córtex metafisário do fémur ou de outros ossos longos dos membros inferiores. Os estudos esqueléticos mostram que entre 30-40% das crianças, especialmente as mais jovens, desenvolvem um ou mais defeitos corticais fibrosos que são normalmente pequenos, assintomáticos e desaparecem gradualmente, aparentemente por substituição e remodelação óssea. Raramente, um defeito fibro-cortical pode persistir e aumentar por proliferação fibroblástica, estender-se para a cavidade medular e tornar-se sintomático, resultando em dor e sensibilidade locais, inchaço ósseo e predisposição para fracturas. Esta lesão semelhante a um tumor é habitualmente designada por fibroma não ossificante (ou não osteogénico) ou, por vezes, de acordo com a sua aparente origem de desenvolvimento e não neoplásica, por defeito fibroso metafisário. O defeito fibro-cortical e o fibroma não ossificante têm essencialmente o mesmo aspeto histológico e pensa-se que surgem através do mesmo processo básico de proliferação fibroblástica periosteal.

O fibroma não ossificante é muito menos comum do que o defeito fibro-cortical e ocorre principalmente na faixa etária dos 10-20 anos ou, por vezes, mais tarde, com uma ligeira predominância do sexo masculino. Ocorre na metáfise de um osso longo, sendo mais frequente na parte inferior do fémur, seguida da tíbia e do perónio.

Patologia

As caraterísticas radiológicas do fibroma não ossificante de maiores dimensões (bem como do defeito cortical fibroso de menores dimensões) são normalmente caraterísticas e diagnósticas com um elevado grau de precisão.

O fibroma não ossificante localiza-se tipicamente na metáfise; em vista de perfil, está posicionado excentricamente na parede cortical; tem um aspeto radiolúcido multiloculado de "bolha de sabão"; é normalmente mais comprido do que largo; e mede normalmente entre 4 e 7 cm de diâmetro máximo. A lesão é delimitada por uma margem estreita de osso cortical ou esclerótico.

Em termos gerais, um fibroma não ossificante é composto por tecido fibroso firme de cor cinzenta, castanha ou amarela, por vezes com áreas de hemorragia, e rodeado por uma fina concha de osso esclerótico.

Histologicamente, a lesão consiste em focos de feixes entrelaçados ou em espiral de fibroblastos fusiformes, juntamente com pequenas células gigantes multinucleadas pouco frequentes e pequenas ou grandes colecções de células "espumosas", que se pensa serem fibroblastos carregados de lípidos e que podem ser o tipo de células predominante em algumas lesões. Pode também ser observada hemorragia focal e deposição de hemossiderina.

Aspectos clínicos

O defeito fibro-cortical é geralmente assintomático e desaparece espontaneamente com o tempo.

O diagnóstico radiológico de defeito fibro-cortical ou fibroma não ossificante com caraterísticas típicas é altamente preciso. O defeito fibro-cortical raramente é biopsiado, enquanto o fibroma não ossificante constitui uma pequena mas significativa proporção de todas as biopsias ósseas benignas. As caraterísticas citológicas do fibroma não ossificante podem ser uma possível fonte de confusão para quem não está familiarizado com o seu aspeto e podem sugerir uma lesão óssea grave, como um fibrossarcoma ou um tumor de células gigantes.

Um defeito fibro-cortical pequeno e clinicamente silencioso não necessita de tratamento, enquanto um fibroma grande não ossificante com predisposição para fracturas é normalmente tratado por curetagem e, se necessário, por enchimento com lascas de osso.

10. QUISTOS ÓSSEOS[29,32,81]

QUISTO ÓSSEO SOLITÁRIO (QUISTO ÓSSEO UNICAMERAL, QUISTO ÓSSEO SIMPLES)

Um quisto ósseo unicameral (simples) é uma cavidade encontrada no interior de um osso que é preenchida por um líquido cor de palha. É uma condição benigna (não cancerosa). Jaffe e Lichtenstein forneceram uma discussão detalhada sobre cistos ósseos simples em 1942

Etiologia

Existem evidências de que a obstrução venosa e o bloqueio da drenagem do fluido intersticial, numa área de osso esponjoso em rápido crescimento e remodelação, podem desempenhar um papel importante na formação de quistos ósseos unicamerais.

Ao exame macroscópico, o quisto expande o córtex do osso. Um periósteo intacto cobre esta fina concha cortical. O quisto contém normalmente um líquido seroso claro. Ocasionalmente, podem ser encontrados produtos sanguíneos no líquido, se tiver ocorrido uma fratura anterior. Uma membrana de espessura variável reveste a parede interna do cisto. Septos fibrosos podem se formar após uma fratura e criar uma aparência multilocular.

Frequência

- Os quistos ósseos simples são encontrados em 3% de todas as biopsias de neoplasias ósseas primárias.
- Os quistos ósseos simples ocorrem mais frequentemente em rapazes do que em raparigas. A proporção entre homens e mulheres é de 2:1.
- A maioria dos quistos ocorre na primeira e segunda décadas de vida, sendo que a maioria ocorre em crianças com idades compreendidas entre os 4 e os 10 anos.
- Os quistos ósseos unicamerais ocorrem num único osso, num único local. A

localização dos quistos tende a ser na parte superior do braço (úmero proximal) ou no fémur (fémur proximal). As localizações menos comuns incluem a pélvis, o tornozelo (tálus) ou o calcanhar (calcâneo). Nos maxilares, a mandíbula (a maioria dos casos); a área pré-molar-molar é o local mais comum. Os doentes com quistos ósseos múltiplos encontram-se geralmente no grupo etário mais elevado e apresentam um predomínio muito elevado do sexo masculino.

Detalhes clínicos

Os quistos ósseos simples são normalmente assintomáticos, a não ser que se compliquem com uma fratura. Os quistos ósseos simples aumentam durante o crescimento do esqueleto e tornam-se inactivos, ou latentes, após a maturidade do esqueleto. Se um quisto ósseo unicameral estiver a adelgaçar o osso, pode haver dor com actividades de suporte de peso. Se houver uma fratura patológica através do quisto, o braço ou a perna afectados podem ter dor, inchaço e deformidade.

Histopatologia

Histologicamente, as células mesoteliais revestem os quistos ósseos simples. A parede interna do osso adjacente à membrana mesotelial consiste em osso novo bem vascularizado produzido pelo periósteo sobrejacente. Ocasionalmente, células gigantes multinucleadas podem estar presentes na parede do cisto.

Radiografia

As radiografias demonstram os quistos ósseos simples como lesões geográficas bem definidas com zonas de transição estreitas. Uma fina margem esclerótica é um achado típico. Os cistos ósseos simples geralmente estão situados na região metafisária intramedular imediatamente adjacente à fise. Ocasionalmente, podem ser diafisários.

O eixo longo da lesão é paralelo ao eixo longo do osso tubular. Os quistos ósseos simples podem causar expansão do osso com adelgaçamento do córtex sobrejacente. Alguns podem ter um aspeto multilocular. Nos ossos longos, os quistos ósseos simples estão normalmente localizados no centro da cavidade medular.

Uma fratura patológica através de um quisto ósseo simples é uma ocorrência comum. Isto pode levar ao sinal do "fragmento caído", que descreve a migração de um fragmento de osso para uma porção dependente do quisto cheio de líquido. Ocorre apenas numa minoria de doentes. O sinal do "fragmento caído" é patognomónico de um quisto ósseo simples.

Nas radiografias intra-orais, existe uma radiolucência bem delimitada. Quando estão envolvidos vários dentes, as projecções em forma de cúpula são ascendentes entre as raízes.

TRATAMENTO

O objetivo do tratamento de quistos ósseos simples é prevenir a fratura patológica, promover a cicatrização do quisto e evitar a recorrência do quisto ou a refractura.

Os quistos ósseos simples podem ser tratados com curetagem e enxerto ósseo, crioterapia, pregagem intramedular, injeção de metilprednisolona sob orientação de um intensificador de imagem, injeção de medula óssea ou uma combinação dos métodos acima referidos.

Alguns autores relataram melhores taxas de cicatrização e menores taxas de complicações com injecções de esteróides em comparação com a cirurgia. O mecanismo de ação da injeção de metilprednisolona não é claro. Uma teoria possível é uma resposta reparadora à pequena lesão causada pelo processo de injeção.

As vantagens da injeção de metilprednisolona incluem tempos de operação mais curtos, menos hemorragia e um tempo mínimo de hospitalização e reabilitação. No entanto, a taxa de cicatrização com a injeção de metilprednisolona tem sido referida como imprevisível e, normalmente, incompleta mesmo após múltiplas injecções. A taxa de insucesso em ossos que suportam peso tem sido considerada elevada.

QUISTO ÓSSEO ANEURISMÁTICO

Um quisto ósseo aneurismático é um quisto fibroso semelhante a um tumor preenchido com sangue que expande o osso, dando-lhe uma aparência de "rebentamento".

Etiologia

As alterações hemodinâmicas locais relacionadas com a obstrução venosa ou fístulas arteriovenosas que ocorrem após uma lesão são importantes na patogénese de um quisto ósseo aneurismático.

Em cerca de um terço dos casos, a lesão é um componente de um tumor ósseo pré-existente ou surge no seu interior; este achado reforça ainda mais o facto de os quistos ósseos aneurismáticos ocorrerem num osso anormal como resultado de alterações hemodinâmicas associadas. Um quisto ósseo aneurismático pode surgir de um condroblastoma pré-existente, de um fibroma condromixoide, de um osteoblastoma, de um tumor de células gigantes ou de uma displasia fibrosa. Menos frequentemente, resulta de alguns tumores malignos, como o osteossarcoma, o condrossarcoma e o hemangioendotelioma.

Os quistos ósseos aneurismáticos podem ser puramente intra-ósseos, surgindo da cavidade da medula óssea São reconhecidas quatro fases de patogénese, como se segue:

- Fase inicial osteolítica
- Fase de crescimento ativo, que se caracteriza por uma rápida destruição do osso e por um padrão de explosão subperiosteal
- Estágio maduro, também conhecido como estágio de estabilização, que se manifesta pela formação de uma concha óssea periférica distinta e septos ósseos internos e trabéculas que produzem a aparência clássica de bolha de sabão.
- Fase de cicatrização com calcificação e ossificação progressivas do quisto e a sua eventual transformação numa massa óssea densa com uma estrutura irregular.

Caraterísticas clínicas

- Não foi identificada uma distribuição racial específica.
- Mais frequentemente nos ossos longos; < 30 anos
- Lesões dos maxilares - apenas 2% dos casos; 20 anos
- Sem predileção por sexo
- Em comparação com os homens, as mulheres têm uma incidência mais elevada, sendo o rácio de mulheres para homens de 2:1
- Os quistos ósseos aneurismáticos podem ocorrer em doentes com idades compreendidas entre os 10 e os 30 anos, com um pico de incidência nos doentes com 16 anos. Cerca de 75% dos doentes têm menos de 20 anos.

Sítio

Quanto à localização das lesões, qualquer osso pode ser afetado. As frequências aproximadas por local são apresentadas abaixo:

- Crânio e mandíbula (4%)
- Coluna vertebral (16%)
- Clavícula e costelas (5%)
- Extremidade superior (21%)
- Pélvis e sacro (12%)
- Fémur (13%)
- Perna (24%)
- Pé (3%)

O local mais comum é a região metafisária do joelho. Os ossos tubulares curtos são menos frequentemente afectados e estão envolvidos em cerca de 10% dos casos. O envolvimento da coluna vertebral demonstra uma predileção pelos elementos posteriores. Por ordem decrescente de frequência, são afectadas as seguintes partes da coluna vertebral: cervical, torácica e lombar. As vértebras contíguas podem ser afectadas em 25% dos casos.

Detalhes clínicos

A manifestação clínica depende do local específico de envolvimento. Uma apresentação comum inclui dor de início relativamente agudo que aumenta rapidamente de gravidade ao longo de 6-12 semanas.

A temperatura local da pele pode aumentar, pode estar presente uma tumefação óssea palpável e o movimento numa articulação adjacente pode ser restringido.

As lesões da coluna vertebral podem causar radiculopatia neurológica ou tetraplegia, e os doentes com lesões do crânio podem ter cefaleias moderadas a graves

Histopatologia

Espaços de tamanho variável cheios de sangue rodeados por tecido conjuntivo fibrovascular com células gigantes e trabéculas ósseas Os espaços vasculares não são revestidos por células endoteliais.20% dos casos ABC associados a CGCG ou lesão fibro-óssea.

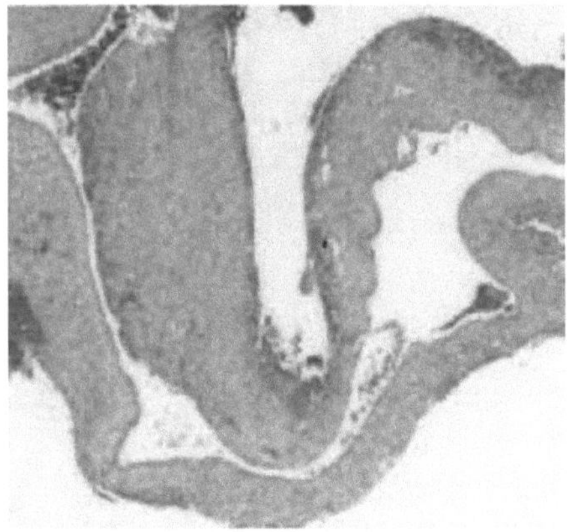

Investigações

Radiografia

Ossos tubulares

A descrição clássica de um quisto ósseo aneurismático inclui uma radiolucência excêntrica e um processo puramente lítico ou, ocasionalmente, trabecular, com o seu epicentro na metáfise de um osso longo não fundido.

As trabéculas no quisto podem criar um aspeto de bolha de sabão na lesão. As margens da lesão são bem definidas, com uma margem interna lisa e uma borda de esclerose óssea. O tumor geralmente não se estende para a placa epifisária até depois da fusão completa, quando pode ocasionalmente fazê-lo.

Coluna vertebral

Tipicamente, a lesão da coluna vertebral é osteolítica, com predileção pelos elementos posteriores. A lesão pode envolver a lâmina, os arcos, os pedículos ou os processos espinhosos, com ou sem extensão para o corpo vertebral. A lesão pode se estender para o corpo vertebral adjacente, violando o disco intervertebral e causando colapso vertebral e/ou extensão para o canal espinhal, costelas adjacentes e tecidos moles paravertebrais.

Imagiologia de Ressonância Magnética (MRI)

Este teste é particularmente útil para confirmar o diagnóstico, demonstrando os níveis caraterísticos de fluido no interior do quisto.

Tomografia computorizada (TAC ou TAC)

Este teste é também particularmente útil para confirmar o diagnóstico, demonstrando os níveis caraterísticos de fluido no interior do quisto.

Exame ósseo Indica se existem outros locais de tumor (embora isto seja invulgar no quisto ósseo aneurismático).

Os testes adicionais podem incluir:

Hemograma completo (CBC) - medição do tamanho, número e maturidade das diferentes células sanguíneas num volume específico de sangue

Análises ao sangue - (incluindo análises químicas do sangue)

Tratamento

O tratamento do quisto envolverá provavelmente um ou uma combinação dos seguintes procedimentos cirúrgicos

- **Curetagem/enxerto ósseo**: Esta é a forma mais comum de tratamento para um cisto ósseo aneurismático. No caso de um quisto ósseo aneurismático em que a probabilidade de recorrência é elevada, os cirurgiões têm de fazer uma raspagem agressiva para que não restem vestígios do tumor. A cavidade restante é então preenchida com tecido ósseo de um dador (aloenxerto), lascas de osso retiradas de outro osso (autoenxerto) ou outros materiais, dependendo da preferência do cirurgião.

- **Excisão marginal ou ampla do osso hospedeiro**. A excisão ampla é recomendada quando o quisto está localizado em ossos considerados dispensáveis, como as costelas ou o perónio. .

- **Crioterapia**: Devido ao elevado risco de recorrência associado a estes quistos, são por vezes consideradas terapias adjuvantes, como a crioterapia, um congelamento cirúrgico do quisto. A crioterapia está associada a complicações como a fratura do osso, lesões nervosas e outras, pelo que não é amplamente aceite como tratamento padrão em muitas instituições.

- **Radioterapia**: é por vezes utilizada como terapia adjuvante. Devido aos riscos associados a doses elevadas de radiação em crianças pequenas, a radiação é utilizada apenas se outros meios de tratamento tiverem falhado.

11. TUMORES ÓSSEOS

HISTIOCITOSE X (HISTIOCITOSE DE CÉLULAS DE LANGERHANS, HISTIOCITOSE IDIOPÁTICA, GRANULOMA DE CÉLULAS DE LANGERHANS)[29,39,82,83,84]

O termo histiocitose X foi introduzido como uma designação colectiva para um espetro de doenças clinicopatológicas caracterizadas pela proliferação clonal de células de Langerhans acompanhada por um número variável de eosinófilos, linfócitos, plasmócitos e células gigantes multinucleadas e células anormais provenientes da medula óssea e capazes de migrar da pele para os gânglios linfáticos.

O grupo de trabalho da Histiocyte Society dividiu as doenças histocíticas em 3 grupos diferentes: (1) histiocitose das células dendríticas, (2) doenças dos macrófagos eritrofagocíticos e (3) histiocitose maligna. A histiocitose das células de Langerhans pertence ao grupo 1 e engloba uma série de doenças. O espetro clínico inclui, num extremo, uma doença aguda fulminante e disseminada denominada doença de Letterer-Siwe e, no outro extremo, lesões solitárias ou poucas, indolentes e crónicas, do osso ou de outros órgãos denominadas granulomas eosinofílicos. A forma clínica intermédia denominada doença de Hand-Schüller-Christian caracteriza-se por um envolvimento multifocal e crónico e apresenta-se classicamente como a tríade de diabetes insípida, proptose e lesões ósseas líticas

Etiologia

A causa da HCL é desconhecida, embora existam algumas teorias que se desenvolveram a partir da investigação efectuada nos últimos anos. Uma teoria, por exemplo, é que a HCL pode ser desencadeada por uma reação invulgar do sistema imunitário a algo que se encontra habitualmente no ambiente. Outras investigações sugerem que a doença tem origem num processo inflamatório.

Existe um debate permanente sobre se se trata de um processo reativo ou neoplásico. Os argumentos que apoiam a natureza reactiva desta doença incluem a ocorrência de remissões espontâneas, a não deteção de aneuploidia, metáfase ou anomalias cariotípicas e a boa taxa de sobrevivência em doentes sem disfunção orgânica. Por outro lado, a infiltração de órgãos por células aberrantes, uma possível evolução letal e as modalidades de tratamento bem sucedidas baseadas no cancro são consistentes com um processo neoplásico. Além disso, a demonstração da HCL como uma proliferação monoclonal através de sondas de ADN ligadas ao cromossoma X apoia uma origem neoplásica para esta proliferação; no entanto, a presença deste achado em subtipos distintos com evoluções diferentes exige mais investigações para avaliar o seu significado.

Frequência:

A prevalência da HCL está estimada em 1:50.000, sendo a maioria dos casos em bebés e crianças pequenas, embora as crianças até aos 15 anos sejam frequentemente afectadas. No entanto, a doença também afecta adultos, mesmo adultos mais velhos, com uma predominância masculina. A doença de Letterer-Siwe ocorre predominantemente em crianças com menos de 2 anos. A forma crónica multifocal, incluindo a síndrome de Hand-Schüller-Christian, tem um pico de início em crianças com 210 anos de idade. O granuloma eosinofílico localizado ocorre mais frequentemente em crianças com idades compreendidas entre os 5 e os 15 anos.

Herança

A HCL é normalmente uma doença esporádica e não hereditária, mas foi registada uma agregação familiar num número limitado de casos. A doença de Hashimoto-Pritzker, uma variante da doença de Hand-Schüller-Christian, é uma forma congénita auto-curativa·

Caraterísticas clínicas:

As histiocitoses de células de Langerhans dividem-se tradicionalmente em três grupos **Unifocal** (também conhecida como "granuloma eosinofílico"): uma doença de progressão lenta, caracterizada por uma proliferação crescente de células de Langerhans em vários ossos, pele, pulmões ou estômago. A HCL unifocal crónica (granuloma eosinofílico do osso) apresenta-se classicamente como uma lesão solitária da calvária em adultos jovens; outros locais de envolvimento incluem a vértebra, a costela, a mandíbula, o fémur, o ílio e a omoplata.

- As lesões são geralmente assintomáticas, mas pode ocorrer dor óssea e uma massa de tecido mole.

- Quando as lesões calvárias se estendem para o sistema nervoso, pode observar-se uma variedade de manifestações neurológicas.

- As lesões ósseas podem causar otite média por destruição dos ossos temporal e mastoide, proptose secundária a massas orbitais, dentes soltos por infiltração das mandíbulas ou disfunção hipofisária devido ao envolvimento da sela túrcica.

- As fracturas espontâneas podem resultar de lesões osteolíticas dos ossos longos e, ocasionalmente, foi descrito um colapso vertebral com compressão da medula espinal.

- A doença cutânea apresenta-se com lesões noduloulcerativas nas regiões oral, perineal, perivulvar ou retroauricular.

- As lesões pulmonares podem ser a única manifestação de apresentação. Nos adultos, o sistema pulmonar é o mais frequentemente envolvido.

- Raramente, podem ocorrer lesões cerebrais solitárias.

Multifocal unissistémica: caracterizada por febre e erupções difusas, geralmente no couro cabeludo e nos canais auditivos, bem como lesões ósseas. É sobretudo observada em crianças. Em 50% dos casos, o pedúnculo da glândula pituitária está envolvido, levando à diabetes insípida. A tríade de diabetes insípida, proptose e lesões ósseas líticas é conhecida como tríade Hand-Schuller-Christian.

- As lesões podem afetar uma variedade de sistemas, incluindo o fígado (20%), o baço (30%) e os gânglios linfáticos (50%).

- Pode ocorrer envolvimento pulmonar.
- As lesões osteolíticas dos ossos longos podem levar a fracturas espontâneas.
- Um terço dos doentes tem lesões mucocutâneas, mais frequentemente nódulos infiltrados e placas ulceradas, especialmente na boca, axila e região anogenital. Outras manifestações cutâneas incluem pápulas extensas coalescentes, descamativas ou crostosas.

Multifocal multissistémica (doença de Letterer-Siwe): uma doença de progressão rápida em que as células de Langerhans proliferam em muitos tecidos. Ocorre sobretudo em crianças com menos de 2 anos de idade e o prognóstico é mau: mesmo com quimioterapia agressiva, a sobrevivência aos 5 anos é de apenas 50%. Os doentes com HCL aguda disseminada (envolvimento de múltiplos órgãos) apresentam febre, anemia, trombocitopenia, infiltrados pulmonares, lesões cutâneas e aumento dos gânglios linfáticos, do baço e do fígado.

- As anomalias cutâneas estão presentes em quase 80% dos doentes; frequentemente, este é o primeiro sinal.
- A erupção pode ser extensa, envolvendo o couro cabeludo, a face, o tronco e as nádegas, bem como as áreas intertriginosas. As lesões são constituídas por petéquias e pápulas amarelo-acastanhadas cobertas por escamas e crostas. As pápulas podem coalescer e formar uma erupção eritematosa e lacrimosa que imita a dermatite seborreica.
- As lesões intertriginosas são frequentemente exsudativas, podendo ocorrer infeção secundária e ulceração.
- As lesões osteolíticas não são comuns na forma disseminada de HCL, mas a mastoide pode ser afetada, resultando num quadro clínico de otite média que pode ser a queixa apresentada. Foi descrita descarga auricular, perda auditiva condutiva e edema pós-auricular.
- Os doentes com envolvimento pulmonar apresentam dor torácica, hemoptise, dispneia, atraso no crescimento, alterações císticas e pneumotórax; se a doença

pulmonar for extensa, a difusão de oxigénio e a capacidade pulmonar podem estar reduzidas.

o O envolvimento neurológico pode produzir convulsões, vertigens, cefaleias, ataxia e defeitos cognitivos.

A histiocitose autolimitada congénita apresenta-se à nascença ou durante o período neonatal precoce com papulonódulos firmes, castanho-avermelhados, indolores (1-10 mm de diâmetro) ou vesículas e crostas que se espalham pelo couro cabeludo, pela face e, em menor grau, pelo tronco e pelas extremidades. Pode ocorrer ulceração nas lesões.

o Podem ocorrer lesões solitárias.

o As lesões podem ser seguidas por máculas residuais hipopigmentadas ou hiperpigmentadas.

Investigações:

Estudos de laboratório:

- Contagem de células sanguíneas

o A avaliação diagnóstica de base recomendada inclui uma contagem de hemograma e diferencial, uma contagem de reticulócitos, uma taxa de sedimentação de eritrócitos, um teste de Coombs direto e indireto e níveis de imunoglobulina.

o Em caso de anemia, leucopenia ou trombocitopenia, é necessário um aspirado da medula óssea.

- Podem ser indicados estudos de coagulação.

- Se os resultados dos testes de função hepática forem anormais, deve ser considerada uma biopsia do fígado para diferenciar a HCL da cirrose.

- A osmolaridade da urina é medida após uma noite de privação de água para despistar a diabetes insípida.

Estudos de imagiologia:

- Radiografias do tórax (posteroanterior e lateral)

o A HCL pode apresentar-se como um infiltrado micronodular e intersticial na zona média e na base do pulmão, poupando os ângulos costofrénicos.

o As lesões mais antigas apresentam um aspeto de favo de mel.

Levantamento radiográfico do esqueleto

o A HCL unifocal apresenta-se como uma lesão osteolítica única, normalmente

que afectam os ossos longos ou planos (nas crianças, a calvária e o fémur; nos adultos, as costelas).

o A HCL multifocal apresenta lesões osteolíticas que envolvem o

a calvária, a sela túrcica, a mandíbula, as vértebras e/ou os ossos longos das extremidades superiores.

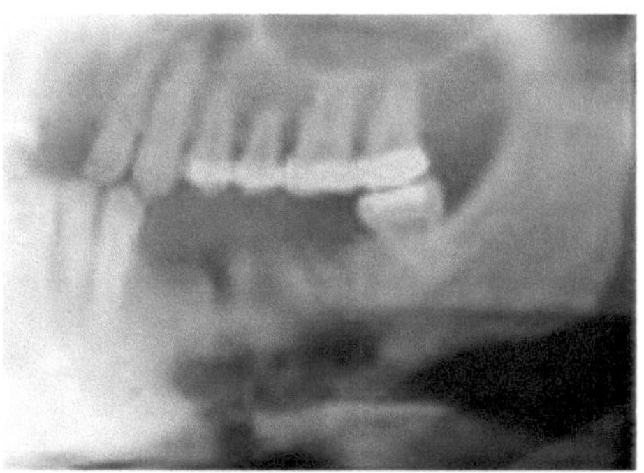

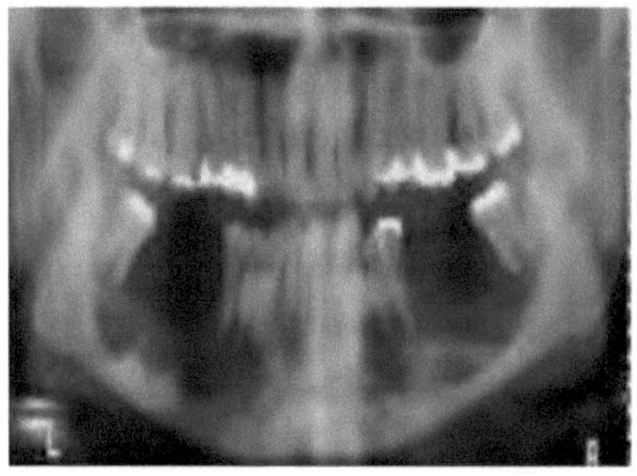

- A tomografia computorizada ou a ressonância magnética da região hipotálamo-hipofisária podem revelar anomalias nestes órgãos. Em particular, a espetroscopia de ressonância magnética pode ser útil na deteção precoce e na avaliação do componente neurodegenerativo.

- Uma seriografia do intestino delgado e uma biópsia são indicadas em casos de diarreia inexplicável, atraso de crescimento e má absorção.
- Os estudos hormonais do eixo hipotálamo-hipófise podem revelar anomalias.
- Podem ser necessários testes visuais e neurológicos.

Caraterísticas histopatológicas:

Consiste numa célula mononuclear grande, ovoide, com 15-25 mm de diâmetro, com um núcleo dobrado, um nucléolo discreto e uma quantidade moderada de citoplasma homogéneo ligeiramente eosinofílico. Quando a indentação do núcleo afecta o seu centro, este adquire um padrão reniforme; no entanto, se for periférica, o núcleo tem uma forma de grão de café. O grânulo de Birbeck é a marca ultra-estrutural distintiva das células de Langerhans. Consiste num corpo membranoso intracitoplasmático com 33 nm de largura e 190-360 nm de comprimento, possuindo uma forma curta, semelhante a uma haste, com uma linha pontilhada na linha média do espaço entre as membranas (semelhante a um fecho de correr) e uma expansão terminal sob a forma de uma vesícula que dá uma aparência de raquete. As células da histiocitose de células de Langerhans são positivas para a histocompatibilidade principal (MHC) de classe II e CD1a (que se encontra em tecido fresco ou congelado) e para o anticorpo mononuclear O10 em tecido incluído em parafina. A célula de langerhan patológica expressa marcadores fenotípicos de uma célula de langerhan normal activada nas suas fases iniciais.

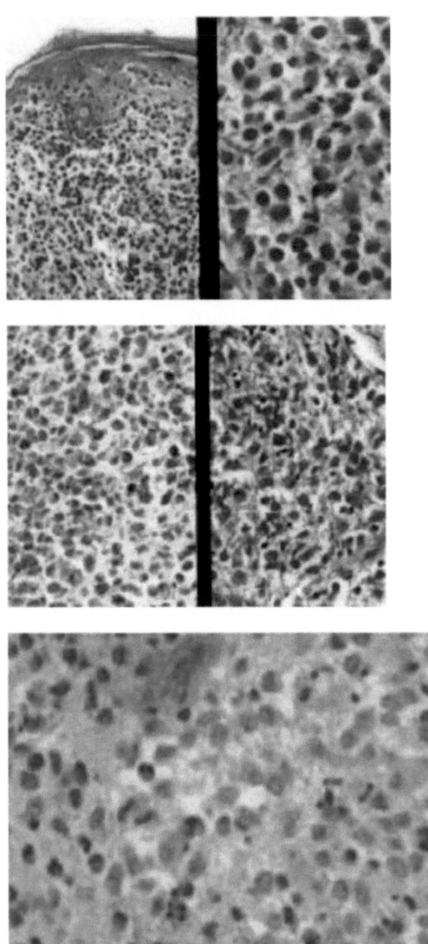

Tratamento;

Doença de sistema único

- As lesões ósseas solitárias são tratadas localmente com curetagem ou excisão.
- As lesões ósseas dolorosas podem exigir a injeção intralesional de esteróides (acetonido de triamcinolona).
- As lesões ósseas poliostóticas são melhor tratadas com indometacina ou com um curso curto de esteróides sistémicos.

- Raramente, as lesões invulgarmente grandes e dolorosas ocorrem em locais inacessíveis ou envolvem estruturas vitais. Requerem radiação (3-6 Gy [300-600 rad]).
- A doença cutânea localizada é melhor tratada com esteróides tópicos moderados a potentes (por exemplo, furoato de mometasona [Elocon] creme 0,1%, triamcinolona [Kenalog] creme 0,1%, fluocinolona [Synalar] pomada 0,025%) ou esteróides tópicos superpotentes (por exemplo, propionato de clobetasol 0,05%).
- Em casos de envolvimento cutâneo grave, pode ser utilizada mostarda de azoto tópica (solução a 20%), com base na sua fácil administração, especialmente em ambulatório, e na ausência de efeitos adversos.
- Para a infiltração de um único gânglio linfático, a excisão é o tratamento de eleição.
- O aumento regional dos gânglios linfáticos pode ser tratado com um ciclo curto de esteróides sistémicos.
- Os nódulos resistentes ao tratamento com trajectos sinusais para a pele podem necessitar de quimioterapia sistémica .

Doença multissistémica

- A quimioterapia sistémica está indicada nos casos de doença multissistémica e nos casos de doença unissistémica que não respondem a outros tratamentos.
- A combinação de medicamentos citotóxicos e esteróides sistémicos é eficaz. São utilizadas doses baixas a moderadas de metotrexato, prednisona e vinblastina.

LESÕES ÓSSEAS DA DOENÇA DE GAUCHER[41,42]

A doença de Gaucher, uma doença genética autossómica recessiva, é uma doença de armazenamento lisossómico causada por uma deficiência da enzima glucocerebrosidase e por uma acumulação excessiva de glucocerebrosídeos em células pálidas grandes e distintas (células de Gaucher) derivadas do sistema reticuloendotelial e distribuídas por todo o mesmo, bem como em neurónios do sistema nervoso central. A doença de Gaucher tem uma incidência racial mais elevada entre as pessoas de ascendência hebraica e, mais particularmente, entre os judeus Ashkenazi.

Existem três subtipos clínicos da doença de Gaucher: adulto (tipo I), infantil (tipo II) e juvenil (tipo III), que é intermediário entre I e II. Na forma adulta da doença, as células de Gaucher que contêm glucocerebrosídeos acumulam-se no baço, no fígado, nos gânglios linfáticos e na medula óssea, mas não nos neurónios. A evolução clínica da doença do adulto é crónica e caracterizada por um aumento do baço (geralmente dez ou mais vezes superior ao tamanho e peso normais), do fígado e dos gânglios linfáticos, anomalias hematológicas e lesões ósseas causadas pela infiltração de células de Gaucher. Na forma infantil da doença, os glucocerebrosídeos acumulam-se nos neurónios, bem como nas células de Gaucher. A evolução clínica é aguda, rapidamente fatal e dominada pelo envolvimento do sistema nervoso central. Não existem lesões ósseas graves, embora a medula óssea possa conter células de Gaucher de diagnóstico.

Patologia

O aumento do baço e do fígado resultante de uma infiltração maciça de células de Gaucher é o achado patológico mais comum na forma adulta da doença de Gaucher. A polpa esplénica está infiltrada com placas de células de Gaucher que, tipicamente, são células grandes, pálidas, de forma poliédrica, com um único núcleo relativamente pequeno e localizado excentricamente. As lesões ósseas também são frequentemente observadas por radiografia e encontram-se muitas vezes no fémur, úmero, coluna vertebral, pélvis e costelas. Radiograficamente, uma lesão típica de um osso longo é radiolucente e difusa e caracteriza-se por uma cavidade medular radiolucente alargada, córtex fino e contorno expandido

A radiografia mostra uma lesão radiolúcida difusa que corrói o córtex interno e alarga a cavidade medular da extremidade inferior do fémur. As lesões ósseas são causadas por uma infiltração difusa de células de Gaucher na medula óssea e pela erosão do córtex interno. O osso afetado pode ser o local de uma fratura patológica ou de uma necrose avascular

A secção macroscópica mostra que o osso esponjoso está difusamente infiltrado com tecido amarelo pálido, distinguível da medula gorda (e histologicamente comprovado como sendo uma infiltração de células de Gaucher). A célula de Gaucher é uma célula reticuloendotelial que se distingue morfologicamente de praticamente qualquer outro tipo de célula. Trata-se de uma célula de grandes dimensões, de forma poliédrica (~20-40 micrómetros de diâmetro), com um núcleo relativamente pequeno, frequentemente localizado excentricamente, e um citoplasma fracamente eosinofílico que contém estrias delicadas ou fibrilhas onduladas que lhe conferem um aspeto caraterístico de "papel de seda enrugado".As células de Gaucher são caracterizadas como células grandes, pálidas, de forma poliédrica, com um único núcleo excêntrico, relativamente pequeno, e citoplasma fracamente eosinofílico com estrias indistintas que conferem um aspeto de "papel de seda enrugado". H&E. A identificação de células de Gaucher em esfregaços ou secções de uma biopsia da medula óssea estabelece o diagnóstico patológico da doença de Gaucher.

Aspectos clínicos

A forma adulta da doença de Gaucher é crónica e progressiva, mas compatível com a longevidade. O tratamento atual é paliativo. A terapêutica definitiva aguarda novos avanços tecnológicos para a substituição da enzima deficiente (glucocerebrosidase) ou de genes

QUERUBISMO[29,85,86]

O querubismo é uma lesão óssea hereditária não neoplásica que afecta os maxilares das crianças bilateral e simetricamente, produzindo normalmente o chamado aspeto de querubim. A doença foi descrita pela primeira vez em 1933 por Jones, que lhe chamou doença multilocular familiar dos maxilares, mas depois de a natureza cística da doença ter sido invalidada, Jones e outros foram os primeiros a utilizar o termo "querubismo". De acordo com a classificação da

Organização Mundial de Saúde, o querubismo pertence a um grupo de lesões ósseas não neoplásicas que afectam apenas os maxilares. É uma doença rara, benigna, de hereditariedade autossómica dominante, e é uma das poucas lesões osteoclásticas geneticamente determinadas no corpo humano. Normalmente, as lesões dos maxilares do querubismo regridem espontaneamente quando as crianças afectadas atingem a puberdade, mas a razão para esta remissão é desconhecida. A redução da formação de osteoclastos causada pelos esteróides sexuais e o aumento das concentrações plasmáticas de estradiol e testosterona na puberdade sugerem que o defeito genético responsável pelo aumento localizado de osteoclastos no querubismo é anulado e normalizado pelo aumento da síntese de esteróides sexuais.

Caraterísticas clínicas

As crianças afectadas são normais à nascença e não apresentam doença clínica ou radiograficamente evidente até aos 14 meses a 3 anos de idade. Nessa altura, começa o aumento simétrico dos maxilares. Normalmente, quanto mais cedo a lesão aparece, mais rapidamente ela progride. O crescimento ósseo auto-limitado começa normalmente a abrandar quando o doente atinge os 5 anos de idade e pára por volta dos 12 a 15 anos. Na puberdade, as lesões começam a regredir. Os sinais e sintomas dependem da gravidade da doença e vão desde caraterísticas clinicamente ou radiologicamente indetectáveis até um crescimento excessivo da mandíbula e do maxilar, grotescamente deformante, com obstrução respiratória e comprometimento da visão e da audição.

As lesões dos maxilares são geralmente indolores e simétricas e apresentam um envolvimento maxilar muito acentuado. As lesões, que são firmes à palpação e não são sensíveis, envolvem mais frequentemente as regiões molar a coronoide, sendo os côndilos sempre poupados, e estão frequentemente associadas a linfadenopatia cervical. O aumento dos gânglios linfáticos cervicais contribui para a aparência de cara cheia do doente e diz-se que é causado por hiperplasia reticuloendotelial com fibrose. Os gânglios linfáticos aumentam de tamanho antes de o doente atingir os 6 anos de idade, diminuem de tamanho após os 8 anos de idade e raramente aumentam após os 12 anos de idade.16 Pode ocorrer inchaço intra-oral dos rebordos alveolares. Quando a crista maxilar está envolvida, o palato assume uma forma em V.

Pode ser visível um rebordo de esclerótica por baixo da íris, dando o clássico aspeto de "olho no céu".

Foram registadas numerosas anomalias dentárias, tais como agenesia do segundo e terceiro molares da mandíbula, deslocamento dos dentes, esfoliação prematura dos dentes primários, erupção atrasada dos dentes permanentes e transposições e rotação dos dentes. Em casos graves, ocorre reabsorção dentária.

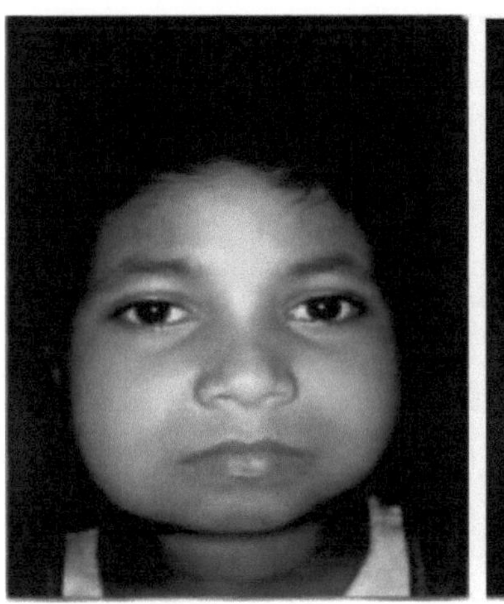

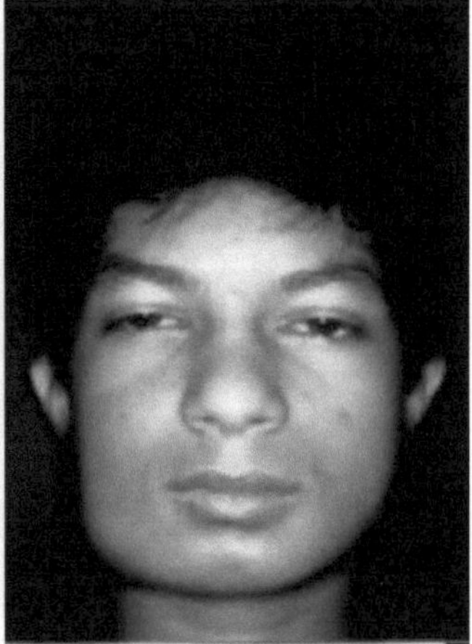

Base genética

O locus do gene do querubismo é 4p16

Sistema de classificação

Arnott (1979)

Grau I - Envolvimento de ambos os ramos ascendentes mandibulares

Grau II - Envolvimento de ambas as tuberosidades maxilares, bem como dos ramos ascendentes da mandíbula

Grau III - Envolvimento maciço de toda a maxila e mandíbula, exceto os processos coronóides e os côndilos

Dr. Kalantar Motamedi M H (1998)

Grau I

Lesões da mandíbula sem sinais de reabsorção radicular . divide-se em cinco classes:

Lesão solitária de classe 1 do corpo mandibular;

Classe 2- lesões múltiplas do corpo mandibular;

Classe 3: lesão solitária do ramo;

Classe 4- Lesões múltiplas dos ramos;

Classe 5 - lesões que envolvem o corpo e os ramos da mandíbula.

Grau II

As lesões que envolvem a mandíbula e a maxila, sem sinais de reabsorção radicular, são divididas em três classes:

Lesões de classe 1 que envolvem a mandíbula e as tuberosidades maxilares;

Lesões de classe 2 Envolvendo a mandíbula e a maxila anterior;

Classe 3: lesões que envolvem a mandíbula e toda a maxila.

Grau III

Lesões agressivas da mandíbula com sinais de reabsorção radicular, são divididas em cinco classes:

Lesão solitária de classe 1 do corpo mandibular;

Classe 2- lesões múltiplas do corpo mandibular;

Classe 3: lesão solitária do ramo;

Classe 4- Lesões múltiplas dos ramos mandibulares;

Classe 5- lesões que envolvem o corpo e os ramos da mandíbula.

Grau IV

As lesões que envolvem a mandíbula e a maxila e apresentam sinais de reabsorção radicular são divididas em três classes:

Lesões de classe 1 que envolvem a mandíbula e a tuberosidade maxilar;

Lesões de classe 2 que envolvem a mandíbula e a maxila anterior;

Classe 3: lesões que envolvem a mandíbula e toda a maxila.

Grau V

Os casos juvenis raros, de crescimento maciço, agressivos e extensamente deformantes que envolvem a maxila e a mandíbula, podendo incluir o coronoide e os côndilos.

Caraterísticas radiográficas

Radiologicamente, o querubismo é caracterizado pela expansão cística multilocular bilateral dos maxilares. As lesões precoces ocorrem no corpo posterior da mandíbula e nos ramos ascendentes. As lesões maxilares podem ocorrer ao mesmo tempo, mas escapam à deteção radiográfica precoce devido à sobreposição do seio maxilar e das cavidades nasais. Foi relatado o deslocamento do canal alveolar inferior. A destruição da cavidade alveolar pode deslocar os dentes, produzindo uma aparência radiográfica referida como "síndroma do dente flutuante". Na idade adulta, as áreas quísticas nos maxilares tornam-se reossificadas, o que resulta numa esclerose irregular e irregular. Existe um aspeto clássico (mas inespecífico) de vidro despolido devido ao padrão trabecular pequeno e fortemente comprimido.

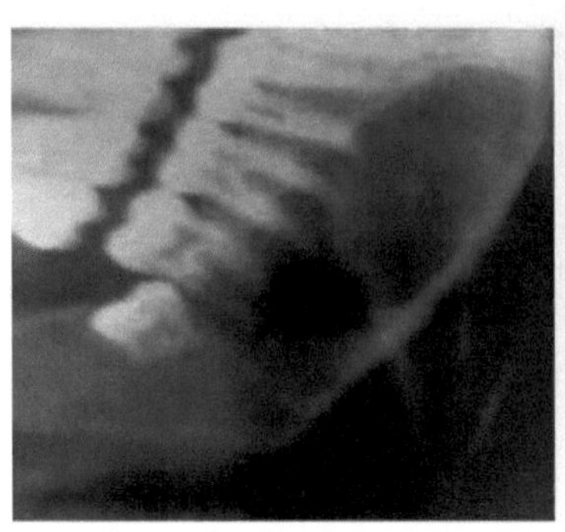
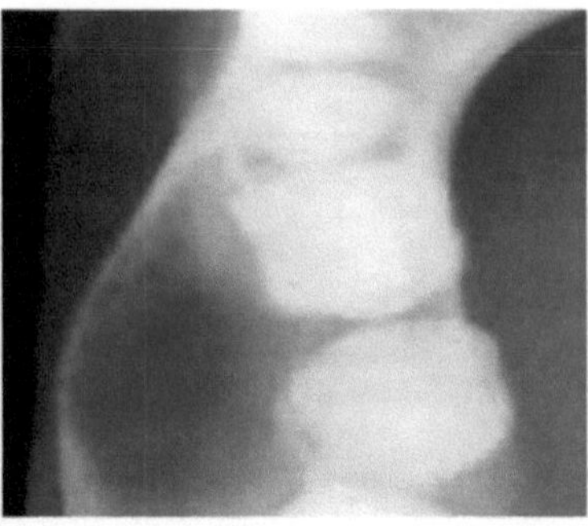

Caraterísticas histopatológicas

O exame histológico das lesões revela habitualmente numerosas células gigantes multinucleadas, que apresentam uma forte positividade para o anticorpo monoclonal 23c6 e para a fosfatase ácida resistente ao tartarato, caraterística dos osteoclastos. O estroma colagénico, que contém um grande número de fibroblastos fusiformes, é considerado único devido à sua natureza granular hidrolisada. Estão presentes numerosos vasos pequenos e os capilares apresentam células endoteliais de grandes dimensões e um manguito capilar perivascular. O manguito eosinofílico parece ser específico do querubismo. No entanto, estes depósitos não estão presentes em muitos casos e a sua ausência não exclui o diagnóstico de querubismo. As lesões mais antigas e em resolução do querubismo mostram um aumento do tecido fibroso, uma diminuição do número de células gigantes e a formação de osso novo.

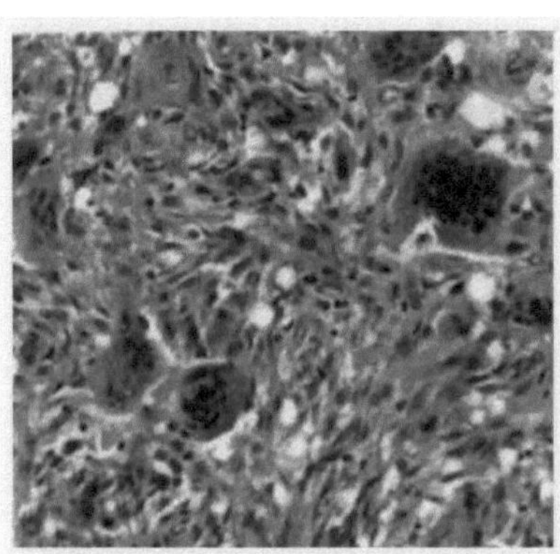
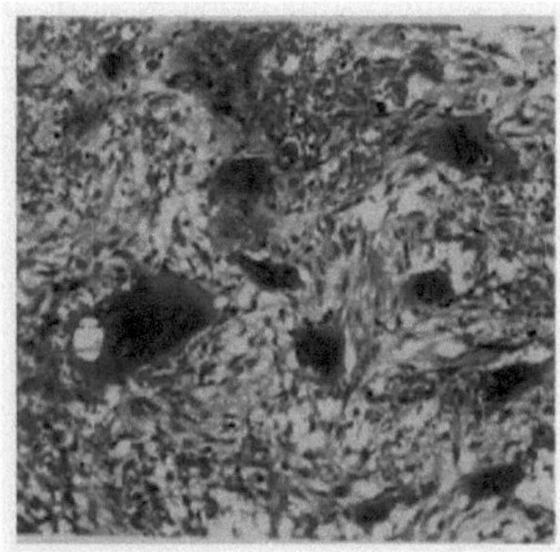

Tratamento

Como Laskin afirmou, "o tratamento do querubismo deve basear-se na evolução natural conhecida da doença e no comportamento clínico de cada caso individual". Por conseguinte, a cirurgia para corrigir as deformações maxilares do querubismo raramente é indicada. Se necessário, a cirurgia é geralmente efectuada após a puberdade, quando as auto-limitações das lesões foram atingidas, a menos que considerações estéticas ou problemas funcionais graves justifiquem um tratamento mais precoce. Embora, por vezes, tenha sido registada uma exacerbação após a cirurgia, acredita-se que esta acelera o processo de involução. A lipoaspiração tem sido utilizada para alterar o contorno dos maxilares num doente com querubismo. A radiação foi utilizada com sucesso, mas é desaconselhada devido ao possível atraso no crescimento dos maxilares, bem como aos riscos de osteoradionecrose e indução de malignidade. O tratamento de eleição é a curetagem, mas têm sido obtidos resultados igualmente bons com um simples contorno para produzir uma aparência cosmeticamente mais aceitável. A terapêutica médica sob a forma de calcitonina é teoricamente adequada.

TORO, EXOSTOSE[29,32,39]

Uma exostose é apenas um espessamento geral do osso. Em termos médicos, "exostose" designa um tumor ósseo benigno (não canceroso), ou seja, um crescimento ósseo extra numa superfície óssea (aqui "exo" refere-se ao exterior). A exostose é também designada por "exostose osteocartilaginosa", nome dado ao seu conteúdo. Basicamente, trata-se de um tumor do tecido conjuntivo com proliferação de tecido ósseo (osteão lamelar). Apresenta-se como uma massa óssea dura, redonda ou oval, localizada, com ou sem dor.

Um toro (tori-plural) é um crescimento não patológico do osso. As exostoses estão ligadas geneticamente. Estão ligadas geneticamente apenas na medida em que as personalidades dos pais podem ser herdadas, porque a personalidade de um indivíduo pode ser o resultado de estar na mesma situação ambiental que os pais. Aparece normalmente na zona dos pré-molares. Podem aparecer várias massas.

Embora não interfira com a alimentação, a fala ou a deglutição, pode interferir com a aplicação de dentaduras e terá de ser removida.

Os toros são o resultado de uma das respostas do osso às tensões exercidas sobre os dentes. Um indivíduo transmite as suas tensões aos dentes sob a forma de cerrar ou apertar os dentes (força unidirecional) e de bruxear ou esmagar os dentes (movimentos laterais exercidos sobre os dentes). Estes são o resultado de apenas uma das várias respostas do corpo ao stress. O osso é estimulado pelas vibrações ou ionização dentro do osso para depositar mais osso. É a resposta do corpo para tentar evitar que os dentes balancem, colocando mais osso para ajudar a estabilizar ou apoiar os dentes. Outras respostas a esta força podem ser achatar, lascar, partir e soltar os dentes ou causar sensibilidade. Também pode causar recessão do osso e do tecido. O torus, que aparece apenas na idade adulta, é uma anomalia de desenvolvimento. Pode continuar a crescer lentamente ao longo da vida. Cerca de 27/1.000 adultos apresentam esta condição.

O torus pode aparecer em três formas: torus palatinus, torus mandibular e exostose bucal. O toro palatino aparece na linha média do palato duro, ou céu da boca. O toro mandibular aparece na superfície lingual da mandíbula, ou seja, na parte do maxilar inferior voltada para a língua. A exostose vestibular surge na superfície facial do osso alveolar - o lado do osso virado para fora que forma as cavidades dentárias à volta dos dentes. Os toros encontrados em qualquer outra parte da boca são normalmente diagnosticados como uma de duas condições: um osteoma, um tumor benigno de crescimento lento feito de tecido ósseo, ou uma exostose, um crescimento excessivo de tecido ósseo induzido por trauma. A proliferação óssea deve ser especificamente localizada para ser qualificada como um tórus. É difícil diferenciar uma exostose de um osteoma, a não ser que a proliferação óssea esteja associada a uma síndrome produtora de osteoma.

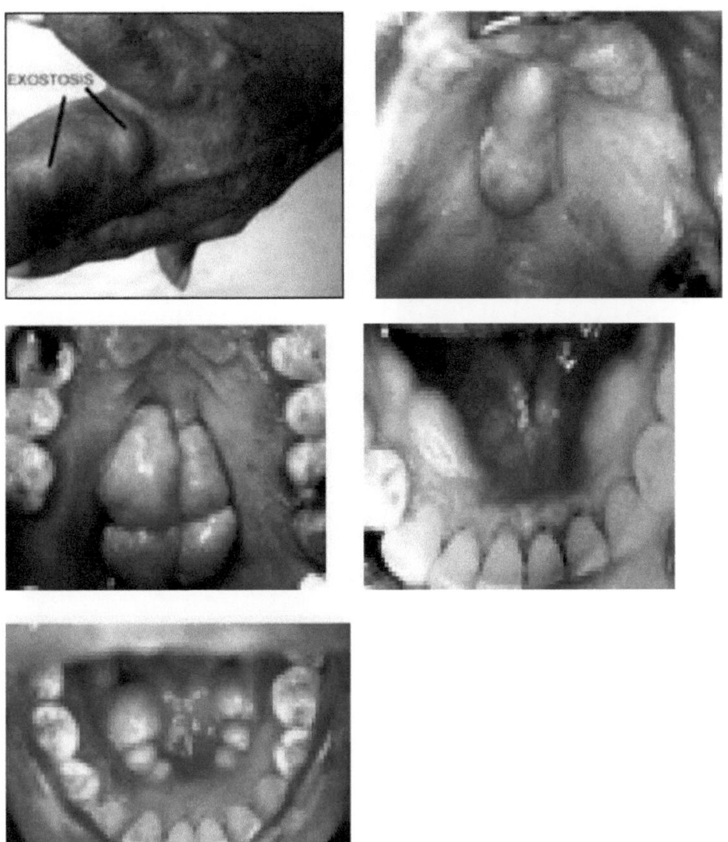

Os toros variam de 1,5 a 3 ou 4 centímetros de diâmetro. A doença parece ser hereditária e está especialmente difundida nas populações asiáticas.

O toro é constituído por osso denso e estratificado com osteócitos dispersos e pequenos espaços medulares preenchidos com medula gorda e outros tecidos. Algumas lesões são rodeadas por uma moldura fina de osso exterior sobre osso esponjoso inativo, ou poroso, com considerável medula gorda ou hematopoiética (formadora de glóbulos vermelhos).

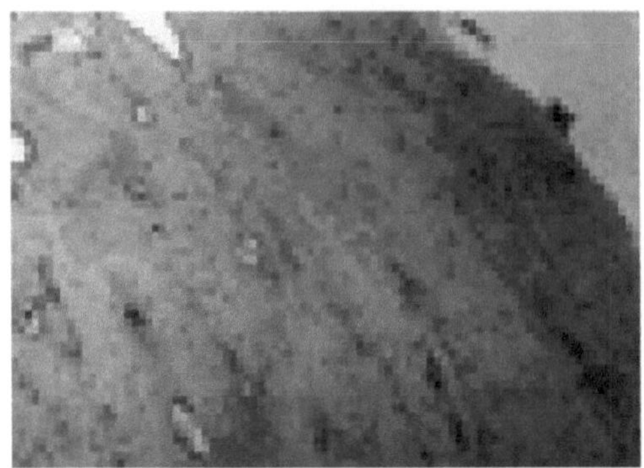

O tórus não requer tratamento, exceto se se tornar grande ao ponto de interferir com a colocação da prótese ou com as funções da boca, ou se sofrer de ulceração traumática repetida da superfície. A ulceração pode ser causada por alimentos afiados, como batatas fritas ou espinhas de peixe. O tratamento consiste normalmente na remoção das lesões através de cinzelagem.

A presença de numerosos toros pode indicar a síndrome de Gardner, uma doença caracterizada por tumores ósseos do crânio, pólipos no cólon, dentes extra e quistos gordos na pele.

ENOSTOSE:[32,41,42]

Uma ilha óssea, também conhecida como enostose, é um foco de osso compacto localizado no osso esponjoso. Trata-se de uma entidade benigna que é normalmente encontrada incidentalmente em estudos imagiológicos; no entanto, a ilha óssea pode simular um processo mais sinistro, como uma metástase osteoblástica.

Fisiopatologia: Embora a etiologia exacta das ilhas ósseas não seja clara, é quase certo que são de natureza desenvolvimental, representando provavelmente osso cortical que não sofreu reabsorção medular durante o processo de ossificação endocondral.

Frequência:

- A frequência exacta é desconhecida; no entanto, há relatos que descrevem uma frequência de 1-14%.

- Não é reconhecida qualquer predileção racial.
- A prevalência de ilhas ósseas é aproximadamente igual em homens e mulheres.
- As ilhas ósseas são comuns na população adulta e raras nas crianças.

Local: As ilhas ósseas podem ser encontradas em qualquer local ósseo; no entanto, são mais frequentemente identificadas na pélvis, nos ossos longos, nas costelas, nos ossos do carpo e do tarso da coluna vertebral e nos corpos vertebrais toracolombares.

Dados clínicos: As ilhas ósseas são lesões quase invariavelmente assintomáticas

Investigações

Radiografia

As ilhas ósseas são focos escleróticos intramedulares redondos ou ovóides que não se estendem para além do córtex. O eixo longo de uma ilha óssea é tipicamente paralelo ao eixo longo do osso envolvido. As ilhas ósseas aparecem homogeneamente escleróticas com espículas ósseas radiantes "espinhosas" que se estendem do centro da lesão e se misturam com as trabéculas.

Têm 1 mm a 2 cm de diâmetro e o seu tamanho mantém-se normalmente estável; no entanto, há relatos de ilhas ósseas que aumentaram ou diminuíram de tamanho; também foi registado o seu desaparecimento completo.

Quando as ilhas ósseas são maiores do que 2 cm, são classificadas como ilhas ósseas gigantes. Com exceção do tamanho, as ilhas ósseas gigantes apresentam as mesmas caraterísticas radiográficas que as ilhas ósseas mais pequenas

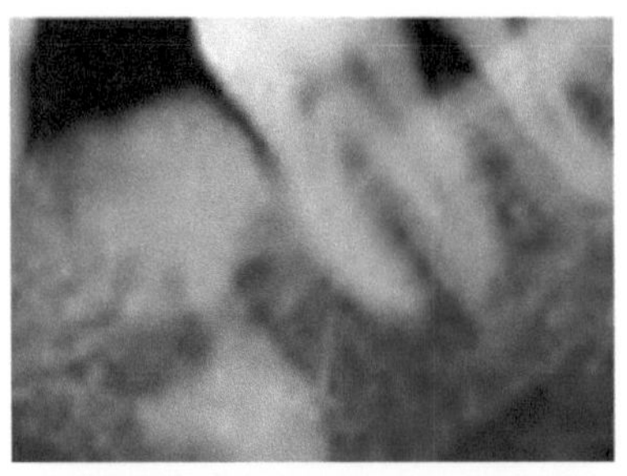

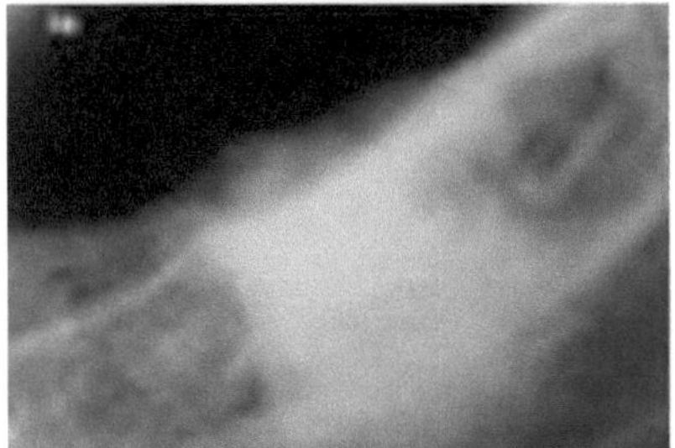

TAC

As ilhas ósseas apresentam achados na TC que se correlacionam com o seu aspeto em película simples. São focos escleróticos e hiperdensos com radiações "espinhosas" que se misturam com as trabéculas circundantes.

RMN

Uma vez que as ilhas ósseas são compostas por osso cortical, demonstram baixa intensidade de sinal nas imagens ponderadas em T1 e T2, caraterísticas do osso cortical.

Histopatologia:

Histologicamente, as ilhas ósseas são focos intramedulares de osso compacto normal com canais haversianos e radiações "espinhosas" que se fundem com as trabéculas do osso esponjoso normal circundante.

Tratamento

Se a ilha óssea for invulgarmente grande, apresentar um crescimento rápido, demonstrar um aumento da atividade cintigráfica ou for encontrada num doente sintomático ou num doente com antecedentes de doença maligna que possa produzir metástases osteoblásticas, pode ser indicado o acompanhamento e/ou a biópsia.

O seguimento pode ser efectuado aos 3, 6 e 12 meses. Pode ser efectuada uma biopsia aberta se o crescimento exceder 25% do diâmetro da lesão no prazo de 6 meses ou 50% no prazo de 1 ano

Diagnóstico diferencial:

A osteopoiquilose é uma displasia esquelética que se manifesta radiograficamente como múltiplas ilhas ósseas, normalmente situadas numa distribuição periarticular nas epífises (e frequentemente nas metáfises) dos ossos tubulares longos e curtos, bem como na pélvis e nas omoplatas. As costelas, as clavículas, a coluna vertebral e o crânio raramente são afectados. Tal como acontece com as ilhas ósseas solitárias, uma vez que as ilhas ósseas múltiplas da osteopoiquilose não são normalmente aparentes nos estudos de cintigrafia óssea, podem normalmente ser distinguidas das metástases osteoblásticas multifocais.

OSTEOCONDROMA (EXOSTOSE OSTEOCARTILAGINOSA)[41,42]

O osteocondroma é o mais comum dos tumores benignos ou lesões semelhantes a tumores do osso, pode ocorrer em quase todos os ossos pré-formados em cartilagem, particularmente nos ossos tubulares longos, e apresenta-se como um crescimento ósseo solitário revestido por cartilagem que se projecta da superfície óssea perto da metáfise. O osteocondroma solitário ocorre mais frequentemente em crianças e não apresenta diferenças significativas na incidência por sexo. Um osteocondroma é tanto uma anomalia do desenvolvimento do esqueleto como uma neoplasia. Cresce através da proliferação aberrante de células da cartilagem epifisária e da ossificação endocondral resultante, e o seu crescimento cessa na altura ou antes da maturação do esqueleto. A localização mais comum de um osteocondroma é na região do joelho, particularmente na metáfise inferior do fémur ou na metáfise superior da tíbia.

Um osteocondroma de um osso longo aponta carateristicamente para longe da articulação porque o seu local de origem epifisário fica atrás do avanço da placa de crescimento à medida que o osso se alonga. Ocasionalmente, um osteocondroma tem origem num osso plano, como uma costela, clavícula, ílio ou vértebra.

Patologia

Anatomicamente, um osteocondroma é uma protusão óssea séssil ou pedunculada, com capa de cartilagem, que se estende da região metafisária do osso afetado.

Microscopicamente, um osteocondroma tem uma capa de cartilagem madura por baixo da qual, se a lesão estiver a crescer ativamente, há células de cartilagem em proliferação que crescem em colunas e sofrem ossificação endocondral, tal como se vê na placa de crescimento epifisária.

O córtex e a cavidade medular do pedúnculo de um osteocondroma são compostos por osso normal que se funde com o osso de origem. Nos indivíduos mais velhos, a capa de cartilagem desaparece normalmente, embora raramente a capa, ou restos dela, sofra uma transformação maligna em condrossarcoma periférico, que é uma complicação menos frequente do osteocondroma solitário (<1% de todos os casos) do que da osteocondromatose (~20%).

ENCONDROMA SOLITÁRIO (CONDROMA CENTRAL) [29,32,41,42]

Os encondromas são neoplasias cartilaginosas benignas que são geralmente lesões solitárias no osso intramedular. Quando coexistem vários encondromas, deve ser considerado o diagnóstico de encondromatose.

Os encondromas múltiplos podem ocorrer em 3 doenças distintas:

A doença de Ollier é uma doença não hereditária caracterizada por múltiplos encondromas com uma predileção por uma distribuição unilateral. Os encondromas podem aumentar de tamanho e podem ser desfigurantes.

A síndrome de Maffucci não é hereditária e é menos comum do que a doença de

Ollier. Esta síndrome resulta em múltiplos hemangiomas para além de encondromas.

A metacondromatose consiste em múltiplos encondromas e osteocondromas. Das 3 doenças, a metacondromatose é a única que é hereditária, ou seja, por transmissão autossómica dominante.

Fisiopatologia: Os encondromas são restos de cartilagem hialina ectópica no osso intramedular. As lesões substituem o osso normal por cartilagem hialina mineralizada ou não mineralizada, gerando assim um padrão lítico nas radiografias ou, mais frequentemente, uma área lítica contendo anéis e arcos de calcificações condróides. As lesões provavelmente surgem de restos cartilaginosos que são deslocados da placa de crescimento.

O crescimento endosteal pode ocorrer e não implica transformação maligna nas mãos e pés, onde as lesões parecem ser mais celulares. Embora a extensão da celularidade não esteja correlacionada com a transformação maligna, as figuras mitóticas são raramente observadas nas lesões e a sua presença pode estar correlacionada com malignidade. A fratura patológica predisposta pelo adelgaçamento do córtex não está tipicamente associada a malignidade nas mãos e nos pés; contudo, noutras áreas, como os ossos longos e os ossos chatos, a fratura patológica é sugestiva de transformação maligna.

Frequência:

- Os encondromas representam 12-14% das neoplasias ósseas benignas e 3-10% das neoplasias ósseas em geral.
- Na maioria das vezes, os encondromas não têm qualquer consequência e os doentes são assintomáticos. Os encondromas não constituem uma ameaça à vida; no entanto, a transformação maligna dolorosa deve ser a principal preocupação e não pode ser excluída, mesmo na presença de uma aparência benigna nas radiografias e imagens de outras modalidades. A transformação maligna é praticamente inexistente nas mãos e nos pés, mas pode ser observada nos ossos

longos e nos ossos chatos. Num doente com encondromatose, a incidência de condrossarcoma é muito mais elevada do que noutros doentes, podendo a taxa atingir os 50%.

- Não é conhecida qualquer predileção racial.
- Os encondromas ocorrem igualmente em homens e mulheres.
- Os encondromas solitários são mais frequentemente detectados em pessoas com idades compreendidas entre os 20 e os 40 anos. A doença de Ollier é normalmente detectada em pessoas com idades compreendidas entre os 0 e os 10 anos.

Local: Os encondromas solitários são lesões intramedulares, embora possam expandir-se o suficiente para causar uma vieira endosteal do córtex. Têm uma predileção pelos pequenos ossos das mãos e dos pés, onde a maioria ocorre. Destes, metade situa-se na falange proximal, seguindo-se em frequência os metacarpos e a falange média e, por último, as falanges distais e o carpo. Outras localizações são o ombro, a pélvis e os ossos longos. Os encondromas tendem a ocupar a região diafisária nos ossos tubulares curtos e a região metafisária nos ossos longos. A doença de Ollier ocorre com maior frequência nos ossos longos. Os encondromas no eixo médio da tíbia são raros.

Dados clínicos: Quando os doentes têm dor e/ou crescimento rápido da lesão, deve suspeitar-se de transformação maligna. Os encondromas são metabolicamente activos e podem continuar a crescer e a evoluir ao longo da vida do doente; assim, a calcificação progressiva ao longo de um período de anos não é invulgar. A perda de calcificação numa região focal sugere degeneração maligna com destruição do encondroma subjacente por tecido sarcomatoso.

As complicações clínicas primárias incluem a fratura patológica e a transformação maligna, que podem ser concomitantes.

Investigações

Radiografia

Um padrão clássico de calcificações, descrito como anéis e arcos, é patognomónico quando é observado nas mãos.

O condrossarcoma de baixo grau pode ser indistinguível do encondroma; no entanto, na maioria dos casos, o condrossarcoma tem certas caraterísticas de imagem que são indicativas do seu comportamento agressivo. O avanço cortical, a massa de tecidos moles e a vieira endosteal profunda do córtex são 3 caraterísticas descritas com mais frequência no condrossarcoma. No entanto, o recorte endosteal profundo com consequente fratura patológica nos pequenos ossos das mãos e dos pés não implica malignidade, porque os encondromas são mais celulares e expansivos nestas localizações.

Na doença de Ollier, os encondromas parecem ser frequentemente maiores do que noutras condições. Como os encondromas ocorrem em doentes jovens e podem ser grandes, o crescimento dos membros afectados pode ser afetado negativamente e podem ocorrer fracturas patológicas. A encondromatose pode ocasionalmente ter a aparência de lucências lineares, nas quais os condrócitos parecem alinhar-se numa orientação vertical ao longo do comprimento do osso.

Na síndrome de Maffucci, são observados hemangiomas dos tecidos moles associados. Os hemangiomas dos tecidos moles têm tipicamente numerosas calcificações arredondadas com lucências centrais, que são consistentes com flebólitos na radiografia simples.

A metacondromatose tem osteocondromas associados, que diferem dos osteocondromas convencionais pelo facto de apontarem para a articulação e não para fora dela.

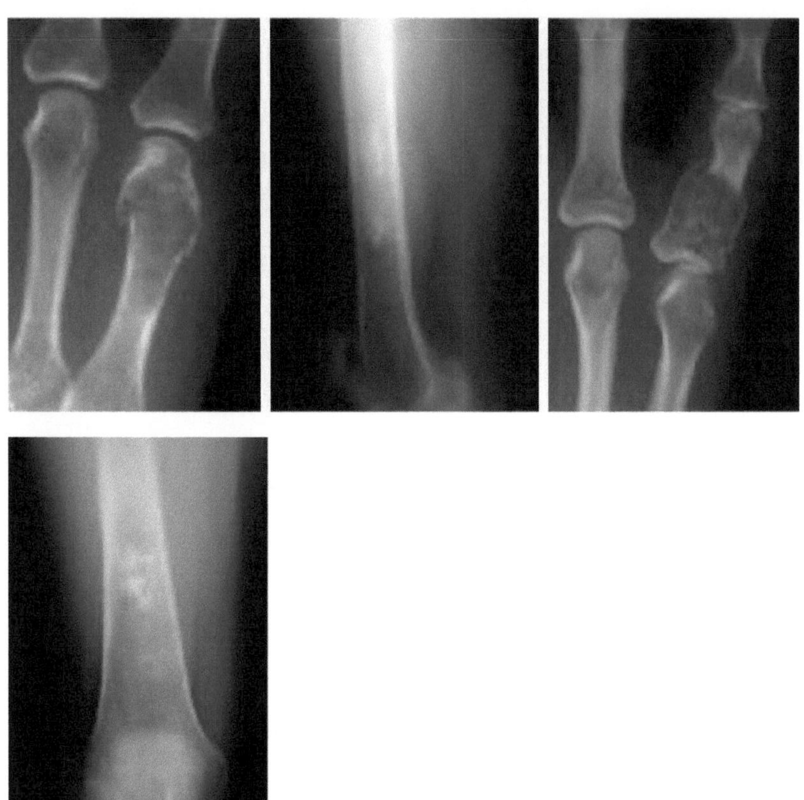

TAC

Os encondromas são lesões endosteais com uma morfologia lobular e mineralização variável. Frequentemente, a mineralização apresenta-se sob a forma de anéis e arcos, que correspondem à calcificação em torno de lóbulos de cartilagem. Pode estar presente uma fratura patológica . Por vezes, está presente a presença de vieiras endosteais, mas esta caraterística pode ser sugestiva de degeneração do encondroma num condrossarcoma

RMN

Os encondromas tendem a ter bordos lobulados com um conjunto de numerosos e minúsculos focos de elevada intensidade de sinal em imagens ponderadas em T2 que parecem coalescer uns com os outros e reflectem o elevado teor de fluido da cartilagem hialina. Nas imagens ponderadas em T1, os encondromas apresentam uma intensidade de sinal baixa a intermédia.

Tratamento

A biópsia percutânea por agulha guiada por TC é ocasionalmente indicada no tratamento do encondroma. Se os exames de TC mostrarem uma lesão densamente mineralizada ou uniformemente mineralizada com uma região lúcida, sugere-se a degeneração do encondroma num condrossarcoma, sendo provavelmente necessária uma biopsia

Diagnóstico diferencial;

Quando a lesão apresenta calcificações, os principais diagnósticos diferenciais são o enfarte ósseo e o condrossarcoma. Quando a lesão é puramente lítica, como demonstrado nas radiografias, o diagnóstico diferencial consiste em lesões líticas benignas, tais como fibroma não ossificante, quisto ósseo simples, displasia fibrosa, granuloma eosinofílico e condrossarcoma de células claras (que tende a envolver a extremidade do osso - em particular, o úmero proximal).

CONDROBLASTOMA[41,42]

Por vezes designado por tumor de Codman, o condroblastoma é um tipo raro de tumor ósseo benigno que tem origem na cartilagem. A cartilagem é o tecido conjuntivo especializado e malhado que está presente nos adultos e o tecido a partir do qual a maioria dos ossos se desenvolve. A cartilagem desempenha um papel importante no processo de crescimento. Existem muitos tipos diferentes de cartilagem que estão presentes em todo o corpo. O condroblastoma afecta mais frequentemente as extremidades dos ossos longos dos braços e das pernas, na anca, no ombro e no joelho. O condroblastoma é um tipo raro de tumor ósseo que pode afetar pessoas de todas as idades. No entanto, é mais comum em crianças e adultos jovens. Este tipo de tumor também é mais comum em homens do que em mulheres.

A causa exacta do condroblastoma não é conhecida. Pensa-se que os tumores têm origem em células imaturas produtoras de cartilagem chamadas condroblastos.

Sintomas

Os sintomas do condroblastoma podem variar consoante a localização do tumor. Os sintomas mais comuns do condroblastoma são os seguintes. No entanto, cada indivíduo pode sentir os sintomas de forma diferente. Os sintomas podem incluir: dor na articulação do joelho, anca e ombro (a dor pode ser ligeira ou moderada e pode estar presente durante meses ou anos), aspeto murcho ou encolhido do músculo junto ao osso afetado, mobilidade reduzida da articulação adjacente, acumulação de líquido na articulação adjacente ao osso afetado

Diagnóstico

Para além de uma história clínica completa e de um exame físico, os procedimentos de diagnóstico do condroblastoma podem incluir o seguinte **Raios X** - um teste de diagnóstico que utiliza feixes de energia electromagnética invisíveis para produzir imagens de tecidos internos, ossos e órgãos em película **Ressonância magnética** - um procedimento de diagnóstico que utiliza uma combinação de grandes ímanes, radiofrequências e um computador para produzir imagens detalhadas de órgãos e estruturas dentro do corpo. Este exame é efectuado para excluir quaisquer anomalias associadas à medula espinal e aos nervos.

Tratamento

O tratamento específico para o condroblastoma será determinado pelo médico com base em: idade, estado geral de saúde e historial médico, extensão da doença, tolerância a medicamentos, procedimentos ou terapias específicas, expectativas quanto ao curso da doença, opinião ou preferência O objetivo do tratamento do condroblastoma é remover o tumor e evitar danos na extremidade do osso afetado. O tratamento pode incluir: remoção cirúrgica do tumor

- enxerto ósseo - um procedimento cirúrgico em que é transplantado osso saudável de outra parte do corpo do doente para a área afetada, se necessário, para reparar o osso danificado.

- fisioterapia (para recuperar a força e a função após a cirurgia) O tumor pode recidivar. Por este motivo, o acompanhamento é essencial.

CONDROMIXOFIBROMA[41,42]

Trata-se de uma lesão cartilaginosa benigna do osso, localmente dolorosa. Ocorre em adolescentes e localiza-se nas metáfises dos principais ossos longos. Esta lesão apresenta-se mais frequentemente como uma lesão ativa de estádio 2, que é localmente destrutiva e tem uma elevada taxa de recorrência (até 25%).

Histologia

Áreas lobuladas de células fusiformes e abundante material intercelular mixoide ou condroide.

A pequena ampliação revela lobulações;

- a transição da cartilagem hialina para regiões mais celulares pode ser abrupta.
- Mostra condrócitos estrelados de cartilagem mixoide imatura enredados em matriz mixomatosa condroide ligeiramente corada.
- Distribuídos por toda a lesão encontram-se filamentos de tecido fibroso benigno e pequenas células gigantes multinucleadas.
- As células gigantes benignas são normalmente observadas entre os lóbulos do tumor.
- O padrão celular pleomórfico é típico.

Estudos de diagnóstico:

- As radiografias revelam um defeito radiolúcido excêntrico sem calcificação.
- O córtex adjacente pode estar dilatado ou mesmo ausente.
- Procurar escleróticas e bordos recortados.
- Localiza-se tipicamente na região metafisária dos ossos longos e, em alguns

casos, é possível que invada a placa epifisária.

Tratamento:

- A curetagem é indicada para lesões bem encapsuladas no estádio 2;
- As lesões do estádio 3, mais frequentemente observadas na pélvis, requerem uma excisão alargada para evitar a recorrência;

OSTEOMA OSTEÓIDE[29,39,87,88]

O osteoma osteoide é um tumor benigno que consiste numa massa osteblástica denominada nidus que está rodeada por uma zona distinta de esclerose óssea reactiva. A zona de esclerose representa uma alteração secundária reversível que desaparece gradualmente após a remoção do nidus. O tecido do nidus tem um potencial de crescimento local limitado e, normalmente, tem menos de 1 cm de diâmetro

Etiologia:

O tumor consiste num nidus ovoide ou esférico de tecido rico em osteoide e trabéculas ósseas interligadas, sobreposto a um fundo de tecido conjuntivo altamente vascularizado contendo grandes canais vasculares dilatados. A quantidade de tecido ósseo e osteoide varia no interior do nidus e reflecte-se na sua opacidade radiológica. O tamanho médio do nidus é de aproximadamente 1,5 cm, mas o seu tamanho pode ser de 0,5-2 cm. Geralmente, a quantidade de tecido osteoide excede a quantidade de osso mineralizado.

São frequentemente observadas células gigantes multinucleadas e osteoclastos. O grau de esclerose óssea varia em torno do nidus central, mas estas reacções podem ser mínimas e por vezes ausentes.

Classificação

O osteoma osteoide é classificado como cortical, esponjoso ou subperiosteal.

Os tumores corticais são os mais comuns. O nidus radiolucente encontra-se no interior do osso cortical, rodeado por um espessamento cortical fusiforme ou por nova formação óssea periosteal sólida ou laminada.

O osteoma osteoide esponjoso tem uma localização intramedular. Os osteomas osteóides intra-articulares são difíceis de identificar e não é invulgar um atraso de 4 meses a 5 anos no diagnóstico. Os locais mais frequentemente afectados pelos osteomas osteóides esponjosos incluem a região justa-articular do colo do fémur, os elementos posteriores da coluna vertebral e os pequenos ossos das mãos e dos pés. Normalmente, ocorre pouca esclerose à volta do nidus. Os tumores intra-articulares estão associados a um alargamento do espaço articular devido a derrame articular ou sinovite.

O osteoma osteoide subperiosteal é uma forma rara da doença e apresenta-se normalmente como uma massa de tecido mole arredondada adjacente a um córtex ósseo, que escava. As alterações reactivas circundantes estão normalmente ausentes. Os locais comuns envolvidos incluem regiões justa ou intra-articulares do aspeto medial do colo do fémur e das mãos e pés, em particular o colo do talo.

Frequência:

- Os osteomas osteóides representam cerca de 10 a 12 por cento de todos os tumores ósseos benignos.
- Os homens são três vezes mais afectados do que as mulheres.
- Mais de 80 por cento dos doentes têm entre 5 e 25 anos de idade, sendo o pico de incidência na segunda década de vida.
- O osteoma osteoide pode ocorrer em qualquer osso, mas em aproximadamente dois terços dos doentes, o esqueleto apendicular está envolvido. Os ossos do crânio e da face são afectados de forma excecional. Cerca de 80% dos casos envolvem o osso cortical; os restantes tumores são intramedulares. O colo do fémur é o local mais frequentemente afetado do ponto de vista anatómico. Nos ossos longos, o osteoma osteoide localiza-se normalmente perto da extremidade do fémur, estando frequentemente presente nos ossos pequenos das mãos e dos pés. Nas vértebras, localizam-se quase exclusivamente no arco

posterior. A localização primária no corpo vertebral é muito rara. Os osteomas osteóides ocorrem muito raramente em ossos planos e quase nunca ocorrem em ossos craniofaciais

Dados clínicos: A apresentação clássica inclui dor óssea esquelética focal, que piora à noite e é frequentemente aliviada com uma pequena dose de aspirina. A dor que aumenta com a atividade e durante a noite ocorre em 95% dos doentes com tumores da coluna vertebral. Em 29% dos doentes, a dor é suficientemente intensa para acordar o doente. O local de envolvimento pode ser sensível ao toque ou à pressão. Os sintomas constitucionais estão normalmente ausentes.

Quando a coluna vertebral está envolvida, os espasmos musculares podem causar um alinhamento anormal. Uma escoliose dolorosa pode ser côncava em direção à lesão. Podem também ser observados cifoescoliose, torcicolo e lordose exagerada. O início da escoliose pode ser agudo e é frequentemente iniciado por esforço físico. O osteoma osteoide tem sido considerado a causa mais comum de escoliose dolorosa.

Em 6,5% dos doentes com osteomas osteóides da coluna vertebral são observadas anomalias neurológicas definitivas. Um osteoma osteoide que afecte a anca pode causar dor referida, simulando a dor devida à compressão de uma raiz nervosa por uma lesão do disco intervertebral. Uma lesão intracapsular provoca frequentemente uma resposta inflamatória intra-articular considerável, simulando uma artropatia erosiva, uma artropatia por cristais ou uma artrite infecciosa. Cerca de metade dos doentes com lesões intra-articulares podem ter complicações de osteoartrose 1,5-22 anos após o início dos sintomas. Raramente, uma fraqueza acentuada associada a atrofia muscular pode afetar o membro envolvido, particularmente quando o tumor é de longa duração.

Investigações

Radiografia

As caraterísticas radiográficas dependem do local de envolvimento, da duração dos sintomas e da idade do doente.

Os aspectos radiográficos do osteoma osteoide são caraterísticos e diagnósticos. As radiografias convencionais revelam uma lesão lítica bem demarcada (nidus) rodeada por uma zona distinta de esclerose. Uma zona de opacidade central que representa uma maior esclerose. No interior do nidus, pode estar presente uma zona de opacidade central que representa uma porção mais esclerótica do nidus e que está rodeada por um halo lúcido.

As lesões intracorticais dos ossos longos produzem um espessamento fusiforme extenso do córtex com radiopacidade densa que, por vezes, obscurece o nidus.

Em muitos casos, os nidus podem não ser visíveis, pelo que podem ser necessárias técnicas de imagiologia adicionais, como a tomografia computorizada, a varredura de radioisótopos e a ressonância magnética, para documentar as lesões.

Nas localizações vertebrais, as radiografias convencionais mostram um aumento da densidade do pedículo, a perda de um contorno distinto, ou ambas as caraterísticas. O nidus muitas vezes não é visto nas radiografias convencionais. A localização anatómica exacta do nidus requer normalmente tomografia computorizada. Mais frequentemente, o nidus está presente na área do arco posterior ou na base de um pedículo. Em casos muito raros, está presente no processo transverso ou espinhoso.

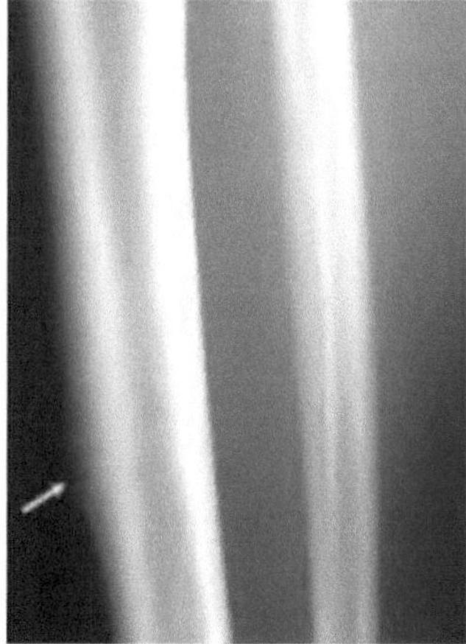

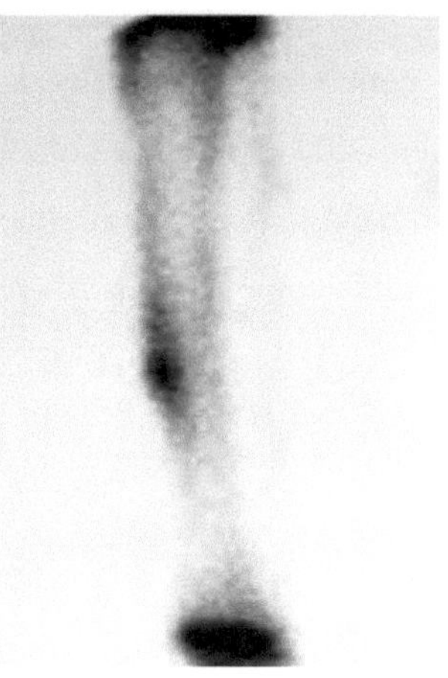

TAC

A TC é a melhor ferramenta de diagnóstico para a localização exacta do nidus. O nidus realça-se após a administração intravenosa de meio de contraste. O nidus apresenta um grau variável de mineralização, que pode ser amorfo, pontuado, anelar ou uniformemente denso A esclerose reactiva à volta do nidus varia entre extremamente densa e sem qualquer reação.

RMN

O edema da medula óssea está representado à volta do nidus em aproximadamente 60% dos doentes. O edema dos tecidos moles está representado adjacente ao tumor em pouco menos de metade dos doentes. O edema perinidal é mais pronunciado em doentes jovens.

As lesões intra-articulares causam espessamento ou inflamação sinovial e derrame articular, que podem ser facilmente visíveis nas RM.

Tratamento

Os osteomas osteóides têm um potencial de crescimento limitado. A maioria das lesões tem cerca de 0,5 cm de diâmetro. Algumas podem mesmo regredir espontaneamente.

O tratamento primário é a remoção cirúrgica do nidus e de parte do osso circundante por excisão em bloco após uma localização precisa do nidus.

A ablação do nidus com um elétrodo de radiofrequência colocado por via percutânea também tem sido defendida como uma abordagem alternativa. A ablação do nidus com um elétrodo de radiofrequência colocado por via percutânea também tem sido defendida como uma abordagem alternativa.

Diagnósticos diferentes

- Osteomielite crónica e aguda
- Abcesso ósseo
- Hemangioma intracortical

- Ilha dos ossos
- Fratura de tensão
- Sarcoma de Ewing
- Osteossarcoma intracortical.

OSTEOBLASTOMA[41,42,89,90]

Um osteoblastoma é uma lesão benigna do osso. É um tumor osteoblástico agressivo e resulta na deposição de osso novo. Trata-se de uma lesão de crescimento progressivo de grandes dimensões e caracteriza-se pela ausência de qualquer formação óssea perifocal reactiva.

Frequência

- Os osteoblastomas representam apenas 0,5-2% de todos os tumores ósseos primários e apenas 3% dos tumores ósseos benignos.
- Os osteoblastomas convencionais são lesões benignas com pouca morbilidade associada. No entanto, os tumores podem ser dolorosos e as lesões da coluna vertebral podem estar associadas a escoliose e manifestações neurológicas, tendo sido registadas metástases e mesmo a morte na controversa variante agressiva do osteoblastoma
- Não é reconhecida qualquer predileção racial nos casos de osteoblastoma.
- O osteoblastoma afecta mais frequentemente os homens do que as mulheres, com uma incidência de 2-3:1.
- Embora o osteoblastoma possa ocorrer em doentes de qualquer idade, o tumor afecta predominantemente pessoas mais jovens, com cerca de 80% destes tumores a ocorrerem em pessoas com menos de 30 anos.
- Os ossos tubulares longos são outro local comum de envolvimento, com uma preponderância nas extremidades inferiores. O osteoblastoma dos ossos tubulares longos é frequentemente diafisário e em menor número localiza-se na metáfise. O envolvimento epifisário é extremamente raro. Outros locais relatados incluem os

ossos das mãos, pulsos, pés e tornozelos; os ossos do crânio e da face, as costelas e o esterno, clavículas, escápulas, patelas e pélvis.

Detalhes clínicos

Os doentes com osteoblastomas apresentam normalmente dores com vários meses de duração. Em contraste com a dor associada ao osteoma osteoide, a dor de um osteoblastoma é normalmente menos intensa, não é normalmente pior à noite e não é aliviada facilmente com salicilatos. Se a lesão for superficial, o doente pode apresentar inchaço e sensibilidade localizados. As lesões da coluna vertebral podem causar escoliose dolorosa, embora isto seja menos comum nos osteoblastomas do que nos osteomas osteóides. Além disso, as lesões podem interferir mecanicamente com a medula espinal ou com as raízes nervosas, produzindo défices neurológicos.

Investigações

Radiografia

A aparência radiográfica dos osteoblastomas é variável. Ocasionalmente, o osteoblastoma aparece como uma lesão esclerótica e, noutros casos, aparece como uma lesão expansiva lúcida. Em até 25% dos pacientes, os achados podem demonstrar caraterísticas sugestivas de um processo maligno, como afinamento da cortical, expansão do osso e presença de uma massa de tecido mole.

Um osteoblastoma no crânio produz um defeito radiolúcido com margens acentuadas que contém calcificação ou ossificação central; este achado é altamente sugestivo do diagnóstico. As lesões na mandíbula estão frequentemente localizadas perto da raiz do dente.

O nidus de um osteoblastoma é maior do que o de um osteoma osteoide, com alguns investigadores a utilizarem 2 cm como distinção de tamanho. Se o nidus estiver localizado excentricamente no osso, a reação periosteal espessa pode ser proeminente.

As lesões podem ter caraterísticas radiográficas semelhantes às de um quisto ósseo aneurismático, granuloma eosinofílico, encondroma, displasia fibrosa, fibroma condromixóide ou quisto ósseo solitário Os osteoblastomas nos ossos tubulares longos podem surgir a partir do osso medular ou cortical. Essas lesões geralmente aparecem como lucências geográficas com calcificação interna e/ou ossificação, e frequentemente expandem o córtex

TAC

A TC pode demonstrar uma lesão predominantemente osteolítica e expansiva, com ou sem mineralização central. A localização medular ou cortical do tumor pode ser bem definida. Pode ser demonstrada esclerose óssea adjacente, reação periosteal ou erosão cortical.

RMN

Pode ser demonstrado espessamento da cortical adjacente. A RMN revela frequentemente alterações inflamatórias do tipo edema na medula óssea e nos tecidos moles adjacentes.

Histopatologia

Espículas irregulares de osso mineralizado e osteoide eosinofílico rodeadas por osteoblastos. O estroma vascular é caracterizado por células fusiformes pleomórficas. As células tumorais diferenciam-se em osteoblastos que produzem quantidades variáveis de osteoide e osso tecido. A produção de cartilagem é um achado muito raro num osteoblastoma.

Tratamento

A ressecção cirúrgica por curetagem, a excisão intralesional ou a excisão em bloco são todas opções de tratamento, dependendo do local. A criocirurgia, a radiação e a quimioterapia podem ter um papel a desempenhar nas lesões agressivas e irressecáveis da coluna vertebral

Tumor de células gigantes[29,91,92]

Um tumor de células gigantes é um tumor constituído por um grande número de células benignas (não cancerosas) que formam um tumor agressivo - geralmente perto da extremidade do osso, junto a uma articulação. Cooper referiu pela primeira vez os tumores de células gigantes no século XVIII; em 1940, Jaffe e Lichtenstein definiram o tumor de células gigantes de forma mais rigorosa para o distinguir de outros tumores. Os tumores de células gigantes ocorrem geralmente de novo, mas também podem ocorrer como uma complicação rara da doença de Paget do osso.

Causas

O tumor é normalmente visto como uma massa macia e castanha; podem ser observadas áreas de hemorragia, que parecem vermelho-escuras, e áreas de colagénio, que parecem cinzentas.

A origem destas células mononucleares não é totalmente conhecida, mas pensa-se que derivam de células estaminais mesenquimais primitivas ou de células de origem histiocítica macrofágica.

As células gigantes semelhantes a osteoclastos têm uma morfologia nuclear idêntica, presumivelmente formadas pela fusão de células estromais mononucleares. As células mononucleares têm normalmente um núcleo redondo ou ovoide, mas ocasionalmente podem ter uma forma fusiforme. Possuem uma quantidade variável de citoplasma eosinofílico. As células mononucleares ou as células gigantes multinucleadas não produzem qualquer matriz intercelular. A atividade mitótica é muito variável e não tem significado prognóstico. Do mesmo modo, o grau de um tumor de células gigantes do osso não tem significado prognóstico. As células gigantes semelhantes a osteoclastos podem ser encontradas numa grande variedade de condições neoplásicas normais, reactivas, benignas e malignas. O tumor castanho na doença óssea hiperparatiroideia é um importante mimetizador não neoplásico dos tumores de células gigantes. O granuloma reparador de células gigantes é uma lesão reparadora benigna que afecta os pequenos ossos das mãos e dos pés. É histologicamente semelhante aos tumores de células gigantes do osso. Outros tumores ósseos primários que contêm células gigantes semelhantes a osteoclastos incluem o condroblastoma, o fibroma condromixoide e o osteossarcoma de células gigantes.

Frequência

- O tumor de células gigantes do osso representa 4-5% dos tumores ósseos primários e 18,2% dos tumores ósseos benignos.

- Os tumores de células gigantes são geralmente benignos, sendo malignos em 5-10% dos doentes. Os tumores malignos de células gigantes do osso resultam geralmente de transformação maligna secundária após tratamento com radiação.

- Todas as raças são afectadas

- Verifica-se uma ligeira predominância feminina; aproximadamente 50-57% dos casos envolvem doentes do sexo feminino.

- Normalmente, os tumores de células gigantes ocorrem em doentes esqueleticamente maduros com idades compreendidas entre os 20 e os 40 anos. A incidência atinge o pico nos doentes com idades compreendidas entre os 20 e os 30 anos. Os tumores de células gigantes são muito menos comuns em crianças; a taxa é de 5,7% em doentes esqueleticamente imaturos. Os tumores vertebrais tendem a ocorrer em doentes mais jovens; 29% destes tumores ocorrem em doentes com menos de 20 anos. Os tumores multicêntricos de células gigantes também ocorrem num grupo mais jovem, com um pico de incidência em doentes com idades compreendidas entre os 10 e os 20 anos.

- A maioria dos tumores de células gigantes (60%) ocorre nos ossos longos, e quase todos estão localizados na extremidade articular do osso. O envolvimento metafisário pode ocorrer em doentes esqueleticamente imaturos. Os locais mais comuns incluem a tíbia proximal, o fémur distal, o rádio distal e o úmero proximal, embora também tenha sido descrita a ocorrência de tumores de células gigantes no osso púbico, no calcâneo e nos pés. Os tumores de células gigantes são 3 a 4 vezes mais frequentes no sacro do que no resto da coluna vertebral

Detalhes clínicos

Os sintomas podem incluir:

- dor na articulação adjacente
- uma massa visível
- inchaço
- fratura óssea
- movimento limitado na articulação adjacente
- acumulação de líquido na articulação adjacente ao osso afetado

CARACTERÍSTICAS HISTOLÓGICAS:

O tumor consiste numa proliferação celular sólida de fibroblastos ovais a fusiformes, sem pleomorfismo e com poucas mitoses. Espalhadas por estas células do estroma encontram-se numerosas células gigantes multinucleadas que dão o nome a este tumor.

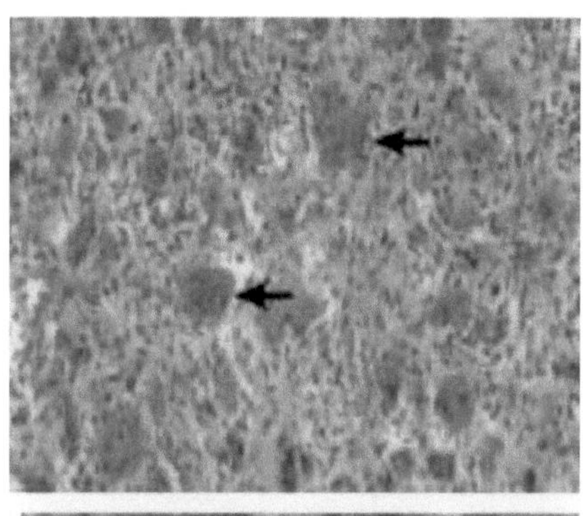

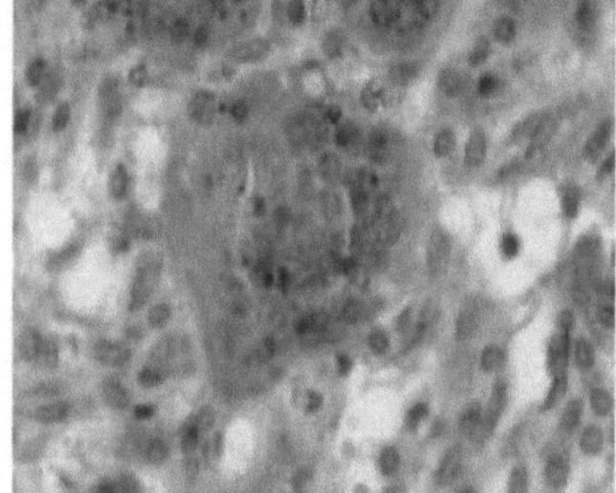

Preparação:

- **fase I:**

tumores benignos de células gigantes latentes;

nenhuma atividade agressiva local;

- **fase II:**

TCG ativo benigno;

os estudos imagiológicos demonstram uma alteração da estrutura do osso cortical

-

- **fase III:**

tumores localmente agressivos;

Os estudos imagiológicos demonstram uma lesão lítica que envolve o osso medular e ortical.

Pode haver indicação de penetração do tumor através do córtex para os tecidos moles;

Investigações

Radiografia

Os achados radiográficos mais importantes do tumor de células gigantes são a localização do tumor, a sua natureza lítica e a ausência de uma resposta do hospedeiro.

Tipicamente, os tumores de células gigantes são lesões expansivas, osteolíticas, radiolucentes, sem margens escleróticas e geralmente sem reação periosteal. Podem ser observados septos na lesão em 33-57% dos doentes, que representam um crescimento não uniforme do tumor e não septos verdadeiros. Os tumores têm tipicamente 5-7 cm de diâmetro quando são descobertos.

Nas radiografias, os tumores podem ser vistos em áreas de destruição do corpo vertebral com invasão dos elementos posteriores. O tumor pode causar colapso vertebral e compressão da medula espinhal, especialmente quando envolve os elementos posteriores.

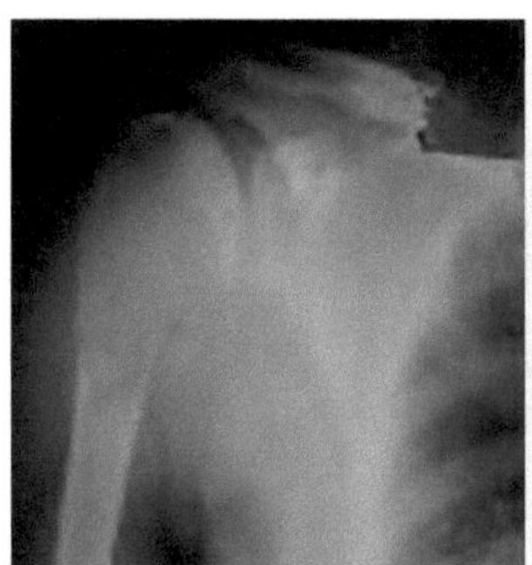

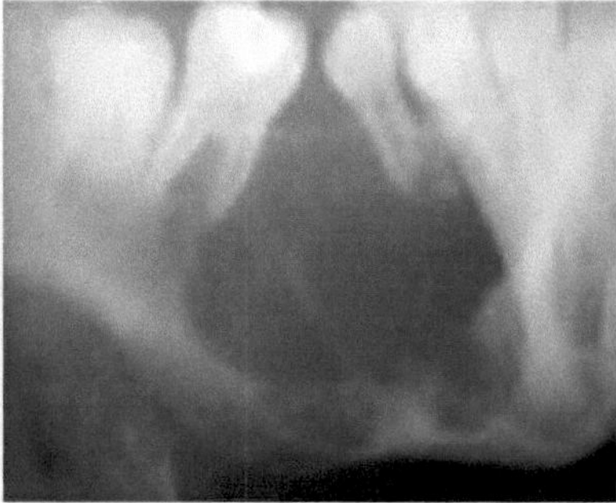

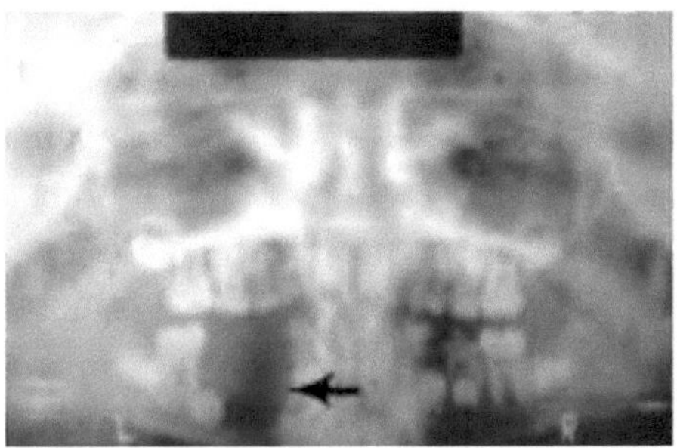

TAC

A esclerose marginal, a destruição cortical e as massas de tecidos moles são vistas mais claramente nas tomografias computorizadas do que nas radiografias. Os níveis de fluidos são ocasionalmente observados, mas não são específicos.

RMN

Nas imagens ponderadas em T1, os tumores de células gigantes podem apresentar caraterísticas de intensidade de sinal heterogéneas ou homogéneas. A intensidade de sinal é geralmente baixa ou intermédia, mas podem ser observadas áreas de elevada intensidade de sinal, causadas por hemorragia recente.

Nas imagens ponderadas em T2, observa-se um sinal heterogéneo de intensidade baixa a intermédia nas áreas sólidas do tumor. A hemossiderina é detectada em mais de 63% dos tumores de células gigantes e a sua presença é provavelmente o resultado do extravasamento de glóbulos vermelhos associado à função fagocítica das células tumorais.

As áreas císticas são comuns e são vistas como áreas de elevada intensidade de sinal nas imagens ponderadas em T2. Podem ser observados níveis de fluido-fluido. O edema peritumoral é pouco frequente na ausência de uma fratura.

Tratamento

O tratamento específico para os tumores de células gigantes será determinado com base em:

- idade, estado geral de saúde e historial médico

- extensão da doença
- tolerância a medicamentos, procedimentos ou terapias específicos
- expectativas quanto à evolução da doença

O objetivo do tratamento de um tumor de células gigantes é remover o tumor e evitar danos no osso afetado. O tratamento pode incluir:

- cirurgia (para remover o tumor e qualquer osso danificado)
- enxerto ósseo - um procedimento cirúrgico em que é transplantado osso saudável de outra parte do corpo do doente para a área afetada.
- reconstrução óssea
- amputação (pode ser necessária em casos graves)
- fisioterapia (para recuperar a força e a mobilidade da zona afetada)

Os tumores de células gigantes podem recidivar. Pode ser necessário um acompanhamento durante vários anos.

Outros tumores ósseos com células gigantes

Alguns tumores têm células gigantes, mas não são verdadeiros tumores benignos de células gigantes. Estes incluem o quisto ósseo aneurismático, o condroblastoma, o quisto ósseo simples, o osteoma osteoide, o osteoblastoma, o osteossarcoma, o granuloma reparador de células gigantes e o tumor castanho do hiperparatiroidismo.

NEOPLASIAS MALIGNAS DA MANDÍBULA[93,94,95,96]

NEOPLASIAS DE CÉLULAS PLASMÁTICAS

MIELOMA MÚLTIPLO[93,96]

O mieloma múltiplo (também conhecido como **mieloma, mieloma de células plasmáticas** ou **doença de Kahler**) é um tipo de cancro das células plasmáticas. Descrito pela primeira vez em 1848, o mieloma múltiplo é uma doença caracterizada por uma proliferação de plasmócitos malignos e uma consequente superabundância de paraproteínas monoclonais.

Fisiopatologia

O mieloma múltiplo começa quando uma célula plasmática se torna anormal. A célula anormal divide-se para fazer cópias de si própria. As novas células dividem-se repetidamente, formando cada vez mais células anómalas. As células plasmáticas anormais são as células do mieloma. As células do mieloma produzem anticorpos chamados proteínas M.

Com o tempo, as células do mieloma acumulam-se na medula óssea. Estas podem sobrepor-se às células sanguíneas normais. As células do mieloma também se acumulam na parte sólida do osso. A doença é designada por "mieloma múltiplo" porque afecta vários ossos. (Se as células do mieloma se acumularem apenas num osso, a massa única é chamada de plasmocitoma).

A proliferação de células plasmáticas pode interferir com a produção normal de células sanguíneas, resultando em leucopenia, anemia e trombocitopenia. As células podem causar massas de tecidos moles (plasmocitomas) ou lesões líticas no esqueleto. Uma translocação cromossómica entre o gene da cadeia pesada da imunoglobulina (no décimo quarto cromossoma, locus 14q32) e um oncogene (frequentemente 11q13, 4p16.3, 6p21, 16q23 e 20q11[6]) é frequentemente observada em doentes com mieloma múltiplo. Esta mutação resulta na desregulação do oncogene, que se pensa ser um evento inicial importante na patogénese do mieloma múltiplo. O resultado é a proliferação de um clone de células plasmáticas e a instabilidade genómica que conduz a outras mutações e translocações. A anomalia do cromossoma 14 é observada em cerca de 50% de todos os casos de mieloma múltiplo. A deleção de (partes do) décimo terceiro cromossoma também é observada em cerca de 50% dos casos.

As complicações temidas desta neoplasia maligna são a dor óssea, a hipercalcemia e a compressão da medula espinal. Os anticorpos aberrantes que são produzidos levam a uma diminuição da imunidade humoral e os doentes têm uma elevada prevalência de infeção, especialmente com organismos encapsulados. A produção excessiva destes anticorpos pode levar a hiperviscosidade, amiloidose e insuficiência renal.

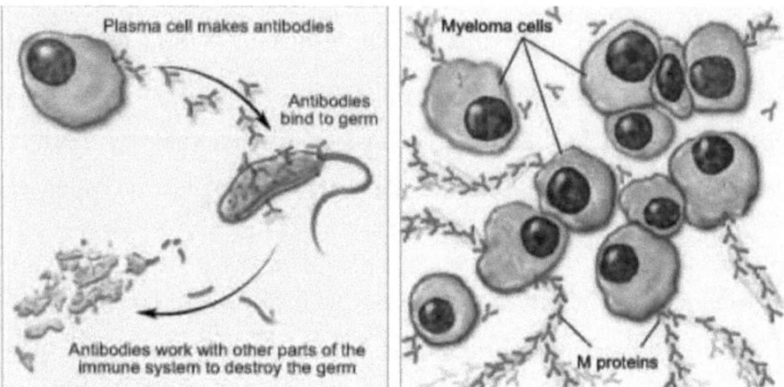

Frequência:

- A incidência anual ajustada pela idade é de 4,3 casos por 100.000 homens brancos, 3 casos por 100.000 mulheres brancas, 9,6 casos por 100.000 homens negros e 6,7 casos por 100.000 mulheres negras.
- O rácio entre homens e mulheres é de 3:2.
- A idade média dos doentes é de 68 anos para os homens e de 70 anos para as mulheres.

CLÍNICA

História: Os sintomas de apresentação incluem dor óssea, fracturas patológicas, fraqueza, anemia, infeção (frequentemente resultante de infeção pneumocócica), hipercalcemia, compressão da medula espinal ou insuficiência renal

Dores nos ossos

Este é o sintoma de apresentação mais comum. A maioria das séries refere que 70% dos doentes apresentam dor óssea no momento da apresentação, sendo as vértebras lombares um dos locais mais comuns de dor.

Fracturas patológicas e lesões ósseas

As fracturas patológicas são muito comuns; 93% dos doentes têm mais do que um local de envolvimento ósseo.

Compressão da medula espinal

Os sintomas de compressão da medula espinal são dores nas costas, fraqueza, dormência ou disestesia nas extremidades. A causa mais comum de fraqueza em doentes com mieloma múltiplo é a anemia, que pode ser bastante grave.

Hemorragia

Ocasionalmente, um doente pode procurar assistência médica por hemorragia resultante de trombocitopenia. Em alguns doentes, a proteína monoclonal pode absorver os factores de coagulação e provocar hemorragias, mas este desenvolvimento é raro.

Hipercalcemia

Os doentes podem ter hipercalcemia se apresentarem confusão, sonolência, dor óssea, obstipação, náuseas e sede.

Esta complicação pode estar presente em até 30% dos pacientes no momento da apresentação.

Infeção

A imunidade humoral anormal e a leucopenia podem levar à infeção.

Os organismos pneumocócicos estão normalmente envolvidos, mas o herpes zoster e as infecções por Haemophilus também são mais comuns entre os doentes com mieloma múltiplo.

Hiperviscosidade

A epistaxe pode ser um sintoma de apresentação do mieloma múltiplo com um volume tumoral elevado. Ocasionalmente, os doentes podem ter um volume tão elevado de proteína monoclonal que a viscosidade do sangue aumenta, resultando em complicações como acidente vascular cerebral, isquemia do miocárdio ou enfarte.

Os doentes podem referir dores de cabeça e sonolência, e podem ficar com nódoas negras facilmente e ter visão turva.

Sintomas neurológicos

A síndrome do túnel cárpico é uma complicação comum do mieloma múltiplo. A meningite (especialmente resultante de uma infeção pneumocócica ou meningocócica) é mais frequente em doentes com mieloma múltiplo.

Algumas neuropatias periféricas foram atribuídas ao mieloma múltiplo.

Físico:

- Os doentes podem apresentar palidez resultante de anemia.
- Os doentes podem apresentar equimoses ou púrpura resultantes de trombocitopenia.
- A sensibilidade óssea não é invulgar, resultando de lesões ósseas destrutivas líticas focais ou de fracturas patológicas. A dor sem sensibilidade é típica.
- Os achados neurológicos podem incluir uma alteração do nível sensorial (ou seja, perda de sensibilidade abaixo de um dermátomo correspondente a uma compressão da medula espinal), fraqueza ou síndrome do túnel cárpico.
- Os plasmocitomas extramedulares, que consistem em massas de células plasmáticas nos tecidos moles, não são invulgares. Foram descritos plasmocitomas em quase todos os locais do corpo. Embora o trato aerodigestivo seja a localização mais comum, há também relatos de lesões orbitais, do canal auditivo, cutâneas, gástricas, rectais, prostáticas e retroperitoneais.

- A amiloidose pode desenvolver-se em alguns doentes com mieloma múltiplo. Os achados caraterísticos do exame físico que sugerem amiloidose incluem os seguintes:

o O sinal da almofada do ombro é definido pelo inchaço bilateral das articulações do ombro secundário à deposição de amiloide. Os médicos descrevem o inchaço como duro e borrachudo. A amiloidose pode também estar associada à síndrome do túnel cárpico e a nódulos subcutâneos.

o A macroglossia é um achado comum em pacientes com amiloidose.

o As lesões cutâneas que foram descritas como pápulas ou nódulos de cera podem ocorrer no tronco, orelhas ou lábios.

o A púrpura peripalpebral pós-protoscópica sugere fortemente amiloidose. Os doentes podem desenvolver círculos escuros semelhantes a guaxinins à volta dos olhos após qualquer procedimento que se assemelhe a uma manobra de Valsalva prolongada. A fragilidade capilar associada à amiloidose pode ser responsável por esta observação. A correlação foi observada quando, no passado, os doentes foram submetidos a biópsias rectais para fazer o diagnóstico.

O esquema de diagnóstico mais amplamente aceite é o seguinte

I = Plasmocitoma na biopsia de tecido

II = Medula óssea com mais de 30% de plasmócitos

III = Pico de globulinas monoclonais na eletroforese de proteínas séricas, com um pico de imunoglobulina G (IgG) superior a 3,5 g/dL ou um pico de imunoglobulina A (IgA) superior a 2 g/dL, ou resultado da eletroforese de proteínas na urina (na presença de amiloidose) superior a 1 g/24 h

a = Medula óssea com 10-30% de células plasmáticas

b = Pico de globulina monoclonal presente mas inferior à categoria III

c = Lesões ósseas líticas

d = Nível residual normal de imunoglobulina M (IgM) inferior a 50 mg/dL, nível de IgA inferior a 100 mg/dL ou nível de IgG inferior a 600 mg/dL

As seguintes combinações de resultados são utilizadas para efetuar o diagnóstico:

I mais b

I mais c

I plus d

II mais b

II mais c

II mais d

III mais um

III mais c

III mais d

a mais b mais c ou a mais b mais d

Investigações

Estudos laboratoriais de sangue e urina

O sangue e/ou a urina podem ser examinados para detetar uma imunoglobulina (ou anticorpo) anormal que pode acumular-se em níveis elevados no sangue. A deteção da imunoglobulina anormal no sangue e/ou na urina pode ajudar a determinar se existe um tumor de células plasmáticas. Essas proteínas anormais têm vários nomes, incluindo imunoglobulina monoclonal, proteína M, pico M e paraproteína. Qualquer quantidade desta proteína é anormal, mas geralmente aumenta com a progressão da doença. Os procedimentos utilizados para encontrar uma imunoglobulina monoclonal são técnicas laboratoriais conhecidas como eletroforese de proteínas no soro (SPEP) e eletroforese de proteínas na urina (UPEP). A presença de níveis elevados de uma outra proteína, a beta-2-microglobulina, pode também indicar a presença de mieloma.

Biópsia da medula óssea

Para confirmar o diagnóstico de mieloma múltiplo, pode ser efectuada uma biopsia da medula óssea e uma aspiração (remoção de uma amostra do interior do osso com uma agulha).

Estudos de imagiologia

Radiografias ósseas

A destruição óssea causada pelas células do mieloma pode ser detectada através de radiografias. Frequentemente, as radiografias são efectuadas à maioria dos ossos, especialmente nos braços e nas pernas, onde existe a possibilidade de fracturas.

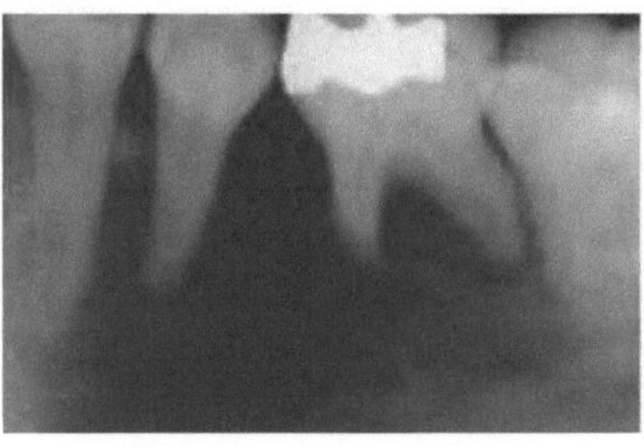

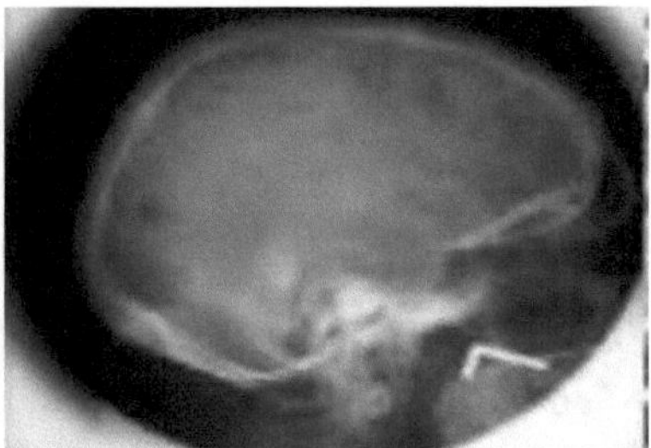

Exame de ressonância magnética

Os resultados da ressonância magnética das vértebras são frequentemente positivos quando as radiografias simples não o são. Por este motivo, os doentes sintomáticos devem ser avaliados com ressonância magnética para obter uma visão clara da coluna vertebral e para avaliar a integridade da medula espinal.

Análises ao sangue

- Hemograma completo para determinar se o doente tem anemia, trombocitopenia ou leucopenia

- Painel metabólico completo para avaliar as proteínas totais, a albumina e a globulina, o BUN, a creatinina e o ácido úrico do doente, que se encontra elevado se o doente tiver uma elevada renovação celular ou estiver desidratado

- Colheita de urina de 24 horas para determinação da proteína de Bence Jones (ou seja, cadeias leves lambda), proteína e creatinina

  - A quantificação da proteinúria é útil para o diagnóstico (>1 g de proteína em 24 h é um critério importante) e para monitorizar a resposta do doente à terapêutica.

  - A depuração da creatinina pode ser útil para definir a gravidade da insuficiência renal do doente.

- Níveis quantitativos de imunoglobulina (ou seja, IgG, IgA, IgM)

  - Um critério de diagnóstico menor para o mieloma múltiplo é a supressão da imunoglobulina não mielomatosa.

o Além disso, o nível de proteína do mieloma (ou seja, o nível de proteína M), tal como documentado pelo nível de imunoglobulina, pode ser útil como marcador para avaliar a resposta do doente à terapêutica.

- Beta-2 microglobulina

o A microglobulina beta-2 é um preditor muito forte do resultado; alguns estudos sugerem que é mais poderoso do que o estádio.

o A Beta-2 microglobulina é um marcador substituto da carga tumoral global do organismo.

o O nível de beta-2 microglobulina está aumentado em doentes com insuficiência renal sem mieloma, o que é uma das razões pelas quais é um prognóstico útil no mieloma. O prognóstico dos doentes com mieloma múltiplo e função renal comprometida é reduzido.

- Proteína C-reactiva

o A proteína C-reactiva é útil para o prognóstico.

o A proteína C-reactiva é um marcador substituto da atividade da interleucina 6. A interleucina 6 é frequentemente referida como o fator de crescimento das células plasmáticas.

Achados histológicos: Em doentes com mieloma múltiplo, os plasmócitos proliferam na medula óssea, normalmente em placas. Os plasmócitos são 2 a 3 vezes maiores do que os linfócitos típicos; têm núcleos excêntricos de contorno liso (redondo ou oval) com cromatina aglomerada e com um halo perinuclear ou zona pálida. O citoplasma é basófilo. Muitas descrições de células de mieloma incluem inclusões citoplasmáticas caraterísticas, mas não diagnósticas, geralmente contendo imunoglobulina. As variantes incluem células de Mott, corpos de Russell, células de uva e células de mórula. O exame da medula óssea revela infiltração de células plasmáticas, frequentemente em placas ou aglomerados. Esta infiltração é diferente da infiltração linfoplasmocitária observada em doentes com macroglobulinemia de Waldenstrom.

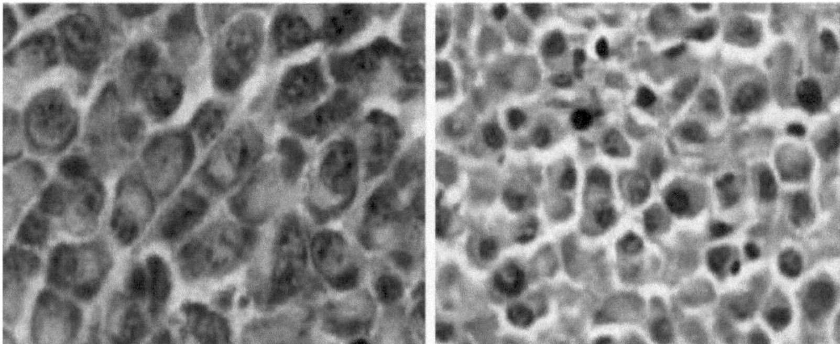

Preparação:

O sistema de estadiamento **Durie-Salmon** baseia-se em 4 factores:

A quantidade de imunoglobulina monoclonal anormal no sangue ou na urina: Grandes quantidades de imunoglobulina monoclonal indicam a presença de muitas células plasmáticas malignas que estão a produzir essa proteína anormal.

A quantidade de cálcio no sangue: Níveis elevados de cálcio no sangue estão também relacionados com lesões ósseas avançadas. Como o osso contém normalmente muito cálcio, a destruição óssea liberta cálcio para o sangue.

A gravidade da lesão óssea com base em radiografias: Múltiplas áreas de danos ósseos observadas nas radiografias indicam um estado avançado de mieloma múltiplo.

A quantidade de hemoglobina no sangue: A hemoglobina é a substância dos glóbulos vermelhos que transporta o oxigénio. Níveis baixos de hemoglobina indicam que as células do mieloma ocupam grande parte da medula óssea e que não há espaço suficiente para as células normais da medula produtoras de glóbulos vermelhos.

Existem 3 estádios para a classificação da extensão do mieloma múltiplo.

Estádio I: Encontra-se um número relativamente pequeno de células de mieloma.

Todas as seguintes caraterísticas devem estar presentes:

- nível de hemoglobina apenas ligeiramente abaixo do normal (acima de 10 gramas/decilitro)
- as radiografias dos ossos parecem normais ou mostram apenas uma área de lesão óssea
- níveis normais de cálcio no sangue (menos de 12 miligramas/decilitro)
- quantidade relativamente pequena de imunoglobulina monoclonal no sangue ou na urina

Estádio II: Está presente um número moderado de células do mieloma. As caraterísticas situam-se entre o estádio I e o estádio III.

Estádio III: Encontra-se um grande número de células de mieloma. Uma ou mais das seguintes caraterísticas devem estar presentes:

- nível de hemoglobina bastante baixo (inferior a 8,5 g/dl)
- nível elevado de cálcio no sangue (superior a 12 mg/dl)
- três ou mais áreas de osso destruídas pelo cancro
- grande quantidade de imunoglobulina monoclonal no sangue ou na urina

O Sistema Internacional de Estadiamento utiliza apenas os níveis séricos de beta-2 microglobulina e albumina sérica.

Fase I

- A beta-2 microglobulina sérica é inferior a 3,5 (mg/L)
- A albumina é superior a 3,5 (g/L)

Fase II -- Nem a fase I nem a III, ou seja:

- 1) o nível de beta-2 microglobulina situa-se entre 3,5 e 5,5, independentemente do nível de albumina,
- ou 2) A albumina é inferior a 3,5 e a beta-2 microglobulina é inferior a 3,5

Fase III

- A beta-2 microglobulina sérica é superior a 5,5.
- A albumina é superior a 3,5.

TRATAMENTO

Plasmocitomas solitários: Estes são tratados com radioterapia. Não são administrados medicamentos, exceto se ou até se tornar claro que se desenvolveu um mieloma múltiplo.

Mieloma indolente ou latente: Para os doentes que não apresentam sintomas, é normalmente recomendado um acompanhamento cuidadoso sem tratamento imediato.

Todos os outros estádios: Para os doentes com sintomas ou sinais iniciais de lesão óssea e que não se espera que venham a receber um transplante, recomenda-se a quimioterapia combinada. O tratamento medicamentoso habitual é a MP ou MP com talidomida, mas podem ser utilizadas outras combinações, como a VBMCP.

Nesta altura, podem também ser administrados bisfosfonatos. Quando as áreas de osso danificado que causam sintomas não respondem à quimioterapia ou aos bisfosfonatos, pode ser utilizada a radioterapia de feixe externo.

Se estiver planeado um transplante, será administrado um DAV ou Thal-Dex. Segue-se um transplante. As células estaminais são recolhidas após tratamento medicamentoso com ciclofosfamida e fármacos estimulantes dos glóbulos brancos. De seguida, são administradas doses elevadas de melfalano por via intravenosa. Na maioria dos casos, o transplante é autólogo. Pode ser repetido num prazo de 6 a 12 meses.

Outro tratamento possível é o SCT alogénico. Este pode ser curativo, mas é mais tóxico do que o transplante autólogo e pode ser fatal. O SCT com quimioterapia de alta dose só é adequado para pessoas com menos de 45 a 50 anos de idade, o que, para os doentes com mieloma múltiplo, significa apenas um pequeno número de pessoas.

Outra abordagem, particularmente para pessoas mais velhas, é o SCT alogénico não mieloablativo.

O tratamento com interferão após a quimioterapia pode ajudar a evitar o reaparecimento do mieloma, mas pode causar efeitos secundários graves.

O tratamento do mieloma recorrente depende dos medicamentos inicialmente utilizados. Estes normalmente não são eficazes se forem administrados novamente. Qualquer que seja o novo medicamento utilizado, é frequentemente administrado juntamente com dexametasona, muitas vezes em doses elevadas. O novo medicamento mais útil para o tratamento do mieloma múltiplo recorrente é o bortezomib (Velcade).

PLASMOCITOMA SOLITÁRIO DO OSSO[93]

O plasmocitoma solitário é a doença da idade adulta, com uma média de idade de 50 anos na apresentação e um predomínio nos homens. Raramente ocorre nos maxilares, mas quando ocorre, localiza-se frequentemente no ângulo da mandíbula.Para que o diagnóstico de plasmocitoma solitário seja estabelecido, é necessário um estudo radiológico do osso e uma amostra aleatória de aspirado e biópsia da medula óssea, que não deve revelar plasmocitose noutras áreas do corpo. No entanto, 50% a 75% dos casos de plasmocitoma solitário evoluem para mieloma múltiplo, não sendo possível prever quais os doentes que desenvolverão doença disseminada e quais os que não a desenvolverão.

Radiograficamente, o plamacitoma solitário é uma lesão lítica bem definida que pode ser multilocular, podendo destruir a cortical óssea e espalhar-se para os tecidos moles adjacentes. Em até 25% dos casos, pode ser demonstrada uma imunoglobulina monoclonal no soro ou na urina. A amostra da biopsia revela uma proliferação monótona de células plasmáticas neoplásicas que produzem componentes de imunoglobulina monoclonal.

O plasmocitoma solitário é tratado principalmente com radioterapia local. As lesões acessíveis podem ser excisadas cirurgicamente, seguidas de radioterapia. 10% a 15% dos doentes têm recidivas locais e um pequeno número de doentes pode desenvolver um plasmocitoma solitário adicional do osso. O tempo de sobrevivência global dos doentes com plasmocitoma solitário é de 10 anos.

OSTEOSARCOMA[88,97,98,99]

O termo osteossarcoma refere-se a um grupo heterogéneo de neoplasias malignas primárias que afectam o tecido ósseo ou mesenquimal e que apresentam evidência histopatológica de diferenciação osteogénica . É o tumor ósseo maligno primário mais comum, representando 20% dos sarcomas, mas apenas 5% dos osteossarcomas ocorrem nos maxilares. A OMS reconhece diversas variantes que diferem em termos de localização, comportamento clínico e grau de atipia citológica. Os osteossarcomas convencionais têm de ser distinguidos dos osteossarcomas medulares de baixo grau de ocorrência central e do osteossarcoma paraosteal, que surgem subperiostealmente.

Frequência

- A incidência é de 400 casos por ano (4,8 por milhão de habitantes <20 anos).

Afro-americanos - 5,2 casos por milhão por ano (pessoas <20 anos) ,Brancos - 4,6 casos por milhão por ano

- A incidência do osteossarcoma é ligeiramente mais elevada nos homens do que nas mulheres.

- O osteossarcoma é muito raro em crianças pequenas (0,5 casos por milhão por ano em crianças <5 anos). A incidência aumenta de forma constante com a idade, aumentando mais dramaticamente na adolescência, correspondendo ao surto de crescimento. Na maioria dos casos, encontra-se nos ossos à volta do joelho. Localiza-se normalmente nas extremidades em crescimento do osso (metáfise). Os locais mais comuns são o fémur, a tíbia e o úmero. Outras localizações importantes são o crânio, a mandíbula e a bacia.

Etiologia: Pensa-se que os osteossarcomas surgem a partir de células imaturas formadoras de osso ou através da diferenciação neoplásica de outras células mesenquimatosas imaturas em osteoblastos.Em geral, há três factores principais que se supõe serem etiologicamente significativos no desenvolvimento do osteossarcoma - irradiação, doenças ósseas benignas pré-existentes, como a doença de Paget, displasia fibrosa, tumor de células gigantes, osteocondromas múltiplos, enfartes ósseos, osteomielite crónica e osteogénese imperfeita e traumatismo:

- Crescimento ósseo rápido: O rápido crescimento ósseo parece predispor as pessoas para o osteossarcoma, como sugerido pelo aumento da incidência durante o surto de crescimento na adolescência, a elevada incidência em cães de raças grandes (por exemplo, Dogue Alemão, São Bernardo, Pastor Alemão) e a localização típica do osteossarcoma na área metafisária adjacente à placa de crescimento (fise) dos ossos longos.

- Factores ambientais: O único fator de risco ambiental conhecido é a exposição à radiação. O osteossarcoma induzido por radiação é uma forma de osteossarcoma secundário e não é discutido neste artigo.

- Predisposição genética: As displasias ósseas, incluindo a doença de Paget, a displasia fibrosa, a encondromatose e as exostoses múltiplas hereditárias e o retinoblastoma (forma germinal) são factores de risco. A combinação de uma mutação constitucional do gene *RB* (retinoblastoma da linha germinal) e radioterapia está associada a um risco particularmente elevado de desenvolvimento de osteossarcoma; síndrome de Li-Fraumeni (mutação do p53 da linha germinal), síndrome de Rothmund-Thomson (associação autossómica recessiva de defeitos ósseos congénitos, displasias do cabelo e da pele, hipogonadismo e cataratas).

DEMOGRÁFICOS

IDADE

A idade média de ocorrência do osteossarcoma dos maxilares é cerca de uma década mais tarde do que a dos doentes com osteossarcomas de ossos longos. A idade média foi de 30 anos e nove meses, a mediana foi de 27 anos e a variação foi de 4 anos a 64 anos na análise de 56 casos de osteossarcomas dos maxilares efectuada por Garrington et al. De acordo com este estudo, a idade mediana dos doentes com tumores maxilares foi de 28 anos e a variação foi de 15 a 50 anos. Para os pacientes com tumores mandibulares a mediana de idade foi de 25 anos e a variação foi de 4 a 64 anos.[99]

A idade média de apresentação foi de 36,9 anos numa revisão retrospetiva de 30 anos de osteossarcoma dos maxilares, enquanto que num estudo retrospetivo semelhante a idade média foi de 31 anos.[101]

SEXO

O rácio entre os sexos foi quase fortemente ponderado a favor dos doentes do sexo masculino, tendo sido afectados 31 doentes do sexo masculino em comparação com 24 doentes do sexo feminino em 56 doentes analisados por Garrington et al.[99]

Dos 66 doentes, 64% eram do sexo masculino e 24% do sexo feminino[74], mas os doentes do sexo feminino foram mais afectados do que os do sexo masculino, sendo o rácio feminino/masculino de 1,9:1 num estudo realizado em dezanove casos de osteossarcomas do crânio[103].

Segundo Slootweg e Muller, a idade pode ser um fator importante na diferenciação do OS em várias regiões anatómicas e nas estimativas de prognóstico. Para esses autores, pacientes mais velhos têm melhor prognóstico devido a uma maior resistência ao tumor.

SITE

Diferentes estudos mostraram resultados diferentes no que diz respeito ao local, mas na maioria dos casos há um envolvimento igual da maxila e da mandíbula.

Dos 56 osteossarcomas, 38 eram mandibulares e 18 eram maxilares, uma proporção de mais de dois para um. A distribuição por sexo de acordo com o local de origem é interessante, pois 22 das 24 pacientes do sexo feminino tinham osteossarcoma da mandíbula, enquanto os tumores estavam igualmente divididos entre mandíbula e maxila nos pacientes do sexo masculino. 34 dos tumores ocorreram na maxila e 32 ocorreram na mandíbula. A maioria dos tumores da maxila ocorreu no rebordo alveolar e no antro. 19 dos 32 tumores mandibulares estavam localizados no corpo da mandíbula.[99]

Existem diferenças no comportamento clínico dos tumores nos ossos maxilares que têm uma forte influência na progressão da doença, no tratamento e no resultado.

Os osteossarcomas dos ossos maxilares são menos agressivos do que os dos ossos longos, uma vez que raramente geram metástases e estão presentes em grupos etários ligeiramente mais velhos. Além disso, o diagnóstico precoce é favorecido por razões estéticas e funcionais, principalmente na região maxilofacial.

CARACTERÍSTICAS CLÍNICAS

Existem várias variantes de osteossarcoma: tipos convencionais (osteoblástico, condroblástico e fibroblástico); multifocal; telangiectásico; de pequenas células; intraósseo bem diferenciado; intracortical; periosteal; para-ósseo; de superfície de alto grau; e extra-ósseo.

A principal dificuldade encontrada no diagnóstico das lesões dos maxilares parece ser o facto de as caraterísticas clínicas de uma série de doenças dentárias comuns se assemelharem às dos osteossarcomas de crescimento rápido.

A presença de uma massa é o sintoma de apresentação mais comum.

A dor é um sintoma associado em pouco menos de metade dos casos no momento da apresentação. Cerca de um quarto dos casos apresenta sintomas dentários, como dentes soltos. A parestesia pode ser um sintoma de apresentação do osteossarcoma mandibular e a obstrução nasal pode ser um sintoma do osteossarcoma maxilar.

A tumefação da região facial pode ser detectada precocemente, na medida em que qualquer assimetria desta zona causa um problema estético ou funcional, se a tumefação for intra-oral ou se estender ao trato aerodigestivo. Os tumores maxilares podem se estender para a fossa infratemporal e para o seio maxilar e atingir um volume maior antes do diagnóstico. Este foi o caso de um estudo, no qual os tumores maxilares apresentaram um volume médio maior que mandibulares e todos os tumores maxilares estendiam-se para o seio maxilar. [102]

A parestesia dos lábios inferiores é um sinal importante e é quase patognomónico de um tumor maligno que invade o nervo alveolar inferior.

O osteossarcoma espalha-se microscopicamente ao longo dos espaços medulares. Outra via possível é o canal mandibular. As estruturas que conectam os componentes intra-ósseos e os tecidos moles, como os ligamentos periodontais, o nervo mental e o nervo alveolar inferior no forame mandibular, podem facilitar a disseminação de uma lesão intra-óssea para o tecido mole adjacente. A disseminação extra-óssea pode ser aumentada através de alvéolos dentários recentemente extraídos. A disseminação do osteossarcoma na medula óssea determina o estabelecimento de uma margem cirúrgica que se estende para além da apresentação clínica e radiográfica da doença. Os tumores maxilares rompem facilmente o córtex fino dos ossos maxilares, estendendo-se às cavidades oral e nasal, ao antro maxilar e à fossa infratemporal.

CARACTERÍSTICAS RADIOGRÁFICAS

As radiografias da maioria dos osteossarcomas dos maxilares completamente desenvolvidos mostram lesões destrutivas do osso unicêntricas com margens indefinidas e são sugestivas de malignidade. O aspeto roentgenográfico de um determinado osteossarcoma é geralmente esclerótico, lítico ou misto, no qual se misturam áreas de calcificação e de lise. Alguns osteossarcomas apresentam um efeito de "raio de sol", com lâminas ossificadas a irradiarem num padrão de explosão solar sobre a periferia da lesão ou a partir da superfície do osso afetado. Este padrão estava presente em cerca de 25% dos casos relatados por Garrington e seus colaboradores. Embora possa aumentar o valor diagnóstico do roentgenograma, o padrão de raios solares não é específico para o osteossarcoma, uma vez que pode ser visto noutras condições ósseas[98].

Nos maxilares, a esclerose pode aparecer confinada às placas corticais na fase inicial da doença. É comum haver áreas de radiolucência entremeadas devido a focos de destruição óssea. À medida que o tumor progride, as placas corticais tornam-se envolvidas pelo tumor, expandidas e perfuradas.

A forma osteolítica do osteossarcoma apresenta poucos aspectos caraterísticos na radiografia, o que dificulta consideravelmente o diagnóstico. A lesão é essencialmente destrutiva, produzindo uma radiolucência irregular e demonstrando tanto a expansão das placas corticais como a destruição.

A importância da tomografia computorizada no osteossarcoma dos maxilares foi analisada e a sua importância na previsão do resultado foi relatada. Os achados da TC foram correlacionados com o quadro histológico da lesão. Os pontos analisados na TC foram o padrão de osteogénese e um sinal de destruição óssea. O padrão da TC foi classificado nos quatro tipos seguintes: osteolítico e destruição óssea positivo, osteolítico e destruição óssea negativo, osteogénico e destruição óssea positivo e osteogénico e destruição óssea negativo. Verificou-se uma associação significativa entre a osteogénese encontrada nas imagens de TC e o resultado, entre o grau e o resultado e entre o resultado e o local do maxilar afetado.[82]

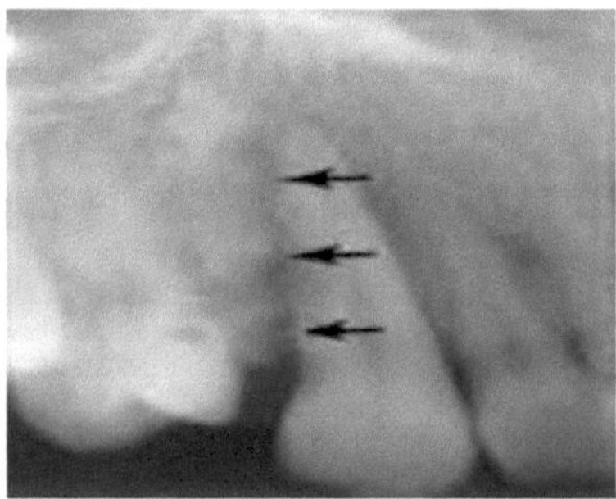

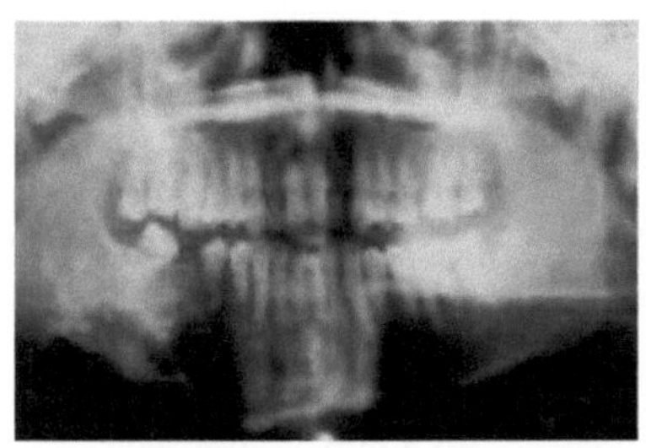

CARACTERÍSTICAS HISTOLÓGICAS

O aspeto macroscópico do osteossarcoma convencional é muito variável e depende da contribuição relativa dos vários constituintes do tecido. Quando o osteoide e o osso são os achados predominantes, a lesão tende a ser densa, granular e esclerótica e pode variar de castanho-amarelado a branco-marfim. Se existir uma quantidade significativa de cartilagem, o tumor pode ter um aspeto condroide lobulado, azul-acinzentado. Se houver pouca matriz presente, os tumores tendem a ser cinzentos-amarelados; pode ocorrer hemorragia, que confere caraterísticas adicionais.

Microscopicamente, o osteossarcoma é caracterizado pela proliferação de osteoblastos atípicos e dos seus precursores menos diferenciados. Estes osteoblastos neoplásicos, obviamente atípicos, exibem uma variação considerável em tamanho e forma, apresentam núcleos grandes e profundamente corados e estão dispostos de forma desordenada em torno das trabéculas ósseas. Para além disso, existe uma grande quantidade de novo osteoide tumoral e de formação óssea, principalmente num padrão irregular e, por vezes, em placas sólidas em vez de trabéculas. O osteoide é um material intercelular denso, uniforme e eosionófilo. Tende a não apresentar as lamelas longitudinais internas do colagénio não ósseo . Enquanto o colagénio não ósseo tende a comprimir-se paralelamente ao eixo de tumores altamente celulares, o osteoide tende a permanecer curvilíneo, como se mantivesse algum potencial primitivo de formação lacunar. Isto constitui o tipo osteoblástico de osteossarcoma. Também são encontrados graus variáveis de proliferação de fibroblastos anaplásicos e, na ausência de osteoide ou osso tumoral significativo, quando estas células predominam, a lesão é designada como um tipo fibroblástico de osteossarcoma. Alguns tumores apresentam ocasionalmente áreas de tecido mixomatoso neoplásico e cartilagem. É suposto que, mesmo que uma lesão seja composta principalmente por cartilagem maligna, deve ser diagnosticada como osteossarcoma se puderem ser identificados osteoblastos malignos e osteoide tumoral ou osso, uma vez que o curso da lesão será provavelmente o de um osteossarcoma e não o de um condrossarcoma.

As células gigantes do tipo osteoclastos podem estar presentes, mas só raramente são uma caraterística proeminente. A produção de osteoide e osso pode variar de pequenos focos dispersos a feixes e trabéculas densamente compactados, irregulares e entrelaçados, mal formados e irregularmente calcificados, com relativamente pouco estroma interveniente. A vascularização é geralmente relativamente rica e os canais podem variar desde o tamanho de capilares até estruturas cavernosas bastante grandes.

A mitose não é comum, mas pode não ser encontrada em todos os tumores, mesmo quando é efectuada uma pesquisa cuidadosa. Do mesmo modo, os tumores demonstram normalmente um crescimento sem restrições, mas muitos apresentam uma condensação de tecido conjuntivo na periferia, com o aspeto de pseudoencapsulação. Frequentemente, mesmo num osteossarcoma que esteja a produzir osso tumoral abundante e densamente calcificado, a periferia da massa tumoral será rica em células tumorais e terá apenas uma calcificação escassa ou nenhuma calcificação.

Diferentes estudos mostraram uma predominância diferente dos subtipos histológicos. Num estudo, a informação relativa ao tipo histológico estava disponível em 316 casos. Os principais tipos foram condroblástico (41%), osteoblástico (33%) e fibroblástico (26%).[81] Enquanto que o tipo histológico predominante foi o osteoblástico (63%), seguido dos tipos fibroblástico (3 casos), telangiático (2 casos) e misto (2 casos) em estudo sobre osteossarcoma do crânio.[100]

Cerca de metade dos osteossarcomas eram (48%) condroblásticos, 29% eram osteoblásticos e os restantes 23% eram de variante fibroblástica.[104]

Os principais tipos foram osteoblásticos (80%), fibroblásticos (34%) e condroblásticos (10%) no estudo efectuado por Garrington e seus colaboradores.[99]

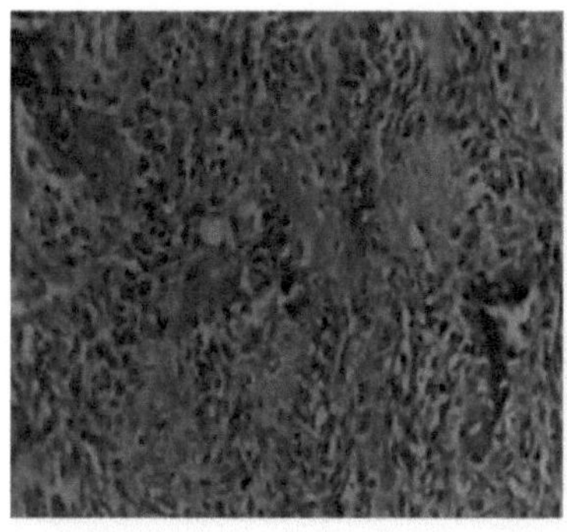

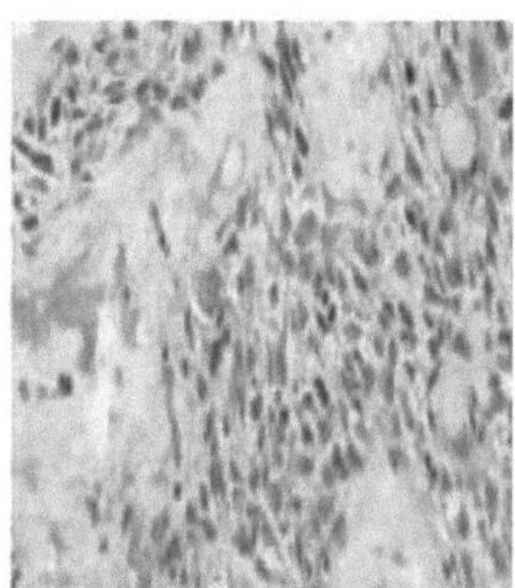

Classificação:

Os osteossarcomas são principalmente classificados de acordo com o método de Borders. A celularidade e a atipia nuclear são utilizadas como critérios básicos na classificação do tumor. Os tumores mais diferenciados são os de Grau 1 e Grau 2 e os menos diferenciados são os de Grau 3 e Grau 4. A maioria dos casos ossos longos é de alto grau, sendo 85% de grau 3 ou 4, de acordo com o sistema de Border. Vários estudos sugerem que os osteossarcomas dos maxilares têm uma menor incidência de malignidade de alto grau.

Os osteossarcomas bem diferenciados (grau 1 e grau 2) são raros nos ossos longos, enquanto 44% dos sarcomas dos maxilares são de grau 2. Esta diferença pode ser parcialmente responsável pelo melhor prognóstico dos doentes com sarcomas dos maxilares. No entanto, esta diferença também pode levar a um diagnóstico erróneo de algumas lesões benignas e a um tratamento inadequado.[104,105]
Estadiamento: O objetivo do estadiamento dos tumores é estratificar os grupos de risco. O sistema de estadiamento convencional utilizado para outros tumores sólidos não é apropriado para os tumores esqueléticos porque estes tumores raramente envolvem gânglios linfáticos ou se disseminam regionalmente.

O sistema de estadiamento do osteossarcoma pode ser resumido da seguinte forma

- Fases

- Estádio I - lesões de baixo grau
- Estádio II - lesões de alto grau
- Estádio III - doença metastática

- Sub-fases

- A- lesão intramedular
- B- Disseminação extramedular local

TRATAMENTO

O tipo de tratamento dependerá da posição e do tamanho do cancro, se este se espalhou, do grau do cancro e do seu estado de saúde geral. A cirurgia é uma parte muito importante do tratamento e é utilizada para remover o tumor do osso. Se a cirurgia não for possível, pode ser utilizada a radioterapia. A quimioterapia é utilizada na maioria das pessoas com osteossarcoma. É frequentemente administrada para reduzir o tumor antes da cirurgia.

Cirurgia

- Foram introduzidas grandes melhorias na cirurgia do cancro ósseo. No passado, era frequentemente necessário remover o membro se fosse detectado cancro. Atualmente, no entanto, é muitas vezes possível remover apenas a parte afetada do osso e algum do tecido saudável à sua volta. O osso é então substituído por um substituto metálico especialmente concebido (prótese) ou por um enxerto ósseo (osso retirado de outra parte do corpo). Se o cancro afetar um osso numa articulação ou perto dela, a articulação inteira pode muitas vezes ser substituída por um osso artificial. Estas operações são conhecidas como cirurgia de reparação de membros.

- Infelizmente, nem sempre é possível recorrer a uma cirurgia que poupa o membro e, por vezes, a remoção de todo o membro afetado (amputação) pode ser a única forma de tratar o cancro. Isto deve-se frequentemente ao facto de o cancro se espalhar do osso para os nervos e vasos sanguíneos à sua volta.

■ O tipo de cirurgia a que será submetido dependerá de uma série de factores. O seu cirurgião discutirá consigo os diferentes tipos de cirurgia antes de tomar qualquer decisão sobre o seu tratamento.

■ Muitas vezes é útil falar com alguém que tenha sido submetido à mesma operação a que vai ser submetido. O pessoal médico e de enfermagem poderá providenciar isso para si. Nalgumas enfermarias, poderá estar disponível um conselheiro especial para discutir quaisquer preocupações que possa ter

Quimioterapia

■ Este é um tratamento importante para a maioria das pessoas com osteossarcoma, uma vez que pode melhorar significativamente os resultados do tratamento cirúrgico. Normalmente, é administrada antes da cirurgia e pode encolher os tumores grandes o suficiente para evitar a necessidade de amputação. O curso da quimioterapia continua após a cirurgia para destruir quaisquer células cancerígenas remanescentes e impedir que o sarcoma se espalhe para fora do osso - isto é conhecido como quimioterapia adjuvante.

Radioterapia

■ Os osteossarcomas não são muito sensíveis ao tratamento com radiação, pelo que a radioterapia não é frequentemente utilizada para tratar este tipo de tumor. No entanto, pode ser administrada após a cirurgia para destruir quaisquer células cancerígenas remanescentes ou se um membro tiver fracturado e o risco de propagação do cancro for maior, especialmente para os tecidos circundantes.

■ A radioterapia pode provocar efeitos secundários gerais, como enjoos (náuseas) e cansaço. Estes efeitos secundários podem ser ligeiros ou mais incómodos, consoante a intensidade da dose de radioterapia e a duração do tratamento.

O prognóstico continua a ser grave. Vários estudos indicam uma taxa de sobrevivência de 30% a 50%. Foram registadas taxas de sobrevivência de até 80% para doentes que receberam uma cirurgia radical inicial . Os doentes que têm uma boa resposta histopatológica à quimioterapia neoadjuvante têm um melhor prognóstico do que aqueles cujos tumores não respondem tão favoravelmente. O prognóstico também depende consideravelmente da condição do paciente e da lesão quando o tratamento é instituído.

Comportamento Biológico do Osteossarcoma

Um osteossarcoma cresce de forma radial, formando uma massa semelhante a uma bola. Quando penetra no córtex ósseo, comprime os músculos circundantes numa camada pseudocapsular designada por "zona reactiva". Os nódulos tumorais que representam microextensões da massa primária invadem a zona reactiva. Estes nódulos são designados por "satélites". Toda a massa tumoral, incluindo a zona reactiva (satélites), tem de ser ressecada para garantir a remoção de todo o tumor grosseiro. Assim, a margem cirúrgica deve ser ampla. O tumor pode metastizar regionalmente (dentro da mesma extremidade) ou sistemicamente (para outros órgãos, como o pulmão). Com a metástase, o prognóstico piora dramaticamente. Os nódulos tumorais que crescem fora do bordo reativo, mas dentro do mesmo osso ou através de uma articulação vizinha, são designados por "lesões saltadas" e representam metástases regionais intra-ósseas ou transarticulares, respetivamente As metástases sistémicas têm uma predileção pelos pulmões. Os ossos são o segundo local mais comum de metástases e, normalmente, só são afectados após a ocorrência de metástases pulmonares. As metástases ósseas à distância representam o último estádio da doença e estão associadas ao pior prognóstico.

CHONDROSARCOMA29,39,106,107,108,109,110

O condrossarcoma é um cancro maligno cujas células tumorais produzem uma cartilagem hialina pura que resulta num crescimento anormal do osso e/ou da cartilagem. As pessoas que têm condrossarcoma têm um crescimento tumoral, ou um tipo de protuberância óssea anormal, que pode variar em tamanho e localização. O termo condrossarcoma é utilizado para definir um grupo heterogéneo de lesões com caraterísticas morfológicas e comportamento clínico diversos. O condrossarcoma primário (ou condrossarcoma convencional) desenvolve-se geralmente de forma central num osso previamente normal

Fisiopatologia: O condrossarcoma é um tumor maligno de origem cartilaginosa, no qual a formação da matriz tumoral é inteiramente de natureza condroide.

Etiologia:

- Certas condições hereditárias podem tornar as pessoas mais susceptíveis aos condrossarcomas. Estas incluem a Doença de Ollier, a Síndrome de Maffucci, as Exostoses Hereditárias Múltiplas (MHE, também conhecidas como osteocondromatoses) e o Tumor de Wilms. As pessoas afectadas por estas doenças correm um risco mais elevado porque normalmente desenvolvem vários tumores ósseos benignos (por vezes chamados esporões ósseos no caso da MHE), que têm uma maior probabilidade de se tornarem malignos. As pessoas com estas doenças hereditárias que sofrem surtos de crescimento súbito ou aumentos na produção hormonal, como a gravidez, têm um risco ligeiramente superior de um tumor ósseo benigno se transformar num condrossarcoma. Estes doentes devem ser seguidos por um especialista em tumores ósseos durante toda a sua vida.

- As alterações genéticas específicas do condrossarcoma continuam a ser investigadas exaustivamente. Diferentes condrossarcomas têm demonstrado anomalias em vários genes supressores de tumores, oncogenes e factores de transcrição, incluindo TP53, RAS, EXT1, EXT2 e Sox9.

- Foi demonstrado que um número de cromossomas está afetado nos condrossarcomas, quer por perda quer por ganho de informação genética, muitos deles com implicações no prognóstico ou no significado clínico. Por exemplo, as alterações de 6q13~q21 no condrossarcoma parecem estar associadas a um comportamento localmente agressivo, a perda de 13q pode ser um indicador de metástases, a amplificação de c-MYC e a polissomia 8 podem ser utilizadas para fins de prognóstico e a sobreexpressão do gene STK15 pode desempenhar um papel na progressão do tumor, particularmente no condrossarcoma desdiferenciado, e pode ser utilizada como fator de prognóstico para identificar doentes com elevado risco de desenvolvimento de recidiva local ou metástases à distância

TIPOS

1. Os condrossarcomas podem ser classificados de acordo com a sua localização no osso (ou seja, central, periférica, periosteal)

2. As lesões são designadas como primárias quando surgem de novo ou como secundárias quando ocorrem dentro de uma lesão pré-existente, como um encondroma ou osteocondroma.

3. Os tumores são ainda classificados por grau :

- Os tumores de grau I (ou "baixo grau") assemelham-se mais à cartilagem normal, mas podem rodear áreas de osso lamelar (o que não se observa nas lesões benignas) ou apresentar células atípicas, incluindo formas binucleadas (células com dois núcleos em vez de um)

- Os de grau II (ou "grau intermédio") são mais celulares, com um maior grau de atipia nuclear, hipercromasia e tamanho nuclear.

- Os tumores de grau III (ou "alto grau") apresentam áreas significativas de pleomorfismo acentuado, células grandes com núcleos mais hipercromáticos do que no grau II, células gigantes ocasionais e necrose abundante. As mitoses são frequentemente detectadas.

4. Os condrossarcomas também podem ser classificados pelo seu subtipo histológico:

Os condrossarcomas de células claras são tumores de baixo grau com quantidades significativas de glicogénio. Envolvem normalmente a porção proximal do fémur, da tíbia ou do úmero. Histologicamente, as células têm um citoplasma claro abundante embebido numa matriz cartilaginosa hialina solta e um padrão de crescimento infiltrativo. As radiografias mostram um defeito lítico na extremidade epifisária dos ossos longos, nitidamente demarcado com margens escleróticas. Apresentam uma baixa taxa de recorrência e um bom prognóstico com uma ressecção ampla.

Os condrossarcomas mesenquimais são tumores altamente agressivos que são radiográfica e histologicamente distintos dos tipos convencionais e desdiferenciados. Localizam-se excentricamente no osso e estendem-se normalmente aos tecidos moles. Esta variante de condrossarcoma é caracterizada por um padrão bimórfico composto por pequenas células redondas altamente indiferenciadas e ilhas de cartilagem hialina bem diferenciada. Este tumor afecta normalmente jovens adultos e adolescentes e apresenta uma distribuição generalizada no esqueleto. Os ossos craniofaciais, as costelas, o ílio e as vértebras são os locais mais comuns. O tratamento consiste numa cirurgia radical combinada com quimioterapia.

Os condrossarcomas desdiferenciados representam cerca de 10% de todos os condrossarcomas. Os locais mais comuns de envolvimento são os ossos da pélvis, o fémur e o úmero. Este tumor é uma variedade distinta de condrossarcoma que contém dois componentes claramente definidos: um tumor de cartilagem bem diferenciado (encondroma ou condrossarcoma de grau I e II) justaposto a um sarcoma não cartilaginoso de alto grau. São mais frequentemente encontrados nos ossos do fémur, da pélvis ou do úmero, embora também possam ocorrer na cabeça, coluna vertebral, mama e próstata. Histologicamente, existe uma transição abrupta típica entre os dois componentes, cartilaginoso e não cartilaginoso; ambos os componentes tumorais são evidentes em proporções variáveis. O componente maligno não-cartilaginoso é mais frequentemente o histiocitoma fibroso maligno, o osteossarcoma ou o fibrossarcoma, embora tenham sido registados outros tumores malignos como componente diferenciado. Os componentes cartilaginosos e não cartilaginosos são frequentemente adjacentes, e o termo "colisão de dois tumores" tem sido aplicado a esta lesão. Radiograficamente, o tumor produz uma lesão intra-óssea, lítica e mal definida, associada a rutura da cortical e extensão para os tecidos moles.

Frequência:

- A taxa de incidência do condrossarcoma depende da idade do doente, atingindo um pico de 8 casos por 1 milhão de habitantes na faixa etária dos 80-84 anos. A incidência em crianças é baixa. A maioria dos tumores surge em doentes com mais de 40 anos
- Existe uma ligeira predileção pelo sexo masculino, com um rácio homem-mulher de 1,52:1.
- A faixa etária é ampla, mas a maioria dos casos ocorre em doentes com mais de 40 anos.
- Os tumores são predominantemente axiais e envolvem mais frequentemente os ossos pélvicos, o fémur, o úmero, as costelas, a escápula, o esterno ou a coluna vertebral. Nos ossos tubulares, a metáfise é o local de origem mais comum. A metáfise proximal é mais frequentemente afetada do que a extremidade distal do osso.

Dados clínicos: O sintoma mais comum na apresentação é a dor, que é frequentemente presente durante meses e tipicamente de carácter baço. Pode ser pior à noite. Pode haver inchaço local e, quando o tumor ocorre perto de uma articulação, pode haver derrame ou restrição de movimentos. A duração média dos sintomas antes da apresentação é de 1-2 anos. O tumor pode ocasionalmente ocorrer como uma fratura patológica

Investigações

Radiografia

As radiografias mostram tipicamente uma lesão lúcida, que contém frequentemente calcificação da matriz, particularmente em tumores bem diferenciados. O grau de organização da calcificação da matriz pode ser correlacionado com o grau do tumor. Os tumores agressivos contêm calcificações irregulares e têm frequentemente grandes áreas sem qualquer calcificação. As lesões bem diferenciadas tendem a ter uma matriz mais desenvolvida com o aspeto típico de anéis e arcos.

A margem das lesões intramedulares é determinada pelo grau de agressividade do tumor, sendo frequentemente mal definida. A vieira endosteal pode estar presente, e quando a sua profundidade é superior a dois terços da espessura normal do córtex

A destruição da cortical e/ou uma massa de tecido mole são indicadores da natureza maligna do tumor. A destruição da calcificação da matriz que era previamente visível num encondroma é também um indicador de transformação maligna.

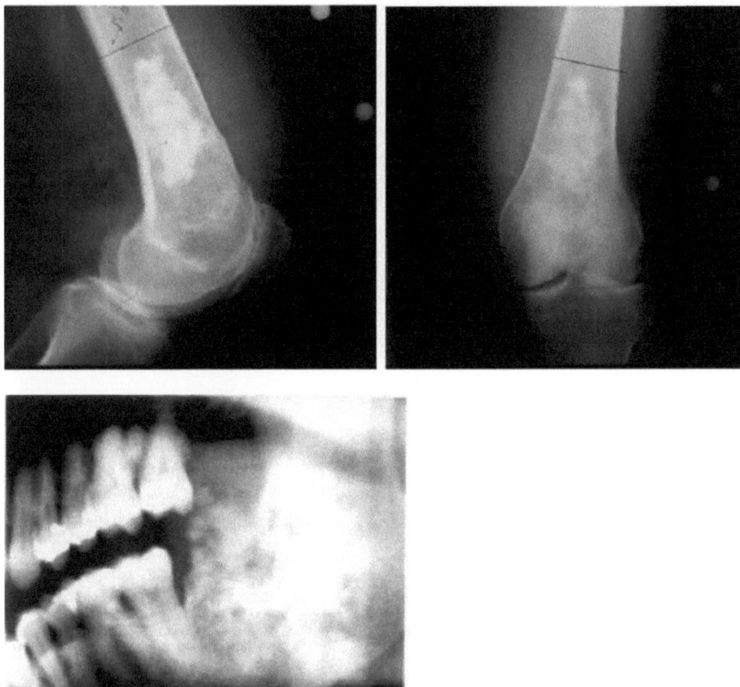

Cintilografia óssea

Uma cintigrafia óssea de todo o corpo também pode ser útil para distinguir entre tumores benignos e malignos e para identificar se está envolvido mais do que um osso (embora o envolvimento de vários ossos seja raro nos condrossarcomas). Este exame funciona através da injeção de uma pequena quantidade de material radioativo na corrente sanguínea e da obtenção de imagens utilizando uma câmara gama para detetar a captação de material radioativo. As lesões demonstradas na cintilografia óssea podem ser comparadas com controlos internos. As lesões que demonstram um maior grau de captação têm maior probabilidade de serem de grau histológico mais elevado.

A tomografia axial **computorizada** (TAC) pode ajudar a determinar a extensão da destruição óssea e a delinear melhor a arquitetura óssea. A TC também ajuda a compreender melhor as calcificações intralesionais.

A Ressonância Magnética (RM) pode ser útil na diferenciação entre lesões benignas e malignas de várias formas. Em primeiro lugar, o grau em que o tumor preenche o canal medular pode ser útil. Um envolvimento medular superior a 90% pode ser sugestivo de condrossarcoma. Além disso, o momento e a progressão dos padrões de realce pelo contraste de gadolínio podem ajudar a orientar o clínico para o diagnóstico de malignidade ou não O realce precoce (dentro de 10 segundos do realce arterial) pode ser observado no condrossarcoma, mas não no encondroma **Histopatologia**

Na análise microscópica, os condrossarcomas de grau inferior exibem quantidades crescentes de áreas relativamente acelulares fortemente calcificadas, bem como regiões de maior atividade que exibem células cartilagíneas imaturas com múltiplos núcleos. Em contraste, as lesões de grau mais elevado tendem a albergar regiões de células malignas hipercromáticas densamente compactadas. Por vezes, pode haver dificuldade em determinar se estas células são verdadeiramente de origem cartilaginosa. Em algumas regiões, as alterações mixomatosas e as áreas altamente degenerativas podem impossibilitar a identificação.

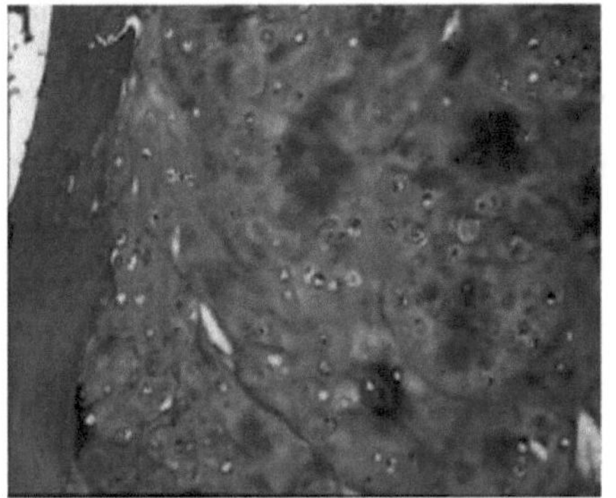

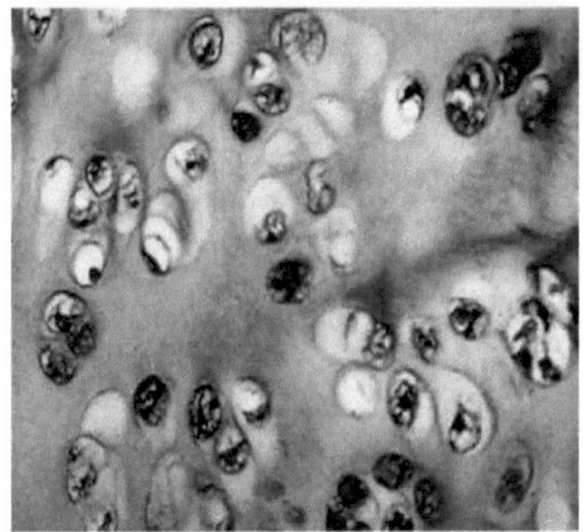

Tratamento

No caso de tumores da cartilagem assintomáticos e de aparência benigna (ou seja, encondroma), os doentes são normalmente seguidos com uma avaliação clínica e radiografias sequenciais com um intervalo de 3, 6 e 12 meses. Este procedimento é continuado, exceto se houver uma alteração nos resultados do exame clínico ou no aspeto radiográfico da lesão em diferentes momentos. Os encondromas sintomáticos (ou seja, os que causam dor, desconforto ou são desfigurantes, mas não apresentam indícios de malignidade) podem ser tratados com um procedimento relativamente não invasivo, que envolve a curetagem da lesão no interior do osso com a colocação de um enxerto ósseo. As fracturas através do tumor (designadas por fracturas patológicas) podem ser tratadas com um tratamento simultâneo ou faseado da fratura e da lesão, se houver preocupação com o risco de recorrência da fratura patológica.

A ressecção cirúrgica continua a ser o principal e mais bem sucedido meio de tratamento dos condrossarcomas. A decisão relativa à extensão da ressecção cirúrgica e à terapêutica adjuvante depende das caraterísticas clínicas e histológicas da lesão. A radiação de feixe de protões é geralmente reservada para tumores refractários em áreas anatómicas de alto risco, como a base do crânio e o esqueleto axial.

A irradiação pode ser útil em doentes mais jovens ou em doentes com doença metastática, em que a cirurgia causaria uma morbilidade inaceitável ou seria tecnicamente impossível. Este aspeto continua a ser controverso. A quimioterapia citotóxica é ineficaz contra os condrossarcomas tradicionais, mas pode ter um papel no subtipo desdiferenciado ou na doença em estádio IV. Não existem regimes estabelecidos para estes casos. Para os doentes que desenvolveram doença metastática pulmonar, pode ser indicado o tratamento num ensaio clínico num centro de Sarcoma, ou com quimioterapia convencional, se apropriado para o doente.

Taxas de sobrevivência:

	Cinco anos Sobrevivência	**Metastático Potencial**	**Taxa de recorrência**
Grau I	90%	0%	Baixo
Grau II	81%	10-15%	Justo
Grau III	29%	>50%	Elevado
Desdiferenciado	<10% (1 ano)	A maioria	Elevado

SARCOMA DE EWING[29,39,111]

O sarcoma de Ewing/tumor neuroepitelial primitivo é uma doença rara em que as células cancerígenas (malignas) se encontram no osso. O sarcoma de Ewing, um tumor ósseo primário altamente maligno que deriva da medula óssea vermelha, foi descrito pela primeira vez por James Ewing em 1921.

Frequência

- A incidência anual do sarcoma de Ewing é inferior a 2 casos por 1 milhão de crianças.

- O sarcoma de Ewing ocorre predominantemente em brancos e, em menor grau, em negros e asiáticos. Esta doença é rara em crianças negras e chinesas.

- Os homens são mais frequentemente afectados do que as mulheres, com uma relação de aproximadamente 1,5:1.

- O sarcoma de Ewing ocorre mais frequentemente em crianças e adolescentes com idades compreendidas entre os 4 e os 15 anos e raramente se desenvolve em adultos com mais de 30 anos. Embora o sarcoma de Ewing seja pouco frequente em indivíduos mais velhos, foi registado em pessoas com idades compreendidas entre os 60 e os 70 anos. O sarcoma de Ewing é o tumor ósseo maligno mais letal e o segundo mais comum em doentes jovens.

- As zonas mais comuns em que ocorre são a pélvis, o osso da coxa (fémur), o osso do braço (úmero) e as costelas.

Detalhes clínicos

O sarcoma de Ewing é raro, pelo que não é recomendado um programa de rastreio. O sintoma mais importante e mais precoce é a dor, que inicialmente é intermitente, mas que se torna intensa. A dor pode irradiar para os membros, sobretudo nos tumores da região vertebral ou pélvica. Os sinais neurológicos, como os sinais das raízes nervosas e a compressão da medula, estão presentes em 50% dos doentes com envolvimento do esqueleto axial. Raramente, um doente pode ter uma fratura patológica.

Ocasionalmente, o quadro clínico pode incluir febre remitente, anemia ligeira, leucocitose e uma taxa de sedimentação de eritrócitos (ESR) elevada. Pode também observar-se um aumento dos níveis séricos de desidrogenase láctica (LDH) e perda de peso. Os sintomas duram normalmente algumas semanas a alguns meses. Eventualmente, a maioria dos doentes apresenta uma grande massa palpável, que cresce rapidamente, com um inchaço local tenso e sensível. Os doentes com sarcoma de Ewing são normalmente classificados em 1 de 2 grupos e o tumor é classificado como doença localizada ou metastática. O prognóstico é altamente afetado pelo grupo a que o doente é atribuído. Alguns factores de prognóstico podem ser utilizados para subdividir a classificação da doença local num grupo de alto risco e num grupo de baixo risco.

Explicação da fase

Estádios do sarcoma de Ewing/tumor neuroepitelial primitivo

Uma vez detectado o sarcoma de Ewing/tumor neuroepitelial primitivo, serão efectuados mais exames para descobrir se as células cancerosas se espalharam para outras partes do corpo. A isto chama-se estadiamento. A maioria dos doentes é agrupada consoante o cancro se encontre apenas numa parte do corpo (doença localizada) ou se o cancro se espalhou de uma parte do corpo para outra (doença metastática). Os grupos seguintes são utilizados para o sarcoma de Ewing/tumor primitivo neuroepitelial:

Localizado

Não foi demonstrado que as células cancerígenas se espalharam para além do osso onde o cancro começou ou encontram-se apenas no osso e nos tecidos próximos.

Metastático

As células cancerosas espalharam-se do osso onde o cancro começou para outras partes do corpo. O cancro espalha-se mais frequentemente para o pulmão, outros ossos e medula óssea. A disseminação do cancro para a linfa ou para o sistema nervoso central (cérebro e medula espinal) é menos frequente.

Recorrente

Doença recorrente significa que o cancro voltou (recidivou) depois de ter sido tratado. Pode voltar nos tecidos onde começou ou pode voltar noutra parte do corpo.

CARACTERÍSTICAS HISTOLÓGICAS

O tumor é composto por placas de células tumorais compactas, pequenas e redondas, com tamanho nuclear uniforme e citoplasma escasso. As trabéculas de estroma fibroso podem atravessar o tumor, dividindo as placas de células tumorais em pequenos agregados. Cerca de 80% dos tumores de Ewing têm células tumorais cujo citoplasma é rico em glicogénio. Este facto pode ser demonstrado com a coloração PAS (ácido periódico de Schiff). Isto é útil para distinguir este tumor de outros tumores de pequenas células, a maioria dos quais não tem glicogénio.

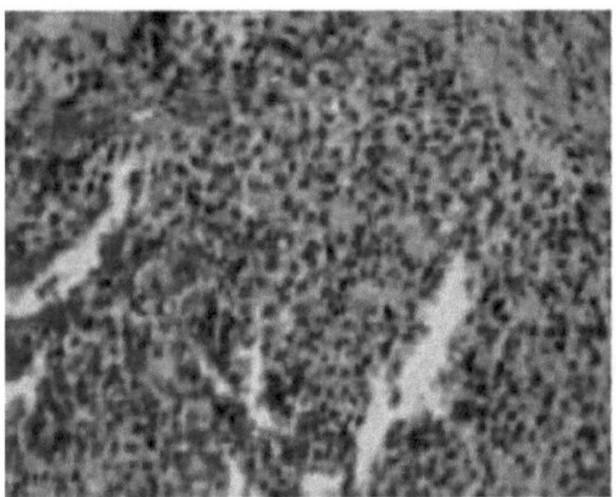

Investigações

Radiografia

Tanto os ossos longos como os ossos chatos são afectados pelo sarcoma de Ewing, uma vez que nenhum osso é imune ao desenvolvimento do tumor. Nos ossos longos, o tumor é quase sempre metafisário ou diafisário. Mais frequentemente, as radiografias mostram uma lesão lítica longa e permeável na metadiáfise e na diáfise do osso, com uma massa de tecido mole proeminente que se estende a partir do osso.

As lesões escleróticas são menos comuns, mas podem ocorrer em cerca de 25% dos casos. As radiografias simples dos ossos longos podem mostrar uma lesão com margens mal definidas que está a destruir o osso. A lesão pode invadir a cortical óssea, embora o sarcoma de Ewing também possa atravessar o sistema haversiano e causar uma grande massa de tecidos moles fora do osso, apesar da ausência de destruição da cortical. Este fenómeno é observado em cerca de 50% dos doentes com sarcoma de Ewing. Uma reação periosteal está normalmente presente e tem frequentemente um padrão em forma de casca de cebola ou de explosão solar, o que indica um processo agressivo.

Em alguns doentes, podem estar presentes triângulos de Codman nas margens da lesão. Estes resultam da elevação do periósteo e da destruição central da reação periosteal causada pelo tumor. Em casos raros, a lesão não é visível nas radiografias simples.

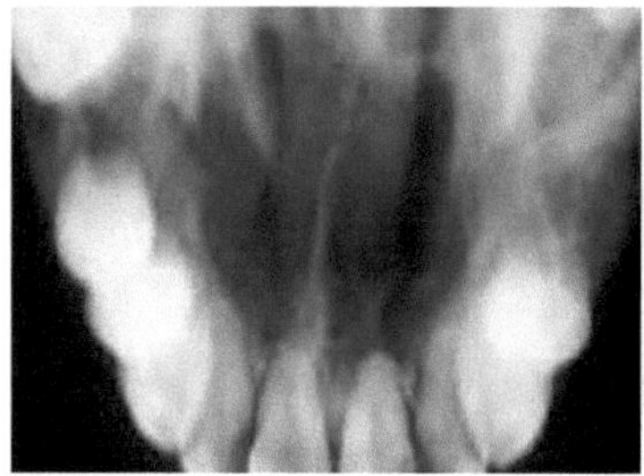

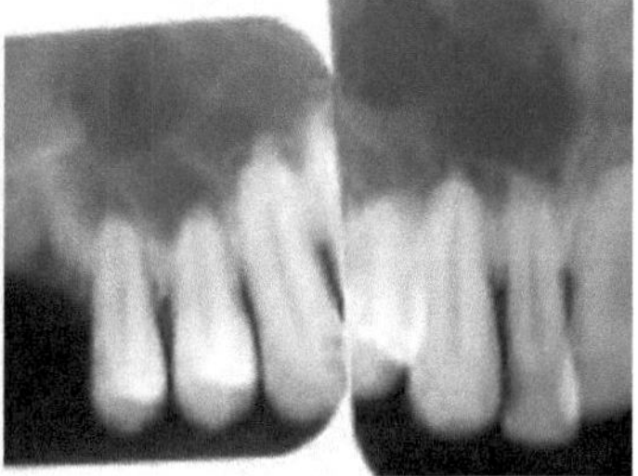

TAC

A tomografia computorizada ajuda a definir a destruição óssea que está associada ao sarcoma de Ewing. O tamanho do tumor pode ser avaliado com uma tomografia computorizada com contraste, que pode ser utilizada na avaliação de seguimento durante a quimioterapia.

RMN

A ressonância magnética é essencial para esclarecer o envolvimento dos tecidos moles

Visão geral das opções de tratamento

Existem tratamentos para todos os doentes com sarcoma de Ewing/tumor neuroepitelial primitivo. São utilizados três tipos de tratamento:

Em certos casos, pode ser utilizada **uma cirurgia** para tentar remover o cancro e parte do tecido que o rodeia. A cirurgia também pode ser utilizada para remover qualquer tumor que tenha restado após a quimioterapia ou radioterapia.

Radioterapia A radiação para o sarcoma de Ewing/tumor neuroepitelial primitivo provém normalmente de uma máquina exterior ao corpo (radiação externa therapy). Os ensaios clínicos estão a avaliar a radiação administrada no interior do corpo durante a cirurgia (radioterapia intra-operatória).

Quimioterapia. Para o tratamento do sarcoma de Ewing/tumor neuroepitelial primitivo, recorre-se frequentemente à cirurgia ou à radiação para remover o tumor local, sendo depois administrada quimioterapia para matar as células cancerígenas que permanecem no organismo.

Tratamento por fase

O tratamento do sarcoma de Ewing/tumor neuroepitelial primitivo depende da localização do cancro, da extensão da sua propagação, do estádio da doença, da idade e do estado geral de saúde do doente.

Um doente pode receber um tratamento que é considerado padrão com base na sua eficácia num certo número de doentes em estudos anteriores, ou pode optar por participar num ensaio clínico. Nem todos os doentes ficam curados com a terapia padrão e alguns tratamentos padrão podem ter mais efeitos secundários do que os desejados. Por estas razões, os ensaios clínicos são concebidos para encontrar melhores formas de tratar os doentes com cancro e baseiam-se nas informações mais actualizadas. Os ensaios clínicos para o sarcoma de Ewing/tumor neuroepitelial primitivo estão a decorrer em muitas partes do país.

Sarcoma de Ewing localizado/tumor neuroepitelial primitivo

O tratamento para o sarcoma de Ewing localizado/tumor neuroepitelial primitivo depende do local onde o cancro se encontra no corpo.

Se o cancro estiver localizado no osso abaixo do cotovelo ou do joelho ou na mandíbula, crânio, face, omoplata, clavícula ou segmentos da coluna vertebral, o tratamento pode ser um dos seguintes:

a) Quimioterapia combinada

b) Cirurgia e quimioterapia combinada.

c) Radioterapia e quimioterapia combinada.

d) Um ensaio clínico de quimioterapia e de novos métodos de radioterapia.

e) Um ensaio clínico de quimioterapia seguido de cirurgia, com ou sem radioterapia .

Sarcoma de Ewing metastático/tumor neuroepitelial primitivo

O tratamento pode ser um dos seguintes:

a) Quimioterapia combinada.

b) Radioterapia e quimioterapia combinada.

c) Quimioterapia combinada com cirurgia para remover o cancro que se espalhou para os pulmões.

d) Os ensaios clínicos estão a avaliar novas doses e combinações de quimioterapia com ou sem tratamento de radiação.

Sarcoma de Ewing recidivante/tumores neuroepiteliais primitivos O tratamento depende do local onde o cancro recidivou, da forma como o cancro foi tratado anteriormente e de factores individuais do doente. Pode ser efectuado um tratamento de radiação para reduzir os sintomas. Os ensaios clínicos estão a testar novos tratamentos.

LINFOMA DE BURKITT[29,39,91]

O linfoma de Burkitt é um linfoma não-Hodgkin de alto grau que é endémico em África e ocorre apenas esporadicamente na América do Norte e na Europa Ocidental. Foi reconhecido pela primeira vez em 1958 por Dennis Burkitt no Uganda como uma doença maligna da mandíbula que ocorria com elevada frequência em crianças africanas.

Tanto as formas esporádicas como endémicas do linfoma de Burkitt são caracterizadas por uma translocação da parte distal do cromossoma 8 para o cromossoma 14. Esta translocação pode estar diretamente envolvida no aumento da proliferação das células tumorais do linfoma de Burkitt, que demonstrou ter a taxa de proliferação mais elevada de todos os linfomas de Burkitt.

qualquer neoplasia nos seres humanos, com um tempo de duplicação potencial de 24 horas e uma fração de crescimento de quase 100%.

Caraterísticas clínicas:

- Representa 50% de todos os tumores malignos infantis.
- Tem um pico de incidência entre os 3 e os 8 anos de idade e uma predominância masculina de 2:1. As formas esporádicas afectam um grupo etário ligeiramente mais velho, com uma idade média de 11 anos, sem predileção pelo sexo.
- A maioria dos casos ocorre em brancos.
- A forma endémica envolve a mandíbula, a maxila e o abdómen, com envolvimento extranodal do retroperitoneu, rins, fígado, ovários e glândulas endócrinas. A forma esporádica apresenta-se mais frequentemente como uma massa abdominal envolvendo os gânglios linfáticos mesentéricos ou a região ileocecal, muitas vezes com obstrução intestinal, sendo menos frequente o envolvimento do retroperitoneu, das gónadas e de outras vísceras.
- O genoma do vírus Epstein-Barr pode ser detectado em 95% dos casos endémicos, mas apenas em 10% dos casos esporádicos.
- Quando a mandíbula ou o maxilar estão envolvidos, o foco inicial é geralmente na região posterior, mais frequentemente no maxilar do que na mandíbula. Os tumores na forma esporádica parecem mais localizados, enquanto que na forma endémica, envolvem geralmente os quatro quadrantes.
- Os sinais habituais associados às lesões dos maxilares são uma massa intra-oral em expansão e a mobilidade dos dentes. Ocasionalmente, a dor e a parestesia estão presentes juntamente com a dor de dentes.

Caraterísticas radiográficas:

Observa-se uma destruição óssea mal marginada e comidas pelas traças. O córtex pode estar expandido, erodido ou perfurado, com envolvimento dos tecidos moles.

Caraterísticas histológicas:

O linfoma de Burkitt é uma proliferação neoplásica de células B que contém antigénios de diferenciação da linhagem B na superfície das células e imunoglobulina monoclonal de superfície. A proliferação é extremamente monomórfica, composta por linfócitos de tamanho médio com núcleos redondos e 3-5 pequenos nucléolos basófilos. Ao longo da proliferação linfoide encontram-se numerosos macrófagos dispersos que contêm detritos nucleares, contribuindo para o chamado aspeto de céu estrelado.

Diagnóstico diferencial histológico:

Linfoma não-Hodgkin, carcinoma indiferenciado e sarcoma, neuroblastoma metastático e leucemia aguda.

Tratamento:

É extremamente sensível à quimioterapia combinada devido à sua elevada taxa de proliferação.

CARCINOMA METASTÁTICO[93]

A neoplasia maligna mais comum que afecta os ossos do esqueleto é o carcinoma metastático. No entanto, a doença metastática para a mandíbula e maxila é pouco comum; estima-se que 1% das neoplasias malignas metastizem para estes locais. Aproximadamente 80% dessas metástases ocorrem na mandíbula, 14% na maxila e 5% em ambos os maxilares. Ocasionalmente, são observados depósitos metastáticos na gengiva com uma aparência clínica que estimula o granuloma piogénico. Nos adultos, as metástases para os maxilares têm mais frequentemente origem em carcinomas primários da mama, nas mulheres, e do pulmão, nos homens. Outros locais primários comuns, por ordem decrescente de frequência, são a prostata, o TGI, o rim, o cólon e o reto.

Caraterísticas clínicas:

- Grupo etário mais velho, a maioria na quinta a sétima décadas de vida, com uma idade média de 45 anos
- Na mandíbula, a região pré-molar-molar, o ângulo e o corpo da mandíbula são locais habitualmente afectados.
- Dor óssea. Afrouxamento dos dentes, parestesia labial, inchaço ósseo, massa gengival e fratura patológica podem ser clinicamente evidentes

Caraterísticas radiográficas:

Defeitos radiolúcidos e mal marginados. Alguns carcinomas metastáticos, nomeadamente os da prostata e da tiroide, são frequentemente caracterizados por um processo osteoblástico.

Histopatologia:

O aspeto histológico depende do tipo de tumor e do grau de diferenciação do tumor. O diagnóstico em casos difíceis pode ser verificado através da coloração com imunoperoxidase para a citoqueratina, que está presente em todas as células do carcinoma. Além disso, a coloração com imunoperoxidase para identificar marcadores específicos do tecido, como o antigénio específico da próstata, a fosfatase alcalina da próstata, a tiroglubulina ou a calcitonina, pode indicar uma origem primária na próstata ou na glândula tiroide. Os anticorpos para antigénios específicos de tumores que são reactivos em material fixado em formalina e incluído em parafina e capazes de indicar um local primário no pulmão, mama, cólon ou rim estão cada vez mais disponíveis e são muito úteis na identificação de tumores de origem desconhecida.

Diagnóstico diferencial:

Sarcoma anaplásico, linfoma e melanoma amelanótico.

Tratamento

O carcinoma metastático dos maxilares requer a identificação do local primário e o estadiamento do grau de envolvimento metastático, o que é útil para identificar se a metástase dos maxilares representa um foco solitário ou, como é frequentemente o caso, é apenas o sinal clínico de doença esquelética disseminada. Um foco único pode ser tratado por excisão cirúrgica ou quimiorradioterapia. As metástases esqueléticas generalizadas são geralmente um mau presságio e são tratadas paliativamente. O prognóstico dos doentes é grave, com uma taxa de sobrevivência de 5 anos de 10%.

LINFOMA ÓSSEO[112,113]

O linfoma primário do osso (LPB) é uma doença neoplásica maligna rara do esqueleto. Em 1939, foi descrito como uma condição clínica distinta por Parker e Jackson. Mais tarde, nesse mesmo ano, foi incluído na classificação dos tumores ósseos utilizada no Bone Sarcoma Registry bEwing, sob a designação de linfossarcoma de células do retículo. Em 1963, o termo PLB foi introduzido por Ivins e Dahlin.

Etiologia

A maioria (94%) dos casos de PLB resulta de linfoma não Hodgkin. No passado, a maioria das autoridades considerava que todos os casos de doença de Hodgkin no osso eram metastáticos. Atualmente, a doença de Hodgkin é relatada como ocorrendo como um tumor ósseo primário. Os tumores PLB produzem factores estimulantes dos osteoclastos que causam destruição óssea lítica.

Frequência

- O linfoma primário do osso constitui aproximadamente 5% de todos os linfomas não Hodgkin extranodais e 5-7% dos tumores ósseos primários
- São afectados doentes de todas as raças.
- O rácio entre homens e mulheres varia entre 1,5-2:1.

- Foram registados casos de PLB em doentes com 2 anos de idade e 88 anos. A incidência da doença distribui-se de forma bastante uniforme entre a segunda e a oitava décadas. Esta doença é rara em crianças com menos de 10 anos, tal como a maioria das neoplasias ósseas primárias.

Detalhes clínicos

A dor prolongada é o sintoma clínico habitual. Os doentes podem detetar uma área de inchaço no local da dor. Os critérios de diagnóstico, adoptados pela Organização Mundial de Saúde, incluem o seguinte

- Um foco primário num único osso
- Confirmação histológica
- Sem evidência, aquando do diagnóstico, de envolvimento de tecidos moles ou de gânglios linfáticos à distância. O envolvimento de gânglios linfáticos regionais aquando do diagnóstico não é considerado um critério de exclusão utilizando estes critérios. Atualmente, reconhece-se que a PLB pode envolver vários ossos, desde que os outros 2 critérios sejam cumpridos.

Atualmente, reconhece-se que a PLB pode envolver múltiplos ossos, desde que os outros 2 critérios sejam cumpridos.

Investigações

Radiografia

- As caraterísticas radiográficas mais comuns incluem o seguinte:

o Padrão lítico permeativo de destruição óssea

o Localização metadiafisária

o Reação periosteal

o Massa de tecido mole

- Alguns doentes (11%) apresentam lesões geográficas focais que podem ter um aspeto misto ou blástico.

- A localização pode ser epifisária, metafisária ou diafisária.
- Foram registadas lesões intracorticais.
- Ocasionalmente, as lesões típicas são suficientemente grandes para que os doentes apresentem uma fratura patológica (22%).
- A reação periosteal varia, desde uma única camada contínua a múltiplas camadas interrompidas. As camadas únicas ou múltiplas interrompidas foram o tipo mais comum de reação periosteal (52%).
- Foram registadas sequestros em 11-16% dos doentes com PLB.
- Uma outra caraterística pouco comum da PLB é o envolvimento de ossos adjacentes (4%).

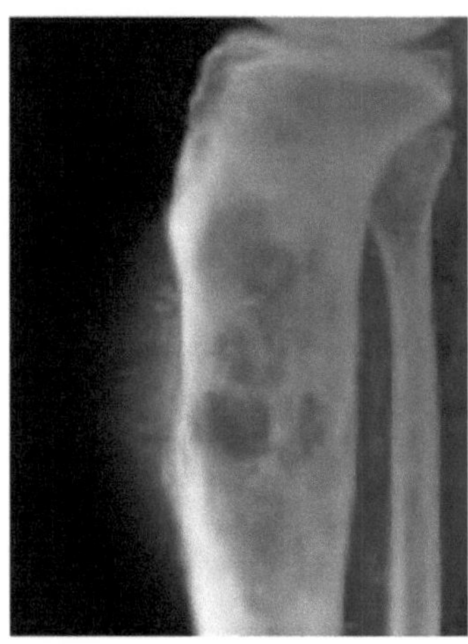

TAC

O padrão aparece como uma evidência extensa de doença dentro da cavidade medular associada a uma massa de tecido mole circundante, mas sem destruição cortical extensa. Este padrão foi relatado apenas em PLB, sarcoma de Ewing e mieloma.

RMN

As intensidades do sinal de RM são inespecíficas, com sinal tipicamente mais baixo do que o músculo em sequências ponderadas em T1 e mais alto ou mais brilhante do que o músculo em sequências ponderadas em T2.

Tratamento

O tratamento do PLB envolve normalmente radioterapia para controlar o tumor no osso afetado.

Em certos casos, pode ser necessária ou desejável uma intervenção cirúrgica para controlo da lesão óssea primária.

Normalmente, também são utilizados regimes quimioterapêuticos, que podem ser utilizados antes e/ou depois da radioterapia ou da cirurgia para controlar a lesão óssea primária. Estas decisões de tratamento são complexas e são tomadas em conjunto pelo cirurgião ortopédico, oncologista de radiação e oncologista médico.

TUMORES VASCULARES:[41]

HEMANGIOMAS

As localizações mais comuns dos hemangiomas ósseos são o crânio, as vértebras e os ossos maxilares. Quando envolvem ossos planos, ocorre uma trabeculação em forma de raio de sol devido à elevação do periósteo.

Os hemangiomas múltiplos são observados principalmente em crianças. Os hemangiomas do sacro em bebés são acompanhados por uma variedade de anomalias congénitas.

OSTEÓLISE MACIÇA (DOENÇA DE GORHAM)

Tem um carácter destrutivo, resultando na reabsorção de um osso inteiro ou de vários ossos e no preenchimento dos espaços residuais por um tecido fibroso fortemente vascularizado.

LYMPHANGIOMAS

A maioria dos casos são múltiplos e estão associados a tumores de tecidos moles. Outros nomes são angiomatose e hemolinfangiomatose hamartomatosa.

TUMOR DE GLOMUS

O tumor glômico dos tecidos moles sublinguais pode erodir o osso subjacente. Muito mais raro é a ocorrência de um tumor glômico puramente intraósseo envolvendo a falange terminal **HEMANGIOPERICITONA**

O diagnóstico diferencial inclui o hemangiopericitoma metastático das meninges, que é mais comum.

TUMOR MESENQUIMAL FOSFATÚRICO

Estes peculiares tumores do osso podem causar osteomalácia ou raquitismo através da produção de uma substância fosfatúrica renal que esgota os fosfatos corporais totais ao reduzir a reabsorção tubular de fosfatos. Esta substância é conhecida como fator de crescimento fibroblástico 23. Microscopicamente, apresenta focos de células em crescimento, produção de osteoide e áreas cartilaginosas pouco desenvolvidas.

HEMANGIOENDOTELIOMA EPITELÓIDE

A lesão óssea mais comum e mais destrutiva das neoplasias vasculares epitelióides (histiocitóides).Microscopicamente, caracterizam-se pela presença de células endoteliais epiteliais ou histiocíticas com citoplasma acidófilo abundante e frequentemente vacuolado, núcleo vesicular grande (por vezes com sulcos proeminentes), atipia modesta, atividade mitótica escassa, canais de anastomose inconspícuos ou ausentes, hemorragia recente e antiga e um componente inflamatório inconstante, mas por vezes proeminente, rico em eosinófilos.

ANGIOSSARCOMA (HEMANGIOENDOTELIOMA MALIGNO, SARCOMA EMANGIOENDOTELIAL)

Apresenta atipia óbvia das células tumorais, formação de áreas sólidas alternadas com outras com canais vasculares anastomizados, focos de necrose e hemorragia. Existe uma ampla gama de diferenciação de tumor para tumor. Ultra-estruturalmente e imunohistoquimicamente, a grande maioria dos elementos tumorais tem fenótipo de células endoteliais, com apenas uma mistura ocasional de pericitos.

TUMORES MUSCULARES

Os tumores malignos do músculo liso do osso são muito raros. O leiomiossarcoma ocorre principalmente na mandíbula e no fémur. As células tumorais são imunorreactivas para a actina do músculo liso, desmina e h-caldesmona e estão envolvidas por colagénio tipo IV. Ultra-estruturalmente, são encontrados microfilamentos citoplasmáticos com densidades focais.

TUMORES ADIPOSOS

O lipoma do osso é um tumor muito raro. Microscopicamente, são compostos por tecido adiposo maduro desprovido de elementos hematopoiéticos, podendo estar presentes calcificações distróficas, necrose da gordura e hemorragia.

CORDOMA32,41,42,113

Os cordomas são tumores raros que surgem de remanescentes notocordais embrionários ao longo do comprimento do neuroeixo em locais de desenvolvimento ativo. Esses locais são as extremidades do neuraxis e os corpos vertebrais. Pensa-se que os cordomas surgem de remanescentes ectópicos da notocorda.

Em 1857, Virchow descreveu originalmente os cordomas e denominou-os de ecchondrosis physaliphora, acreditando que eram de origem cartilaginosa. Em 1895, Ribbert perfurou um núcleo pulposo e encontrou tumores semelhantes. A partir desta evidência, ele supôs corretamente a origem notocordal dos cordomas.

A ecocordose physaliphora é um termo que se refere a pequenas massas gelatinosas, bem circunscritas, aderentes ao tronco cerebral. Embora composta por restos de notocórdio, a ecocordose physaliphora raramente, ou nunca, progride para cordoma. A ecocordose physaliphora é um achado relatado em aproximadamente 2% dos exames de autópsia, mas os cordomas são bastante raros. .

Frequência:

- Como neoplasias intracranianas primárias, constituem apenas 0,2% de todos os tumores do SNC; no entanto, constituem 2-4% de todas as neoplasias ósseas primárias.

- Os cordomas ocorrem geralmente em 3 localizações, que são, por ordem decrescente de frequência, o sacro, intracranialmente no clivus e ao longo do eixo da coluna vertebral. Cinquenta por cento dos cordomas ocorrem no sacro, e os cordomas do eixo espinal são raros. Foram descritos exemplos ocasionais paraselares e selares, e locais extra-axiais

- Se considerarmos todas as localizações, a proporção entre homens e mulheres é de 2:1. No entanto, os tumores da base do crânio, como subgrupo, tendem a ter uma distribuição mais igualitária entre os sexos.

- Os cordomas são observados em todos os grupos etários, variando o pico de incidência consoante o local. Os cordomas intracranianos apresentam-se num grupo etário muito mais jovem do que os seus homólogos da coluna vertebral, porque a anatomia relevante da região clival produz sintomatologia mais precoce. Quando considerada a localização, a idade média dos cordomas intracranianos é de 48 anos; como subgrupo, os cordomas da área esfenoccipital têm uma idade média de ocorrência de 38 anos. A idade média dos cordomas sacrococcígeos é de 56 anos. Para os cordomas que ocorrem ao longo das vértebras, a idade média é de 46 anos.

- A localização da notocorda ao longo do canal vertebral está diretamente relacionada com a localização dos restos da notocorda, particularmente nas extremidades do eixo vertebral. Dos cordomas, 49% ocorrem na região sacrococcígea e 30% na região esfenoccipital, sendo que quase todos ocorrem no clivus. Os cordomas vertebrais representam apenas 15% do total de cordomas e ocorrem nas regiões lombar, cervical e torácica, por ordem decrescente de frequência.

Causas: Pensa-se que os cordomas surgem de restos primitivos da notocorda ao longo do esqueleto axial. Durante o desenvolvimento, a notocorda é circundada pela coluna vertebral em desenvolvimento. Em adultos, os remanescentes da notocorda estão presentes como o núcleo pulposo dos discos intervertebrais. Os remanescentes da notocorda que são extradurais são mais comuns na região sacrococcígea, mas podem ser encontrados em qualquer local ao longo do comprimento do esqueleto axial. A distribuição dos tumores coincide com a distribuição dos remanescentes notocordais.

Foi descrita uma base genética para alguns cordomas. No entanto, a maioria apresenta cariótipos anormais complexos, incluindo perdas totais ou parciais dos cromossomas 3, 4, 10 e 13, ganhos no cromossoma 7 e rearranjos do cromossoma 1p.

Clínica: A apresentação clínica depende inteiramente da localização do cordoma. No sacro, os sintomas mais comuns são dores nas costas e/ou nas extremidades inferiores. Cerca de metade dos doentes com cordomas têm sintomas autonómicos, particularmente disfunção rectal ou incontinência urinária.

Nos tumores intracranianos, os sintomas de apresentação mais comuns são a diplopia e a cefaleia. Os sinais neurológicos também ocorrem em mais de metade dos doentes, principalmente como paralisias dos nervos cranianos. As paralisias do VI nervo craniano, do ramo sensorial do V e do ramo sensorial do III são as mais comuns.

Os doentes com tumores localizados ao longo das vértebras inferiores podem apresentar dor, disfunção da bexiga ou fraqueza das extremidades inferiores. Os doentes com tumores localizados ao longo das vértebras cervicais apresentam rouquidão, disfagia e, ocasionalmente, hemorragia faríngea. O tempo decorrido desde o início dos sintomas até ao diagnóstico é, em média, de 10 meses.

Estudos de laboratório:

- Não são necessários estudos laboratoriais para a avaliação de cordomas, exceto quando necessário para a avaliação pré-operatória de rotina em doentes que vão ser submetidos a ressecção cirúrgica.

Estudos de imagiologia:

- A tomografia computadorizada ou a ressonância magnética são indicadas para avaliar a extensão do tumor e para identificar os tecidos que o cordoma infiltrou.

- Nos exames de TC, os cordomas em qualquer local aparecem como áreas únicas ou múltiplas de atenuação diminuída no clivus, vértebras ou sacro. Dedos de baixa densidade irradiam por toda a massa e para os tecidos adjacentes. Se o cordoma tiver um componente condroide significativo, podem estar presentes regiões focais de hiperdensidade. As lesões são expansivas com lesões destrutivas ou líticas no osso.

- Na RM, o aspeto de um cordoma é semelhante ao da TC, com uma melhor resolução do componente de tecido mole, resultando numa melhor definição anatómica

As radiografias simples podem mostrar uma margem endosteal mal definida ou uma massa volumosa nos tecidos moles. As lesões também podem ser líticas.

- As biópsias de cordomas são úteis apenas quando outras lesões ósseas permanecem no diagnóstico diferencial após a realização de exames imagiológicos, sendo a aspiração por agulha fina (AFN) o método preferido para estabelecer o diagnóstico morfológico pré-operatório de cordoma.

Achados histológicos:

Microscopicamente, os cordomas são compostos por células uniformes com pequenos núcleos excêntricos ovais ou redondos e cromatina densa. As caraterísticas microscópicas marcantes dos cordomas são os numerosos vacúolos de tamanho variável localizados no citoplasma das células tumorais, as células fisalíforas. Algumas células tumorais podem ter um citoplasma mais sólido ou eosinofílico.

Podem ser observados vários padrões histológicos de crescimento nos cordomas. As células podem estar dispostas num padrão difuso ou lobular, ou podem estar agrupadas em grupos ou ilhas num padrão semelhante a uma folha. As áreas de células tumorais podem ser observadas num padrão sólido, perivascular ou mesmo em forma de fita. Entre as células ou grupos, existe uma abundante matriz mucinosa basófila a metacromática. Raramente podem ser observadas mitoses, focos de células pleomórficas ou hemorragia focal, mas não são caraterísticas proeminentes. O tecido fibroso rodeia a neoplasia e estende-se em projecções para o interior do tumor, normalmente sem formar uma verdadeira cápsula.

Uma variante condroide do cordoma é bem reconhecida. Nestes tumores, está presente um componente cartilaginoso significativo com caraterísticas quer de condrossarcomas quer de cordomas. Alguns autores acreditam que estas entidades são separadas e que os estudos com coloração de imunoperoxidase e microscopia eletrónica podem distingui-las.

Com histoquímica especializada, as células do tumor de cordoma tendem a ser positivas para ácido periódico de Schiff (PAS). A matriz cora-se difusamente com mucicarmina e azul de Alcian, e cora-se metacromaticamente com azul de toluidina; é negativa com negro de Sudão.

Na microscopia eletrónica, as caraterísticas ultra-estruturais dos cordomas incluem anexos desmossómicos e vacúolos mucinosos proeminentes.

Imunohistoquimicamente, as células tumorais marcam com citoqueratinas e antigénio da membrana epitelial (EMA). Tanto os cordomas como a notocorda embriológica são positivos para S-100, enquanto a maioria dos carcinomas é negativa. A positividade para as citoqueratinas e EMA pode ser útil para distinguir a variante condroide do cordoma do condrossarcoma. O papel da coloração imuno-histoquímica MIB-1 (um marcador de proliferação) como indicador de prognóstico nos cordomas é controverso, mas os dados sugerem que um índice de marcação MIB-1 aumentado se correlaciona com a recorrência.

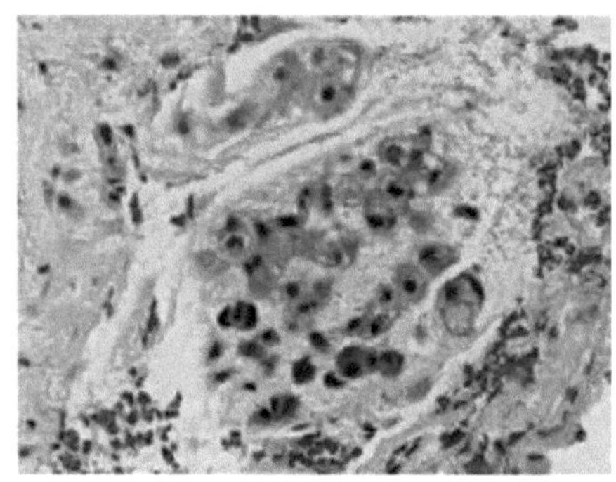

TRATAMENTO

Terapia médica: Estão a decorrer ensaios clínicos para estudar a eficácia do mesilato de imatinib no tratamento do cordoma. O mesilato de imatinib é um inibidor da tirosina quinase que tem como alvo várias enzimas, incluindo o recetor b do fator de crescimento derivado das plaquetas (PDGFRB), que pode ser expresso nos cordomas. A radioterapia adjuvante é utilizada nos casos em que se suspeita de uma ressecção incompleta. A quimioterapia não demonstrou ser eficaz.

Tratamento cirúrgico: O tratamento dos cordomas depende da extensão e da localização do tumor. Em geral, uma remoção mais completa com excisão ampla atrasa o intervalo de tempo entre a cirurgia e uma eventual recidiva.

As ressecções radicais de tumores com margens limpas estão associadas a um intervalo livre de doença mais longo. Se a excisão subtotal for a única opção (geralmente devido à localização e à proximidade de anatomia delicada), a adição de radioterapia pode prolongar o intervalo até à recorrência. Nos casos em que a radioterapia é utilizada sem ressecção cirúrgica, observa-se uma média de apenas 50% de controlo local a 10 anos para os tumores do crânio e da coluna cervical.

COMPLICAÇÕES

As complicações ocorrem a uma taxa mais elevada após as ressecções radicais do que com as ressecções subtotais e dependem um pouco da localização do tumor.

A morbilidade da cirurgia pode ser muito ligeira ou grave após a ressecção do tumor. No caso da ressecção de cordomas sacrococcígeos, as complicações mais frequentes são a disfunção intestinal e a disfunção da bexiga.

12. SÍNDROMES QUE AFECTAM OS OSSOS:[29,39,93,114,115,116]

SÍNDROME DE MARFAN

A síndrome de Marfan é uma doença hereditária que afecta o tecido conjuntivo e é transmitida como uma caraterística autossómica dominante. Cerca de três quartos dos doentes têm um progenitor afetado; as restantes mutações são responsáveis por novas mutações. A síndrome de Marfan é totalmente penetrante com uma variabilidade interfamiliar e intrafamiliar acentuada.

Etiologia

As mutações no gene FBN1 causam a síndrome de Marfan. O gene FBN1 fornece instruções para a produção de uma proteína chamada fibrilina-1. A fibrilina-1 liga-se a si própria e a outras proteínas e moléculas para formar filamentos semelhantes a fios chamados microfibrilas. As microfibrilhas tornam-se parte das fibras que dão força e flexibilidade ao tecido conjuntivo. Além disso, as microfibrilas retêm moléculas chamadas factores de crescimento e libertam-nas no momento adequado para controlar o crescimento e a reparação de tecidos e órgãos em todo o corpo. Uma mutação no gene FBN1 pode reduzir a quantidade e/ou a qualidade da fibrilina-1 que está disponível para formar microfibrilas. Como resultado, os factores de crescimento são libertados de forma inadequada, causando as caraterísticas da síndrome de Marfan.

Alguns investigadores acreditam que uma pequena percentagem dos casos de síndrome de Marfan é causada por mutações no gene TGFBR2. Estes casos são designados por síndrome de Marfan tipo II. (*MFS2* mapeado em 3p24.2-p25) Outros investigadores acreditam que as mutações no gene TGFBR2 causam uma doença que pode ter algumas caraterísticas semelhantes às da síndrome de Marfan, mas que não é a síndrome de Marfan. O gene TGFBR2 fornece instruções para a produção de uma proteína que transmite sinais da superfície celular para outras moléculas sinalizadoras no interior da célula. Estas moléculas transmitem então sinais para o núcleo para ativar ou desativar genes específicos. Através deste processo de sinalização, o ambiente exterior à célula afecta as actividades no interior da célula, como a divisão e o crescimento. As mutações no gene TGFBR2 alteram a atividade de sinalização da proteína, o que perturba o crescimento e o desenvolvimento das células e dos tecidos.

Herança

Esta doença é herdada num padrão autossómico dominante, o que significa que uma cópia do gene alterado em cada célula é suficiente para causar a doença.

Pelo menos 25 por cento dos casos clássicos de síndrome de Marfan resultam de uma nova mutação no gene FBN1. Estes casos ocorrem em pessoas sem historial da doença na família.

Frequência

- A síndrome de Marfan afecta cerca de 1 em cada 10.000 indivíduos e talvez até 1 em cada 3000-5000.
- A síndrome de Marfan é pan-étnica.
- Não é conhecida qualquer predileção por sexo.
- A síndrome de Marfan pode ser diagnosticada no período pré-natal, à nascença ou já na idade adulta. A apresentação neonatal está associada a uma evolução mais grave do que a associada a outras apresentações...

CLÍNICA

História

Atualmente, o diagnóstico da síndrome de Marfan é feito através de critérios baseados numa avaliação da história familiar, de dados moleculares e de 6 sistemas de órgãos...

Com os critérios de Berlim anteriores, a síndrome de Marfan era diagnosticada com base no envolvimento do sistema esquelético e de 2 outros sistemas, com a exigência de pelo menos uma manifestação importante (ectopia lentis, dilatação ou dissecção da aorta ou ectasia dural).

Em 1995, um grupo dos principais clínicos e investigadores mundiais da síndrome de Marfan propôs critérios de diagnóstico revistos. Conhecidos como os critérios de Ghent, identificam os achados de diagnóstico principais e secundários, que se baseiam em grande parte na observação clínica de vários sistemas de órgãos e na história familiar. Um critério principal é definido como aquele que tem uma elevada precisão de diagnóstico porque é relativamente infrequente noutras doenças e na população em geral.

- As apresentações clínicas são as seguintes:

o Atraso na realização de marcos motores grosseiros e finos secundários à frouxidão ligamentar das ancas, joelhos, tornozelos, arcos, pulsos e dedos

o Um sopro diastólico decrescente de regurgitação aórtica

o Um clique de ejeção no ápex seguido de um sopro holossistólico de alta frequência devido a prolapso e regurgitação mitral

o Disritmia (uma caraterística primária)

Outros sinais incluem síncope, choque, palidez, ausência de pulso e parestesia ou paralisia das extremidades. O aparecimento de hipotensão pode indicar rutura da aorta.

o Dor lombar perto do cóccix, sensação de queimadura e dormência ou fraqueza nas pernas em caso de ectasia dural grave

(A ectasia dural pode causar dores de cabeça e até défices neurológicos).

o Dor nas articulações em pacientes adultos

o Dispneia, palpitações graves e dor subesternal em pectus excavatum grave

o Falta de ar, frequentemente com dores no peito, no pneumotórax espontâneo

o Problemas visuais, possivelmente perda de visão, devido a deslocação do cristalino ou descolamento da retina (os erros refractários mais comuns são a miopia e a ambliopia).

- Achados esqueléticos

o Os doentes afectados são normalmente mais altos e mais magros do que os seus familiares. Os seus membros são desproporcionadamente longos em comparação com o tronco (dolichostenomelia). A aracnodactilia é uma caraterística comum.

- Os principais critérios incluem o seguinte:

- Pectus excavatum que requer cirurgia ou pectus carinatum

- Rácio reduzido entre o segmento superior e inferior do corpo (0,85 vs 0,93) ou rácio entre a envergadura dos braços e a altura superior a 1,05: os braços e as pernas podem ser invulgarmente longos em relação ao tronco.

- Sinais positivos do pulso (Walker) e do polegar (Steinberg): Duas manobras simples podem ajudar a demonstrar a aracnodactilia. Primeiro, o sinal do polegar é positivo se o polegar, quando completamente oposto dentro da mão cerrada, se projetar para além do bordo ulnar. Em segundo lugar, o sinal do pulso é positivo se as falanges distais do primeiro e do quinto dígitos de uma mão se sobrepuserem quando enroladas à volta do pulso oposto.

- Escoliose superior a 20°: Mais de 60% dos doentes têm escoliose. A progressão é mais provável com uma curvatura de mais de 20° em doentes em crescimento.

- Extensão reduzida dos cotovelos (<170°)

- Deslocação medial do maléolo medial, resultando em pé plano. O diagnóstico do pé plano faz-se melhor examinando o pé por trás. Um desvio em valgo do retropé indica pé plano.

- Protrusio acetabula (deformidade da articulação da anca em que a parede medial do acetábulo invade a cavidade pélvica com deslocamento medial associado da cabeça do fémur) de qualquer grau (verificado por radiografia): A prevalência é de cerca de 50%.

- Os critérios menores são os seguintes:

- Pectus excavatum de gravidade moderada

- Escoliose inferior a 20°

- Lordose torácica
- Hipermobilidade articular
- Palato muito arqueado
- Apinhamento dentário
- Fácies típica (dolicocefalia, hipoplasia malar, enoftalmia, retrognatia, fissuras palpebrais inclinadas para baixo)

• Para que o sistema esquelético esteja envolvido, devem estar presentes pelo menos 2 critérios principais ou 1 critério principal mais 2 critérios secundários.

• Achados oculares

o O principal critério é a ectopia lentis. Cerca de 50% dos doentes apresentam deslocação do cristalino. A deslocação é geralmente superior e temporal. Pode apresentar-se à nascença ou desenvolver-se durante a infância ou a adolescência.

o Os critérios menores para o sistema ocular incluem o seguinte:

- Córnea plana (medida por ceratometria)
- Aumento do comprimento axial do globo (medido por ultrassom)
- Catarata (esclerótica nuclear) em doentes com menos de 50 anos
- Íris hipoplásica ou músculo ciliar hipoplásico que causa diminuição da miose
- Miopia, independentemente do facto de a lente estar colocada: O erro de refração mais comum é a miopia devido ao globo alongado e à ambliopia.
- Glaucoma (pacientes <50 anos)
- Descolamento da retina

• Devem estar presentes pelo menos 2 critérios menores

• Achados cardiovasculares

o O envolvimento cardiovascular é o problema mais grave associado à síndrome de Marfan.

o Os principais critérios incluem o seguinte

▪ Dilatação da raiz da aorta envolvendo os seios de Valsalva: A prevalência da dilatação da aorta na síndrome de Marfan é de 70-80%. Manifesta-se numa idade precoce e tende a ser mais comum nos homens do que nas mulheres. Pode estar presente um sopro diastólico sobre a válvula aórtica.

▪ Dissecções da aorta envolvendo a aorta ascendente

o Os critérios menores são enumerados a seguir:

▪ Prolapso da válvula mitral (55-69%): Os cliques médio-sistólicos podem ser seguidos de um sopro sistólico tardio agudo e, em casos graves, de um sopro holossistólico.

▪ Dilatação da artéria pulmonar principal proximal na ausência de estenose pulmonar periférica ou outra causa.

▪ Calcificação do anel mitral (pacientes <40 anos)

▪ Dilatação da aorta abdominal ou torácica descendente (doentes <50

o Para que o sistema cardiovascular esteja envolvido, deve estar presente um critério menor.

▪ Achados pulmonares

▪ Para o sistema pulmonar, apenas são registados critérios menores. Para que o sistema pulmonar esteja envolvido, tem de estar presente um critério menor.

o Os critérios menores incluem o seguinte

▪ Pneumotórax espontâneo (cerca de 5% dos doentes)

▪ Bolhas apicais na radiografia do tórax

- Achados cutâneos e tegumentares

o Para a pele e o tegumento, apenas são registados critérios menores. Para que o sistema da pele e do tegumento seja afetado, tem de estar presente um critério menor.

- Os critérios menores incluem o seguinte:

  - Estrias atróficas na ausência de alterações de peso acentuadas, gravidez ou stress repetitivo: As estrias são normalmente encontradas nos ombros, no meio das costas e nas coxas.

  - Hérnia recorrente ou incisional

- Achados durais

- Para a dura-máter, é definido apenas um critério principal: A ectasia dural deve estar presente e ser confirmada por TC ou RM.

- A ectasia dural é um alargamento do canal neural que é normalmente assintomático, encontra-se quase sempre na região lombossacra e é uma caraterística comum da síndrome de Marfan. A prevalência de ectasia dural em doentes com síndrome de Marfan é de 65-92%

- A ectasia dural é definida como um balonamento ou alargamento do saco dural, frequentemente associado à herniação das mangas das raízes nervosas para fora dos forames associados.

- A ectasia dural ocorre mais frequentemente na coluna lombossacra

- A gravidade parece aumentar com a idade, apoiando a hipótese de que um saco dural enfraquecido se expande devido ao efeito cumulativo do aumento da pressão intratecal na base da coluna vertebral devido à postura erecta. Menos de 20% dos doentes apresentam ectasia dural grave.

- A ectasia dural também pode estar associada a doenças como a síndrome de Ehlers-Danlos, neurofibromatose tipo 1, espondilite anquilosante, traumatismo, escoliose ou tumores.

Estudos de laboratório

- Como não foram identificadas mutações comuns, os testes genéticos incluem o rastreio de todo o gene *FBN1*. Os testes de ADN não podem excluir o diagnóstico de síndrome de Marfan.

• A análise de mutações pode identificar a mutação exacta no gene da fibrilina, e a análise de ligação pode ser utilizada para localizar um gene da fibrilina anormal numa família.

• A sequenciação de todo o gene para efeitos de deteção de mutações é fastidiosa e dispendiosa. As mutações detectadas por sequenciação podem representar variações normais, o que resulta em resultados falsos positivos e falsos negativos.

Estudos de imagiologia

• Radiografia

o A radiografia do tórax deve centrar-se nas bolhas apicais. As radiografias do tórax também podem ser úteis na deteção de uma dissecção da aorta torácica, demonstrando o alargamento da silhueta aórtica e cardíaca.

o A radiografia pélvica só é necessária se for necessário um resultado positivo de protrusão acetabular para o diagnóstico.

- Ecocardiografia

o O ecocardiograma transversal é uma ferramenta comum no diagnóstico e tratamento da dilatação da raiz da aorta.

o O ecocardiograma padrão é valioso para avaliar o prolapso da válvula mitral, o tamanho e a função do ventrículo esquerdo, o tamanho do átrio esquerdo e a função da válvula tricúspide.

o O ecocardiograma transesofágico mostra a aorta ascendente e descendente distal. Também melhora a avaliação das válvulas protésicas.

o A ecocardiografia com Doppler é útil para detetar e classificar a gravidade da regurgitação aórtica e mitral.

. *TAC* e RMN

o A TC ou a RM da coluna lombossacra pode ser necessária para detetar a ectasia dural. Foram propostos os seguintes critérios de RM e TC para a ectasia dural em adultos:

- A presença de ectasia dural requer um critério principal ou ambos os critérios secundários
- Critério principal - Largura sagital do saco dural em S1 ou abaixo que é maior do que a largura sagital do saco dural acima de L4
- Critérios menores - Manga da raiz nervosa em L5 com mais de 6,5 mm de diâmetro ou recorte em S1 com mais de 3,5 mm

- Aortografia

  - Muitos ainda consideram este procedimento o padrão de critério para o diagnóstico da dissecção aguda da aorta.
  - No entanto, a sensibilidade não é de 100% e a aortografia tem riscos associados.

Outros testes

- Deve ser obtido um eletrocardiograma ambulatório em doentes com palpitações sintomáticas, síncope ou quase síncope ou um ECG de base que revele um ritmo importante ou distúrbios de condução.

Achados histológicos

A microscopia eletrónica da fibrilina de fibroblastos em cultura mostrou um aumento substancial do desfiamento das microfibrilas em doentes com síndrome de Marfan. Na síndrome de Marfan neonatal, a microscopia eletrónica dos filamentos de fibrilina revela apenas grânulos que não estão ligados entre si no padrão habitual em forma de colar, o que resulta numa fraca resistência do tecido elástico.

TRATAMENTO

Cuidados médicos

Beta-bloqueadores

- Os antagonistas dos receptores beta-adrenérgicos ganharam aceitação como potenciais agentes para retardar a expansão da aorta e para retardar a progressão para rutura ou dissecção. A taxa de intervenções cirúrgicas diminuiu substancialmente durante a última década de uso de beta-bloqueadores. A terapia com beta-bloqueadores retarda o crescimento da aorta em crianças e adolescentes com síndrome de Marfan

- A idade ideal para iniciar a terapia com beta-bloqueio não foi determinada. Alguns investigadores iniciam a terapêutica durante a infância, mas outros esperam até que o diâmetro da aorta exceda o percentil 95 ou até que se observe uma taxa rápida de dilatação.

- Em doentes assintomáticos, as propriedades elásticas da raiz da aorta parecem ter uma resposta heterogénea após o tratamento a longo prazo com atenolol.

Outra terapia

- Os medicamentos anticoagulantes, como a varfarina, são necessários após a colocação de uma válvula cardíaca artificial.

- A antibioticoterapia intravenosa é necessária durante os procedimentos cardíacos e não cardíacos para prevenir a endocardite bacteriana.

- A terapia com progesterona e estrogénio tem sido utilizada para induzir a puberdade e reduzir a altura final do doente se o tratamento hormonal for iniciado antes da puberdade.

- A miopia pode ser tratada com refração.

- Os doentes com pés chatos podem usar sapatos com um suporte de arco adequado, embora possam ser necessárias ortóteses personalizadas.

- O aconselhamento psicológico é útil para as famílias que estão a lidar com sentimentos de negação, raiva, culpa, depressão ou culpa.

- Aconselhamento genético

- Os indivíduos afectados podem transmitir a doença a 50% dos seus descendentes.

- O risco de recorrência é de 50% se um dos progenitores for afetado. O risco de recorrência é pequeno se nenhum dos progenitores for afetado.

- Durante o aconselhamento, a variabilidade da doença deve ser realçada porque uma criança afetada pode ser mais ou menos afetada do que o progenitor.

Cuidados cirúrgicos

- Cirurgia cardiovascular

o A cirurgia cardiovascular pode prolongar substancialmente a sobrevivência. A cirurgia cardiovascular profiláctica e de emergência é necessária para o tratamento da regurgitação aórtica e mitral, do aneurisma da aorta e da dissecção da aorta. A substituição cirúrgica de emergência da raiz da aorta está indicada para sobreviventes de dissecção aguda da aorta proximal.

- Cirurgia da escoliose

o A escoliose grave requer cirurgia. Os aparelhos de apoio têm um papel limitado no tratamento da forma mais grave de escoliose infantil.

o A cirurgia não deve ser efectuada numa criança com menos de 4 anos porque muitos doentes com grandes curvas antes desta idade morrem espontaneamente de complicações cardíacas. Os resultados da fusão da coluna vertebral são melhores em crianças com mais de 5 anos.

- Reparação do pectus

o A forma da parte frontal do tórax torna-se estável e estabelecida em meados da adolescência. Por conseguinte, a reparação do pectus excavatum para melhorar a mecânica respiratória deve ser adiada até essa altura para diminuir o risco de recorrência.

- Tratamento do pneumotórax

o Um tubo torácico é uma terapia inicial adequada.

- Terapia ocular

o Os lasers podem ser utilizados para restaurar uma retina descolada.

Complicações

- As complicações que afectam a aorta são a principal causa de morte.

o A dissecção da aorta pode resultar em hemorragia letal, insuficiência valvular aórtica aguda, insuficiência mitral, tamponamento pericárdico ou isquemia visceral.

o O prolapso da válvula mitral pode causar regurgitação mitral clinicamente significativa, a causa mais comum de morte em crianças com síndrome de Marfan.

- A endocardite bacteriana ocorre habitualmente após procedimentos e cirurgias.
- O pectus excavatum grave pode comprometer a função cardíaca e pulmonar.
- Raramente, a retina pode descolar-se

SÍNDROME DE CROUZON

A síndrome de Crouzon, ou distose craniofacial, é uma doença genética caracterizada pela fusão prematura de determinados ossos do crânio (craniossinostose). Esta fusão prematura impede o crescimento normal do crânio e afecta a forma da cabeça e do rosto. Em 1912, Crouzon descreveu a síndrome hereditária da disostose craniofacial numa mãe e num filho.

Fisiopatologia

A síndrome de Crouzon é causada por mutações no gene do recetor-2 do fator de crescimento dos fibroblastos (*FGFR2*), que está localizado no locus cromossómico 10q25-10q26. Entre as suas múltiplas funções, esta proteína sinaliza as células imaturas para se tornarem células ósseas durante o desenvolvimento embrionário. As mutações no gene FGFR2 provavelmente sobre-estimulam a sinalização pela proteína FGFR2, o que faz com que os ossos do crânio se fundam prematuramente.

Herança

Esta doença é herdada de forma autossómica dominante, o que significa que uma cópia do gene alterado em cada célula é suficiente para causar a doença. Outros casos podem resultar de novas mutações no gene. Estes casos ocorrem em pessoas sem historial da doença na família.

Frequência

- A prevalência é de 1 caso por 60.000 (aproximadamente 16,5 casos por milhão de habitantes) nascidos vivos. A síndrome de Crouzon é responsável por aproximadamente 4,8% de todos os casos de craniossinostose
- A síndrome de Crouzon não tem predileção por raça ou sexo.
- A doença é detectada no período do recém-nascido ou do bebé devido a caraterísticas dismórficas.

CLÍNICA

- Caveira

o Craniossinostose: A craniossinostose começa habitualmente durante o primeiro ano de vida e termina normalmente no segundo ou terceiro ano. As suturas coronais e sagitais estão mais frequentemente envolvidas, resultando em acrocefalia, braquicefalia, turricefalia, oxicefalia, occipital plano e testa alta e proeminente com ou sem bossas frontais. A crista do crânio é geralmente palpável. O crânio em folha de trevo é raro (apenas 7%) e ocorre nos indivíduos mais gravemente afectados.

o Osso esfenoidal achatado

o Órbitas rasas

o Hidrocefalia (progressiva em 30%)

- Face: Pode estar presente hipoplasia do terço médio da face (maxilar).
- Olhos

o Exoftalmia (proptose) secundária a órbitas pouco profundas que resulta numa exposição frequente conjuntivite ou queratite

o Hipertelorismo ocular

- Estrabismo divergente

- Ocorrência rara de nistagmo, coloboma da íris, aniridia, anisocoria, microcórnea, megalocórnea, catarata, ectopia

lentis, esclerótica azulada, glaucoma, luxação dos globos oculares, papiledema e atrofia ótica devido ao aumento da pressão intracraniana que conduz à cegueira

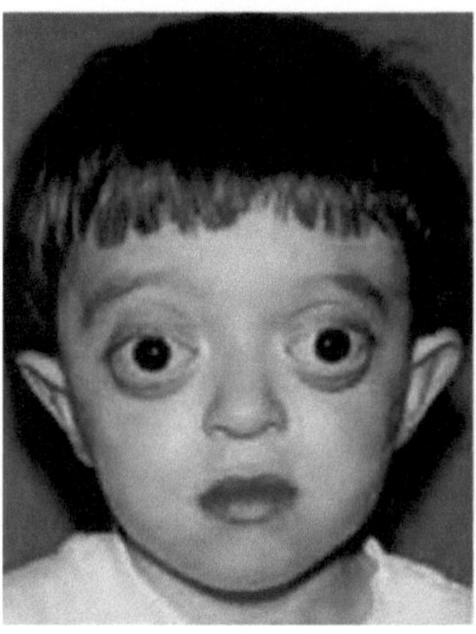

- Nariz

  - Aspeto bicudo
  - Compressão da passagem nasal
  - Atresia ou estenose das coanas
  - Desvio do septo nasal

- Boca

  - Prognatismo mandibular
  - Sobrelotação dos dentes superiores, más oclusões e arcada dentária maxilar em forma de V
  - Palato estreito, alto ou fendido e úvula bífida
  - Ocasionalmente oligodontia, macrodontia, dentes em forma de cavilha e muito espaçados

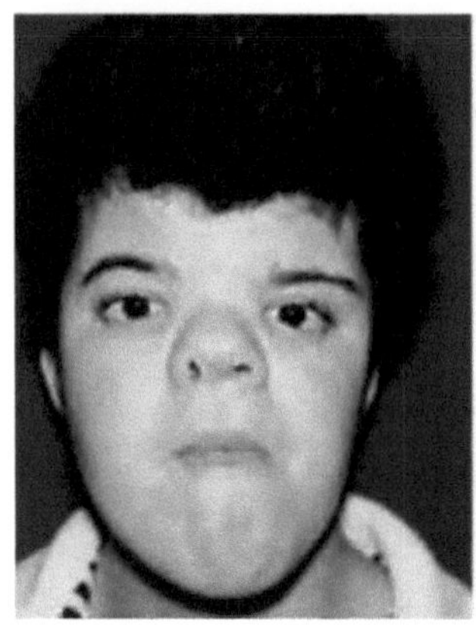

- Orelhas
  - Canais auditivos estreitos ou ausentes
  - Orelhas médias deformadas
- Outras caraterísticas do esqueleto
  - Fusão cervical (18%), C2-C3 e C5-C6
  - Fusões em bloco envolvendo várias vértebras
  - Subluxação das cabeças radiais
  - Anquilose dos cotovelos
- Pele: Aproximadamente 5% dos doentes têm acantose nigricans, que é detetável após a infância. A caraterística destas lesões é uma pele escurecida e espessada com marcas acentuadas e um toque aveludado.
- CNS
  - Cerca de 73% dos doentes têm hérnia amigdalina crónica (47% têm hidrocefalia progressiva).
  - A siringomielia pode estar presente.

Estudos de laboratório

- Análise molecular

o Todos os doentes com acantose nigricans associada têm a mutação *FGFR3* Ala391Glu. Se forem efectuados testes numa criança com caraterísticas da síndrome de Crouzon durante o primeiro ano de vida (antes do início habitual da acantose nigricans), recomenda-se a realização simultânea de testes para as mutações *FGFR2* e *FGFR3*.

Estudos de imagiologia

- Radiografia do crânio

o Os achados radiográficos demonstram sinostose, deformidades craniofaciais, marcas digitais no crânio, cifose basilar, alargamento da fossa hipofisária, seios paranasais pequenos e hipoplasia maxilar com órbitas pouco profundas.

o As suturas coronal, sagital, lambdoidal e metópica podem estar envolvidas.

- Radiografia cervical

o As anomalias radiológicas incluem as vértebras em borboleta e as fusões dos corpos e dos elementos posteriores.

o As fusões cervicais estão presentes em cerca de 18% dos doentes. C2-C3 e C5-C6 são igualmente afectados.

o São também observadas fusões em bloco envolvendo várias vértebras.

- Radiografia dos membros

o As anomalias das mãos são detectáveis radiograficamente através da análise metacarpofalângica, embora as mãos sejam consideradas normais do ponto de vista clínico.

o Ocorre uma subluxação da cabeça do rádio.

- Tomografia computorizada: A análise comparativa da reconstrução tridimensional da calvária e das bases do crânio define com precisão a anatomia patológica e permite um planeamento cirúrgico específico.

- RESSONÂNCIA MAGNÉTICA: A RM é utilizada para demonstrar ocasionalmente agenesia do corpo caloso e atrofia ótica.

Outros testes

- Estudo do sono
- Avaliação psicométrica

TRATAMENTO

Cuidados médicos

- Está indicada a deteção precoce de problemas oculares para reduzir a ambliopia através da correção de erros refractários e do tratamento atempado do estrabismo e da aplicação de adesivos. A atrofia ótica continua a ser uma causa importante de deficiência visual antes da craniectomia descompressiva.
- Para aliviar a obstrução das vias respiratórias, pode ser necessário um dispositivo nasal de pressão positiva contínua nas vias respiratórias.
- É indicado um acompanhamento otológico e audiológico rigoroso para detetar perdas auditivas neurossensoriais.
- Pode ser necessário o controlo da fala.
- O aconselhamento genético deve incluir a discussão do seguinte:

  - O risco de um indivíduo afetado ter descendência afetada é de 50%.
  - O risco de recorrência para os pais não afectados é insignificante, exceto no caso de mosaicismo germinal.
  - O risco para os futuros irmãos depende da proporção de células germinativas portadoras do alelo mutante.
  - Foi registado um efeito de idade paterna avançada em novas mutações.

Cuidados cirúrgicos

- O objetivo é organizar a reconstrução de forma a coincidir com os padrões de crescimento facial, a função visceral e o desenvolvimento psicossocial.
- A craniectomia precoce com avanço do osso frontal é mais frequentemente indicada para prevenir ou tratar o aumento da pressão intracraniana porque os

recém-nascidos com síndrome de Crouzon desenvolvem sinostoses de sutura múltipla e sincondroses fundidas.

- Os avanços fronto-orbitais e médio-faciais ajudam na reconstrução cosmética dos dismorfismos faciais.

- Podem ser necessários os seguintes tratamentos:

  - Procedimentos de derivação para hidrocefalia

  - Traqueostomia para comprometimento das vias aéreas

  - Miringotomia para drenar as secreções do ouvido médio devido à deformação da nasofaringe

  - Gestão ortodôntica

Complicações

- Infecções de feridas, osteomielite do osso frontal, abcesso extradural e abcesso periorbital

- Aumento da pressão intracraniana e hidrocefalia pós-operatória

- Fuga de líquido cefalorraquidiano (LCR)

- Dificuldade respiratória e apneia obstrutiva do sono

- Paralisia do nervo facial, cegueira, diplopia e incompetência velofaríngea

- A atrofia ótica continua a ser uma causa importante de deficiência visual antes da craniectomia descompressiva.

SÍNDROME DE APERTO (Acrocefalossindactilia, Tipo I, Oxicefalia sindáctica)

A síndrome de Apert deve o seu nome ao médico francês que descreveu a síndrome acrocephalosyndactylia em 1906. A síndrome de Apert é uma doença autossómica dominante rara caracterizada por craniossinostose, anomalias craniofaciais e sindactilia simétrica grave (fusão cutânea e óssea) das mãos e dos pés

Fisiopatologia

As mutações no gene FGFR2 causam a síndrome de Apert. Este gene produz uma proteína chamada recetor 2 do fator de crescimento dos fibroblastos. Entre as suas múltiplas funções, esta proteína sinaliza as células imaturas para se tornarem células ósseas durante o desenvolvimento embrionário. Uma mutação numa parte específica do gene FGFR2 altera a proteína e causa uma sinalização prolongada, que pode promover a fusão prematura dos ossos do crânio, das mãos e dos pés

A primeira prova genética de que a sindactilia na síndrome de Apert é um efeito mediado pelo recetor do fator de crescimento dos queratinócitos (KGFR) foi fornecida pela observação da correlação entre a expressão do KGFR em fibroblastos e a gravidade da sindactilia. Os doentes com Ser252Trp e os doentes com Pro253Arg têm uma expressão fenotípica diferente. A sindactilia é mais grave na mutação Pro253Arg, tanto nas mãos como nos pés, enquanto a fenda palatina é significativamente mais comum na mutação Ser252Trp. A ambliopia e o estrabismo são mais comuns nos doentes com a mutação *FGFR2* Ser252Trp e a palidez do disco ótico é mais frequente nos doentes com a mutação *FGFR2* Pro253Arg. Os doentes com mutações *FGR2* Ser252Trp têm uma prevalência significativamente maior de deficiência visual em comparação com os doentes com a mutação *FGFR2* Pro253Arg.

Herança

A síndrome de Apert é herdada de forma autossómica dominante, o que significa que uma cópia do gene alterado em cada célula é suficiente para causar a doença. Quase todos os casos de síndrome de Apert resultam de novas mutações no gene e ocorrem em pessoas sem historial da doença na família. No entanto, os indivíduos com síndrome de Apert podem transmitir a doença à geração seguinte

Frequência

- A prevalência está estimada em 1 em 65.000 (aproximadamente 15,5 em 1.000.000) nados vivos. A síndrome de Apert é responsável por 4,5% de todos os casos de cranioestenose.

- As asiáticas têm a prevalência mais elevada (22,3 por milhão de nados-vivos) e as hispânicas têm a prevalência mais baixa (7,6 por milhão de nados-vivos).

- A síndrome de Apert não tem predileção pelo sexo.

- A síndrome de Apert é detectada no período neonatal devido a craniossinostose e achados associados de sindactilia nas mãos e nos pés.

CLÍNICA

- Crânio e rosto

  - A craniostenose está presente. As suturas coronais estão mais frequentemente envolvidas, resultando em acrocefalia, braquicefalia, turribraquicefalia, occipital plano e testa alta e proeminente.

  - Observam-se grandes fontanelas de fecho tardio.

  - Está presente um defeito na linha média.

  - Uma anomalia rara do crânio em folha de trevo está presente em cerca de 4% dos bebés.

  - As caraterísticas faciais comuns durante a infância incluem sulcos horizontais acima das cristas supra-orbitais que desaparecem com a idade, uma quebra na continuidade das sobrancelhas e uma boca em forma de trapézio em repouso.

  - Observa-se uma face achatada, muitas vezes assimétrica.

  - Hipoplasia maxilar com face média retruída está presente.

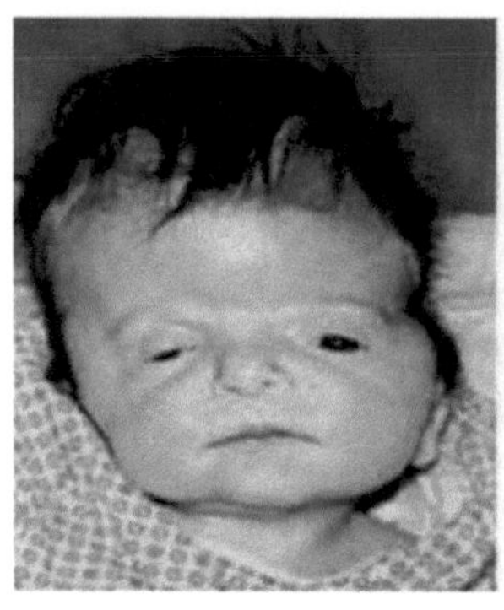
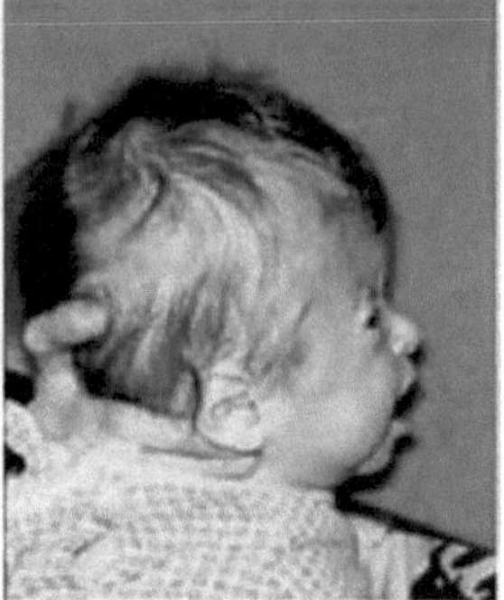

- Orelhas, olhos, nariz e boca

  - Os doentes têm orelhas aparentemente baixas com perda auditiva condutiva ocasional e fixação congénita da platina do estribo.

  - Os olhos apresentam fissuras palpebrais inclinadas para baixo, hipertelorismo, órbitas pouco profundas, proptose, exoftalmia, estrabismo, ambliopia, atrofia ótica e, raramente, luxação dos globos oculares, ceratocone, lentis ectópica, glaucoma congénito, falta de pigmento no fundo do olho com papiledema ocasional e perda visual evitável ou cegueira.

  - O nariz tem uma ponte nasal acentuadamente deprimida. É curto e largo, com uma ponta bulbosa, aparência de bico de papagaio e estenose ou atresia das coanas.

  - A área da boca tem uma mandíbula proeminente, cantos virados para baixo, palato alto e arqueado, úvula bífida e fenda palatina.

  - Os problemas ortodônticos incluem dentes superiores apinhados, má oclusão, dentição retardada, erupção ectópica, incisivos em forma de pá, dentes supranumerários, arcada dentária maxilar em forma de V, rebordos alveolares salientes, dentição tarda, alguma impactação, erupção parcial, reabsorção radicular idiopática, transposição ou outras aberrações na posição dos germes dentários e apinhamento severo.

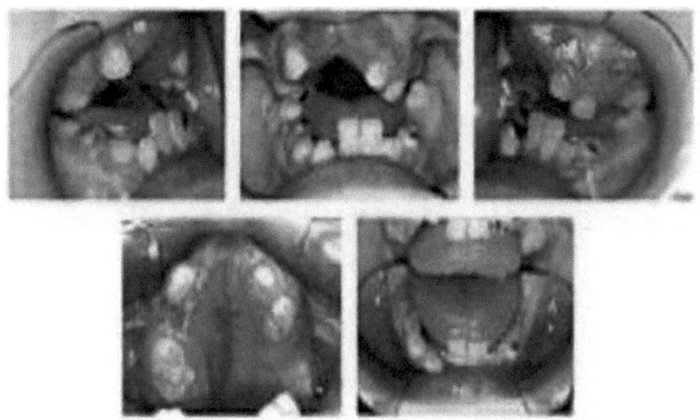

- Extremidades e dígitos

o Os membros superiores são mais gravemente afectados do que os membros inferiores. A coalizão das falanges distais e a sinonímia encontradas nas mãos nunca estão presentes nos pés. A articulação gleno-umeral e o úmero proximal são mais gravemente afectados do que a cintura pélvica e o fémur. O cotovelo é muito menos afetado do que a parte proximal do membro superior.

o A sindactilia envolve as mãos e os pés com fusão parcial a completa dos dígitos, envolvendo frequentemente o segundo, terceiro e quarto dígitos. São frequentemente designados por mãos em forma de luva e pés em forma de meia. Em casos graves, todos os dedos estão fundidos, com a palma da mão profundamente côncava e em forma de taça e a planta do pé supinada.

o A postura de carona ou o desvio radial de polegares curtos ou largos resulta de uma falange proximal anormal.

o Ocorre braquidactilia.

o Os leitos das unhas são contíguos (sinonímia).

o Alguns doentes apresentam covinhas subacromiais e covinhas no cotovelo durante a infância.

o A mobilidade da articulação gleno-umeral é limitada, com limitação progressiva da abdução, flexão para a frente e rotação externa com o crescimento.

o A mobilidade limitada do cotovelo é comum, com diminuição da extensão, flexão, pronação e supinação do cotovelo.

o Os úmeros curtos são um achado constante para além da infância.

o o genu valga limitado está presente em muitos casos.

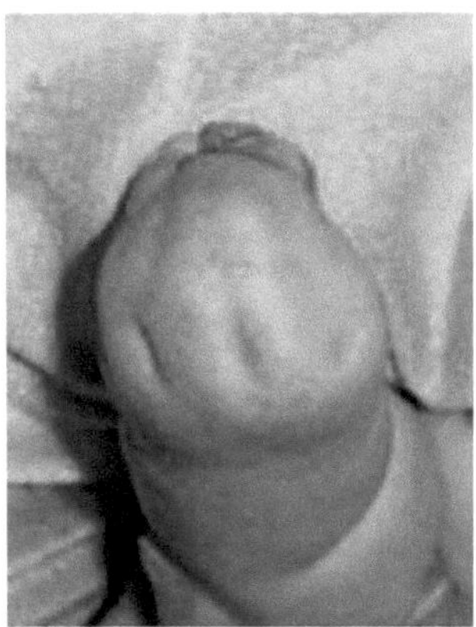

. CNS

o A inteligência varia entre o normal e a deficiência mental, embora um número significativo de doentes sofra de atraso mental. As malformações do SNC podem ser responsáveis pela maioria dos casos.

o As malformações comuns do SNC incluem megalencefalia, agenesia do corpo caloso, estruturas límbicas malformadas, ventriculomegalia variável, encefalocele, anomalias girais, hipoplasia da substância branca cerebral, anomalias do trato piramidal e substância cinzenta heterotópica. A hidrocefalia progressiva é pouco frequente.

o O papiledema e a atrofia ótica com perda de visão podem estar presentes em casos de aumento subtil da pressão intracraniana.

- Outros defeitos de segmentação do esqueleto e da cartilagem

o Fusão congénita da coluna vertebral cervical (68%), especialmente C5-C6

o Aplasia ou anquilose das articulações do ombro, do cotovelo e da anca

- Anomalias da cartilagem traqueal
- Rizomelia

- Pele
- Hiperidrose (comum)
- Sinoníquia
- Unhas quebradiças
- Lesões acneiformes (frequentes após a adolescência)
- Interrupção das sobrancelhas
- Hipopigmentação
- Hiperqueratose na superfície plantar
- Infecções paroníquicas (mais comuns nos pés do que nas mãos e em doentes institucionalizados)
- Excesso de rugas na testa
- Ondulações na pele nos nós dos dedos, ombros e cotovelos

- Cardiovascular (10%)
- Defeito do septo atrial
- Ducto arterioso patente
- Defeito do septo ventricular
- Estenose pulmonar
- Substituição da aorta
- Coartação da aorta
- Dextrocardia
- Tetralogia de Fallot
- Fibroelastose endocárdica

- Geniturinário (9,6%)
  - Rins policísticos
  - Duplicação da pélvis renal
  - Hidronefrose
  - Estenose do colo da bexiga
  - Útero bicorno
  - Atresia vaginal
  - Lábios maiores protuberantes
  - Clitoromegalia
  - Criptorquidia
- Gastrointestinal (1,5%)
  - Estenose pilórica
  - Atresia do esófago e fístula traqueoesofágica
  - Ânus ectópico ou imperfurado
  - Atresia biliar parcial com agenesia da vesícula biliar
- Respiratório (1,5%)
  - Cartilagem traqueal anómala
  - Fístula traqueoesofágica
  - Aplasia pulmonar
  - Ausência do lobo médio direito do pulmão
  - Ausência de fissuras pulmonares interlobulares

Estudos de laboratório

- Análise molecular
  - Mais de 98% dos casos são causados por mutações específicas de substituição

missense, envolvendo aminoácidos adjacentes (Ser252Trp, Ser252Phe, ou Pro253Arg) no exão 7 do *FGFR2*.

- Os restantes casos são devidos a mutações de inserção de elementos Alu no exão 9 ou próximo deste.

Estudos de imagiologia

- Radiografia do crânio

- A radiografia do crânio pode ser realizada para avaliar a cranioestenose, que geralmente envolve suturas coronais e hipoplasia maxilar.

- As anomalias incluem esclerose da linha de sutura, ponte óssea e bico ao longo da linha de sutura, uma linha de sutura indistinta, turribraquicefalia, órbitas rasas e maxilares hipoplásicos.

- Radiografia da coluna vertebral

- As fusões da coluna vertebral, mais frequentemente ao nível de C3-4 e C5-6, parecem ser progressivas e ocorrem no local de anomalias congénitas subtis. Podem não ser aparentes como caraterísticas congénitas.

- o corpo vertebral de pequenas dimensões e a redução do espaço do disco intervertebral são indicadores de uma fusão óssea subsequente.

- Radiografia dos membros: As radiografias dos membros mostram displasia epifisária múltipla, úmeros curtos e displasia glenoide.

- Radiografia das mãos

- A radiografia das mãos pode ser efectuada para avaliar a sindactilia cutânea e óssea.

- O achado caraterístico é a sindactilia completa envolvendo o segundo e o quinto dígitos (mãos em luva).

- A sinostose progressiva múltipla envolve as falanges distais, os quarto e quinto metacarpos proximais, o capitato e o hamato.

- A radiografia da falange distal revela um encurtamento e um desvio radial.

- Radiografia do pé

o . O achado caraterístico é a sindactilia completa envolvendo o segundo e o quinto dígitos (pés de meia).

o Fusão dos ossos do tarso, das articulações metatarsofalângicas e interfalângicas e dos metatarsos adjacentes

- Tomografia computorizada

o A TC com análise comparativa de reconstrução tridimensional da calvária e das bases do crânio tornou-se o exame radiológico mais útil para identificar a forma do crânio e a presença ou ausência de suturas envolvidas.

- RMN

o A RM revela a anatomia das estruturas dos tecidos moles e as anomalias cerebrais associadas (ou seja, ventriculomegalia não progressiva; hidrocefalia; ausência completa ou parcial do septo pelúcido; ausência de folhetos septais; e adelgaçamento, deficiência ou agenesia do corpo caloso).

Outros testes

- Avaliação psicométrica
- Avaliação da audição

TRATAMENTO

Cuidados médicos

- Considerar a otimização precoce da audição com possíveis aparelhos auditivos.
- Providenciar o controlo das vias aéreas.
- O aconselhamento psicológico deve incluir a ligação e a interação com os pares.
- O aconselhamento genético deve incluir a discussão do seguinte:

o O risco de recorrência de um indivíduo afetado ter uma descendência afetada é de 50%.

- O risco de recorrência para os pais não afectados é negligenciável, exceto no caso de mosaicismo germinal, em que o risco para os futuros irmãos depende da proporção de células germinativas portadoras do alelo mutante.

- o efeito da idade paterna avançada nas novas mutações foi demonstrado clinicamente e demonstrado de forma conclusiva a nível molecular.

Cuidados cirúrgicos

- Os cuidados cirúrgicos envolvem a libertação precoce da sutura coronal e o avanço e remodelação fronto-orbitária para reduzir as alterações dismórficas e indesejáveis do crescimento do crânio. A craniossinostose requer procedimentos cirúrgicos em várias fases. É possível obter uma melhoria cosmética significativa. A cirurgia inicial é frequentemente efectuada logo a partir dos 3 meses de idade.

- A reconstrução cosmética facial para dismorfismos está indicada.

- A separação cirúrgica dos dígitos (sindactilia em luva de mão) proporciona relativamente pouca melhoria funcional.

- O procedimento de derivação reduz a pressão intracraniana.

- Para o tratamento ortodôntico, a maioria dos pacientes necessita de cirurgia de 2 maxilares (osteotomia sagital bilateral com recuo mandibular e distração na maxila). Durante o período de distração, o ortodontista guia a maxila para a posição final utilizando planos de mordida e elásticos intermaxilares.

Complicações

- Potencial lesão ocular ou cerebral

- Infecções de feridas

- Fuga de líquido cefalorraquidiano ou formação de meningocele

- Aumento da pressão intracraniana e hidrocefalia

- Obstrução das vias aéreas, insuficiência respiratória e apneia do sono

DISOSTOSE MANDIBULOFACIAL (SÍNDROME DE TREACHER COLLINS)

A disostose mandibulofacial, também conhecida como síndrome de Treacher Collins, é uma perturbação hereditária do desenvolvimento. Esta síndrome recebeu o nome do eminente oftalmologista britânico Edward Treacher Collins (1862-1932), que descreveu as caraterísticas essenciais desta síndrome num artigo de 1900. No entanto, algumas caraterísticas desta síndrome foram provavelmente descritas pela primeira vez por Thomson e Toynbee em 1846-1847 e, mais tarde, por Berry (1889), a quem é geralmente atribuído o crédito pela sua descoberta. Também pode ser conhecida por outros nomes, como Síndrome de Franceschetti-Klein, Síndrome de Franceschetti-Zwahlen e Complexo de Thomson

Frequência

- A prevalência da síndrome de Treacher Collins situa-se entre 1 por 25.000 e 1 por 50.000 nados vivos.
- Os homens e as mulheres são igualmente afectados.
- Na grande maioria dos casos, a síndrome de Treacher Collins é claramente diagnosticada à nascença. Devido à dismorfologia facial típica em casos graves, também pode ser diagnosticada no período pré-natal por ultrassonografia. Nos casos ligeiros, com expressão mínima das caraterísticas faciais, a síndrome pode não ser diagnosticada à nascença.

CLÍNICA

A dismorfologia e os sintomas são os seguintes

- Fácies

o O rosto de um indivíduo com síndrome de Treacher Collins é caraterístico. As anomalias estão normalmente presentes bilateralmente e de forma simétrica.

o O nariz tem um tamanho normal; no entanto, parece grande devido aos rebordos supra-orbitais hipoplásicos e aos zigomas hipoplásicos.

o As fissuras palpebrais são inclinadas para baixo, as maçãs do rosto são deprimidas, os pavilhões auriculares são malformados, com gravidade muito variável, e o queixo recua com uma boca grande e virada para baixo.

- Caveira

o Nas radiografias, os ossos malares, o processo zigomático do osso frontal, as placas pterigóides laterais, os seios paranasais e os côndilos mandibulares são hipoplásicos.

o As mastoides não estão pneumatizadas.

o As margens laterais das órbitas podem ser defeituosas e as órbitas são hipertelоricas.

o A base do crânio é progressivamente cifótica.

o As calvárias são essencialmente normais.

- Olhos

o As fissuras palpebrais são curtas e inclinam-se lateralmente para baixo.

o No terço exterior da pálpebra inferior, está presente um coloboma e os cílios (ou seja, as pestanas) podem ser deficientes medialmente a partir da pálpebra inferior.

- Orelhas

o Os pavilhões auriculares são muitas vezes malformados, dobrados para a frente ou mal posicionados em direção ao ângulo da mandíbula.

o Frequentemente, a atresia meatal, a estenose ou atresia do canal auditivo externo, a hipoplasia ou agenesia do martelo e da bigorna, o estribo monopodal, a anquilose do estribo na janela oval e a ausência do ouvido médio e dos espaços timpânicos estão presentes, resultando numa perda auditiva condutiva.

o Os ouvidos internos estão normais.

o As marcas auriculares extra e as fístulas cegas podem desenvolver-se em qualquer parte entre o tragus e o ângulo da boca.

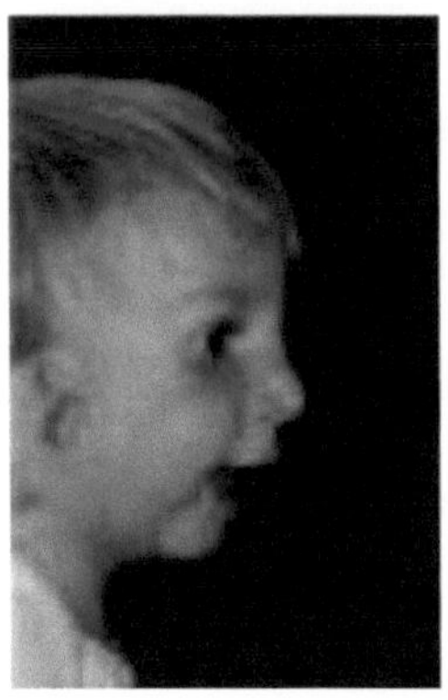

Nariz: O nariz parece grande devido à falta de desenvolvimento malar e às cristas supra-orbitais hipoplásicas.

Boca e garganta

- A fenda palatina encontra-se num terço dos doentes com síndrome de Treacher Collins e a incompetência palatofaríngea congénita (palato mole encurtado, imóvel ou ausente; fenda palatina submucosa) encontra-se num terço adicional dos doentes.
- As glândulas parótidas estão ausentes ou são hipoplásicas.
- A hipoplasia faríngea é um achado constante.
- Radiograficamente, o ângulo mandibular é mais obtuso do que o normal e o ramo é deficiente. Os processos coronoide e condiloide são planos ou aplásticos.

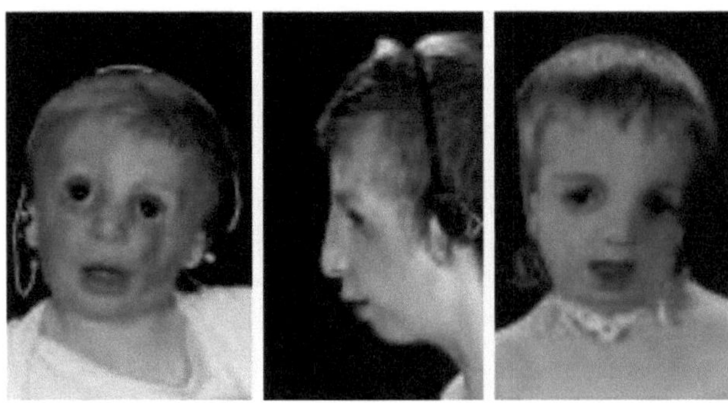

- Estado mental

o A inteligência é normalmente normal.

o o atraso no desenvolvimento pode ser secundário a uma perda auditiva não diagnosticada.

- Sintomas disfuncionais

o Hipoplasia e língua retroposicionada

o Dificuldades de deglutição e de alimentação (causadas por um subdesenvolvimento músculo-esquelético e por uma fenda palatina)

o Perda auditiva condutiva (causada pelo mau desenvolvimento do canal auditivo e dos ossículos do ouvido médio)

o Deficiência visual (causada pelo subdesenvolvimento da órbita lateral e dos músculos extra-oculares)

Causas

- Embriologia

o A falha das células da crista neural em migrar para o primeiro e segundo arcos branquiais leva à displasia, hipoplasia ou aplasia dos derivados músculo-esqueléticos desses arcos. Por conseguinte, as anomalias são bilaterais e simétricas.

o O período crítico ocorre aproximadamente entre a sexta e a sétima semana de desenvolvimento embrionário.

- Genética

o Mutações no gene TCOF1 causam a síndrome de Treacher Collins.O gene TCOF1 fornece instruções para a produção de uma proteína chamada treacle. Embora os investigadores não tenham determinado a função exacta desta proteína, acreditam que ela desempenha um papel crítico antes do nascimento no desenvolvimento dos ossos e de outros tecidos da face. Mutações no gene TCOF1 reduzem a quantidade de treacle que é produzida nas células. Os investigadores acreditam que a perda desta proteína faz com que as células que são importantes para o desenvolvimento dos ossos faciais se autodestruam (sofram apoptose). Esta morte celular anormal pode levar aos problemas específicos de desenvolvimento facial encontrados na síndrome de Treacher Collins.

Herança

Esta doença tem um padrão de hereditariedade autossómico dominante, o que significa que uma cópia do gene alterado em cada célula é suficiente para causar a doença. Cerca de 60 por cento dos casos resultam de novas mutações no gene TCOF1. Estes casos ocorrem em pessoas sem historial da doença na família. Nos restantes casos, uma pessoa com síndrome de Treacher Collins herda o gene alterado de um progenitor afetado.

Estudos de laboratório

- A ultrassonografia no meio do trimestre pode detetar a dismorfologia facial e, devido à sua qualidade não invasiva, é preferível à fetoscopia.
- As mutações do gene *TCOF1* podem ser detectadas como polimorfismos de nucleótido único. Assim, o diagnóstico pré-natal é possível, mas ainda não está clinicamente disponível.

Estudos de imagiologia

- Os seguintes exames imagiológicos devem ser obtidos para visualizar a dismorfologia craniofacial em pormenor e repetidos, se necessário, para o planeamento cirúrgico:
  - Cefalografia antero-posterior e lateral
  - TAC craniofacial completo (cortes axiais e coronais desde a parte superior do crânio até à coluna cervical)
  - Como acompanhamento, tomografias computorizadas das órbitas até à mandíbula (normalmente suficientes para o planeamento cirúrgico)
  - Radiografia panorâmica
  - Preferencialmente, ressonância magnética do cérebro para o estudo do canal

auditivo interno (IAC) (se a ressonância magnética não estiver disponível, pode ser obtida uma tomografia computadorizada para o IAC).

- Se o diagnóstico clínico da síndrome de Treacher Collins for duvidoso, a avaliação radiológica pode ser útil. Estes exames são mais úteis quando se suspeita de uma expressão ligeira na avaliação clínica. A projeção occipitomental do crânio (vista de Waters, anteroposterior com a linha cantomeatal estendida a 45° sem inclinação do raio incidente) pode confirmar a hipoplasia ou aplasia do arco zigomático. A ortopantomografia deve ser utilizada para demonstrar hipoplasia mandibular e alterações na configuração mandibular.

As anomalias e a assimetria da articulação temporomandibular podem ser avaliadas nestes ortopantomogramas. A radiografia também pode revelar qualquer assimetria óssea em casos ligeiros da síndrome de Treacher Collins. Se um doente necessitar de qualquer correção ou tratamento cirúrgico, é obrigatória a realização de uma TAC ou de uma RMN.

SÍNDROMA DE PIERRE ROBIN

A Sequência de Pierre Robin (SPR), também conhecida como Síndrome de Pierre Robin ou Malformação de Pierre Robin, é uma condição congénita de anomalias faciais em seres humanos. Lannelongue e Menard descreveram pela primeira vez a síndrome de Pierre Robin em 1891 num doente com micrognatia, fenda palatina e retroglossoptose. Em 1926, Pierre Robin publicou o caso de um bebé com a síndrome completa. Até 1974, a tríade era conhecida como síndrome de Pierre Robin; no entanto, o termo síndrome é agora reservado para os erros de morfogénese com a presença simultânea de múltiplas anomalias causadas por uma única etiologia. O termo sequência foi introduzido para incluir qualquer condição que inclua uma série de anomalias causadas por uma cascata de eventos iniciados por uma única malformação

ETIOLOGIA E PATOGÉNESE

Frequência

- Esta malformação congénita heterogénea tem uma prevalência de aproximadamente 1 por cada 8500 nados vivos.
- A proporção entre homens e mulheres é de 1:1, exceto na forma ligada ao X.

Herança

É possível a hereditariedade autossómica recessiva. Foi descrita uma variante ligada ao X que envolve malformações cardíacas e pés botos.

Patogénese

Existem três teorias fisiopatológicas para explicar a ocorrência da sequência de Pierre Robin.

1. **A teoria mecânica:** Esta teoria é a mais aceite. O evento inicial, a hipoplasia mandibular, ocorre entre a 7ª e a 11ª semana de gestação. Isto mantém a língua elevada na cavidade oral, provocando uma fenda no palato ao impedir o fecho das prateleiras palatinas. Esta teoria explica a fenda clássica em forma de U invertido e a ausência de uma fenda labial associada. O oligohidrâmnio pode desempenhar um papel na etiologia, uma vez que a falta de líquido amniótico pode causar a deformação do queixo e a subsequente impactação da língua entre as prateleiras palatinas.
2. **A teoria da maturação neurológica:** Um atraso na maturação neurológica foi observado na eletromiografia da musculatura da língua, dos pilares faríngeos e do palato, assim como um atraso na condução do nervo hipoglosso. A correção espontânea da maioria dos casos com a idade apoia esta teoria.
3. **A teoria da disneurulação rombencefálica:** nesta teoria, a organização motora e reguladora do rombencéfalo está relacionada com um problema importante da ontogénese.

MANIFESTAÇÕES OTORRINOLARINGOLÓGICAS

- A micrognatia é relatada na maioria dos casos (91,7%). É caracterizada pela retração da arcada dentária inferior 10-12 mm atrás da arcada superior. A mandíbula tem um corpo pequeno, um ângulo genial obtuso e um côndilo localizado posteriormente. O crescimento da mandíbula recupera durante o primeiro ano; no entanto, a hipoplasia mandibular resolve-se e a criança atinge um perfil normal aproximadamente aos 5-6 anos de idade

- A glossoptose é observada em 70-85% dos casos relatados. A combinação de micrognatia e glossoptose pode causar graves dificuldades respiratórias e de alimentação no recém-nascido. Ocasionalmente, pode apresentar-se como uma úvula bífida ou dupla ou como uma fenda submucosa oculta.

- A anomalia ótica mais comum é a otite média, seguida das anomalias auriculares. A perda de audição, maioritariamente condutiva, ocorre em 60% dos doentes, enquanto a atresia do canal auditivo externo ocorre em apenas 5% dos doentes.

- As deformidades nasais são pouco frequentes e consistem maioritariamente em anomalias da raiz nasal. As malformações dentárias e filtrais ocorrem num terço dos casos. A laringomalácia ocorre em cerca de 10-15% dos doentes com sequência de Pierre Robin.

- Foi também descrito refluxo gastroesofágico e esofagite.

- Os defeitos da fala ocorrem frequentemente em doentes com a sequência de Pierre Robin. A insuficiência velofaríngea é geralmente mais pronunciada nestes doentes do que naqueles com fenda palatina isolada.

MANIFESTAÇÕES SISTÉMICAS

- As anomalias oculares são registadas em 10-30% dos doentes. As seguintes lesões ocorrem por ordem decrescente de frequência: hipermetropia, miopia, astigmatismo, esclerose da córnea e estenose do ducto nasolacrimal.

- Foram documentados achados cardiovasculares, como sopros benignos, estenose pulmonar, persistência do canal arterial, forame oval patente, defeito do septo atrial e hipertensão pulmonar.

- As anomalias que envolvem o sistema músculo-esquelético são as anomalias sistémicas mais frequentes (observadas em 70-80% dos casos). Incluem sindactilia, falanges displásicas, polidactilia, clinodactilia, articulações hiperextensíveis e oligodactilia nos membros superiores. Nas extremidades inferiores, foram relatadas anomalias do pé (pé torto, metatarso aduto), malformações femorais (coxa varo ou valgo, fémur curto), anomalias da anca (contraturas em flexão, luxação congénita), anomalias do joelho (genu valgo, sincondrose) e anomalias da tíbia. As deformidades da coluna vertebral incluem escoliose, cifose, lordose, displasia vertebral, agenesia sacral e seio coccígeo.

- Podem ocorrer anomalias do sistema nervoso central (SNC), como atraso da linguagem, epilepsia, atraso do neurodesenvolvimento, hipotonia e hidrocefalia. A incidência de defeitos do SNC é de cerca de 50%.

- Os defeitos genitourinários podem incluir testículos não descidos (25%), hidronefrose (15%) e hidrocele (10%).

As síndromes e patologias associadas incluem a síndrome de Stickler, a síndrome da trissomia 11q, a síndrome da trissomia 18, a síndrome velocardiofacial (Shprintzen), a síndrome da deleção 4q, a artropatia reumatoide, a hipocondroplasia, a síndrome de Mobius e a associação de carga.

GESTÃO CONSERVADORA

- As crianças com micrognatia grave podem ter uma obstrução respiratória significativa à nascença, exigindo uma via aérea nasofaríngea ou intubação

- Para a maioria dos recém-nascidos, o problema físico mais precoce é a alimentação. A fenda impede a geração de pressão negativa suficiente para amamentar. O leite ou o leite em pó tem de ser administrado através de um biberão com uma tetina com um grande orifício na parte superior para facilitar a administração.

- É necessária uma abordagem multidisciplinar para gerir as caraterísticas complexas envolvidas no tratamento destas crianças e das suas famílias. A equipa de fissura palatina inclui pediatras, otorrinolaringologistas, cirurgiões plásticos, pedodontistas, ortodontistas, enfermeiros, terapeutas da fala, audiologistas e assistentes sociais.

- A identificação ecográfica fetal de glossoptose com micrognatia é possível no início e a meio da gravidez e sugere a possibilidade da sequência de Pierre Robin.

GESTÃO CIRÚRGICA

- O tratamento é prioritário de acordo com a gravidade do comprometimento das vias aéreas, seguido da extensão das dificuldades de alimentação. Os bebés com micrognatia pronunciada podem sofrer de dificuldade respiratória grave ou não conseguir desenvolver-se. Nestes casos, é necessária uma intervenção cirúrgica. Embora tenham sido descritos muitos procedimentos cirúrgicos diferentes, a traqueostomia continua a ser a técnica mais utilizada.

- O alongamento mandibular por distração gradual pode ser utilizado para a hipoplasia mandibular grave que causa apneia obstrutiva.

- Como terapia de escolha para corrigir a perda auditiva condutiva e prevenir complicações do ouvido médio, os tubos de timpanostomia são geralmente inseridos quando a palatoplastia é efectuada.

- Os procedimentos cirúrgicos para reparar a fenda palatina dividem-se em 1 de 2 categorias. A primeira categoria inclui todos os procedimentos de uma fase, e a segunda inclui todas as abordagens de várias fases em que o véu é inicialmente fechado e a reparação do palato duro é adiada.

SÍNDROME DE DOWN (MONGOLISMO, SÍNDROME DA TRISSOMIA 21, SÍNDROME DA ACROMICRIA CONGÉNITA)

A síndrome de Down é uma forma frequente de atraso mental associada a caraterísticas morfológicas caraterísticas (mongolismo) e a muitas anomalias somáticas devidas a um número de aberrações cromossómicas. As caraterísticas clínicas que distinguem a síndrome de outras deficiências mentais foram descritas pela primeira vez por John Langdon Down em 1866.

Causas

As células humanas contêm normalmente 23 pares de cromossomas. Um cromossoma de cada par provém do pai e o outro da mãe.

A causa da síndrome de Down é um dos três tipos de divisão celular anormal que envolve o cromossoma 21. As três anomalias resultam em material genético extra do cromossoma 21, que é responsável pelos traços caraterísticos e pelos problemas de desenvolvimento da síndrome de Down. As três variações genéticas que podem causar a síndrome de Down incluem:

- **Trissomia 21.** Mais de 90 por cento dos casos de síndrome de Down são causados pela trissomia 21. Uma criança com trissomia 21 tem três cópias do cromossoma 21 - em vez das habituais duas cópias - em todas as suas células. Esta forma de síndrome de Down é causada por uma divisão celular anormal durante o desenvolvimento do espermatozoide ou do óvulo.

- **Síndrome de Down em mosaico.** Nesta forma rara de síndrome de Down, as crianças têm algumas células com uma cópia extra do cromossoma 21, mas não todas. Este mosaico de células normais e anormais é causado por uma divisão celular anormal após a fertilização.

- **Síndrome de Down por translocação.** A síndrome de Down também pode ocorrer quando uma parte do cromossoma 21 fica ligada (translocada) a outro cromossoma, antes ou durante a conceção. As crianças com síndrome de Down por translocação têm as duas cópias habituais do cromossoma 21, mas também têm material adicional do cromossoma 21 colado ao cromossoma translocado. Esta forma de síndrome de Down é pouco frequente.

Não se conhecem factores comportamentais ou ambientais que causem a síndrome de Down.

A maioria dos casos de síndrome de Down não é hereditária. São causados por um erro na divisão celular durante o desenvolvimento do óvulo, do espermatozoide ou do embrião.

A síndrome de Down de translocação é a única forma da doença que pode ser transmitida de pais para filhos. No entanto, apenas cerca de 4 por cento das crianças com síndrome de Down têm translocação. E apenas cerca de metade destes casos são herdados de um dos pais.

Nestes casos, a mãe ou o pai é um portador equilibrado da translocação, o que significa que tem algum material genético rearranjado, mas não tem material genético extra. Um portador equilibrado não apresenta sinais ou sintomas da síndrome de Down, mas pode transmitir a translocação aos filhos.

A probabilidade de transmissão da translocação depende do sexo do progenitor portador do cromossoma 21 rearranjado:

- Se o pai for o portador, o risco é de cerca de 3 por cento.
- Se a mãe for a portadora, o risco é de cerca de 12 por cento.

INCIDÊNCIA

A incidência desta síndrome em várias idades maternas é a seguinte:

- 15-29 anos: 1 caso em 1500 nados-vivos
- 30-34 anos: 1 caso em 800 nados-vivos.
- 35-39 anos: 1 caso em 270 nados-vivos.
- 40-44 anos: 1 caso em 100 nascidos vivos.
- Mais de 45 anos: 1 caso em 50 nados-vivos.

Em raras ocasiões, a doença pode ser observada em alguns membros de uma família.

Factores de risco

Alguns pais têm um risco maior de ter um bebé com síndrome de Down. Os factores de risco incluem:

- **O avanço da idade materna.** À medida que os óvulos da mulher envelhecem, há uma maior tendência para os cromossomas se dividirem de forma incorrecta. Assim, a probabilidade de uma mulher dar à luz uma criança com síndrome de Down aumenta com a idade. Aos 35 anos, o risco de uma mulher conceber uma criança com síndrome de Down é de 1 em 385. Aos 40 anos, o risco é de 1 em 106. E aos 45 anos, o risco é de 1 em 30. No entanto, a maioria das crianças com síndrome de Down nascem de mulheres com menos de 35 anos, porque este grupo de mulheres mais jovens tem muito mais bebés.

- **Mães que já têm um filho com síndrome de Down.** Normalmente, uma mulher que tem um filho com síndrome de Down tem cerca de 1 por cento de hipóteses de ter outro filho com síndrome de Down.

- **Pais que são portadores da translocação genética para a síndrome de Down.** Tanto os homens como as mulheres podem transmitir a translocação genética para a síndrome de Down aos seus filhos.

CARACTERÍSTICAS CLÍNICAS:

Tem sido relatado em pessoas de todas as raças.Ambos os sexos são igualmente afectados.As caraterísticas morfológicas do mongolismo podem ser reconhecidas imediatamente ao nascimento,mas são óbvias em crianças com mais de um ano.As principais caraterísticas são:

- Atraso mental, que pode ser ligeiro a grave, com um quociente de inteligência de 25-50

- Aspeto caraterístico da cabeça (cabeça pequena/braquicefalia)

- Fácies plana com distância interocular aumentada (hipertelorismo)

- Ponte nasal deprimida, occipital plano, pescoço largo e curto

- Estreitamento, inclinação para cima e para fora das fissuras palpebrais, pregas epicantais mediais, estrabismo, catarata e descolamento da retina.

- Orelhas pequenas e malformadas.

- Baixa estatura, mãos, pés e dedos largos e curtos, quinto dedo curto e curvo (displasia da mediana), clinodactilia do quinto dedo

- Displasia da pélvis
- Uma grande diferença entre o primeiro e o segundo ftoes.
- Instabilidade atlanto-occipital.
- Hipotonia muscular em recém-nascidos com diminuição da resposta a estímulos normais.
- Abdómen protuberante (com ou sem hérnia umbilical)
- Hipogenitalismo, hipospadia, criptorquismo, puberdade atrasada e incompleta.
- Defeitos congénitos do coração ou defeitos endocárdicos
- Atresia duodenal
- Doença de Hirschsprung, polidactilia e sindactilia
- Infecções respiratórias recorrentes, leucemia, epilepsia, hipotiroidismo e demência pré-senil.

MANIFESTAÇÕES ORAIS:

- Boca pequena com protusão da língua com dificuldade em comer e falar, língua escrotal
- Hipoplasia do maxilar
- Erupção dentária tardia, anodontia parcial, hipoplasia do esmalte, periodontite juvenil
- Fenda labial ou palatina
- Fissura e espessamento da lis, queilite angular
- Língua fissurada ou geográfica.

TRATAMENTO E PROGNÓSTICO

Não existe um tratamento médico para a síndrome de Down que proporcione uma cura. No entanto, as crianças com síndrome de Down beneficiam de ajuda médica e de intervenções precoces, desde a infância. Cerca de 25-30% dos doentes com síndrome de Down morrem durante o primeiro ano de vida. As causas de morte mais frequentes são as infecções respiratórias (broncopneumonia) e as doenças cardíacas congénitas

13. NECROSE ÓSSEA;[41,42]

INFRATO

Radiograficamente, as alterações dependem da idade da lesão e do grau de reparação. Durante as primeiras 1 ou 2 semanas, não são detectadas quaisquer anomalias numa radiografia simples. A reabsorção de um osso morto resulta em áreas de densidade diminuída, ao passo que a formação de osso novo que cresce em aposição às trabéculas mortas (aposição rasteira) leva a um aumento da densidade óssea. O processo de reossificação é frequentemente irregular e a combinação da reabsorção incompleta do osso morto e da deposição focal de osso novo resulta num aspeto radiográfico irregular e mosqueado.

A maioria dos casos relatados ocorre na medula do fémur ou da tíbia de adultos do sexo masculino.

NECROSE ÓSSEA ASSÉPTICA (AVASCULAR)

O mecanismo patogénico pensa-se que seja a interrupção do fornecimento de sangue induzida por uma rutura mecânica, como uma fratura ou uma luxação, mas por vezes por uma trombose induzida pela doença falciforme. A necrose inicial do osso epifisário é seguida por uma hiperemia dos tecidos circundantes. A cartilagem epifisária pode ou não permanecer viável. O osso morto sofre progressivamente uma reabsorção por um mecanismo de "creeping substitution". Trata-se de um processo lento que pode demorar meses ou mesmo anos e que resulta num aspeto radiográfico denso, bem apreciado nas lesões do colo do fémur. Microscopicamente, é típico ver atividade osteoclástica de um lado das trabéculas mortas e atividade osteoblástica do outro. O osso recém-formado, de consistência mole, pode achatar-se devido à pressão, resultando numa doença articular degenerativa.

OSTEOCONDRITE DISSECANTE

Resulta de uma pequena área de necrose envolvendo a cartilagem articular e o osso subcondral que se separa total ou parcialmente das estruturas adjacentes, sendo a etiologia, na maioria dos casos, provavelmente relacionada com o traumatismo. Ocorre mais frequentemente na face lateral do côndilo femoral medial, junto à incisura intercondilar. Microscopicamente, está sempre presente uma porção de cartilagem articular, muitas vezes com calcificação secundária, para além de um fragmento de osso subcondral.Se este corpo osteocondromatoso permanecer ligado à superfície articular ou à sinóvia, ambos os componentes permanecem viáveis.Se se separar completamente, a sua porção óssea morre, mas a cartilagem permanece viva, aparentemente através de nutrientes obtidos do líquido sinivial.

NECROSE POR RADIAÇÃO

As alterações provocadas pela radiação ocorrem normalmente nos maxilares, costelas, pélvis, coluna vertebral, úmero, etc., e ocorrem normalmente nos 3 anos seguintes à terapia. Microscopicamente, estas alterações consistem em osso necrótico, fibrose da medula óssea e neovascularização.

14. PSEUDO-DOENÇAS[29,39,93]

DEFEITO DA MEDULA ÓSSEA

(Também, **defeito osteoporótico da medula óssea, defeito hematopoiético da medula óssea)**

O defeito osteporótico da medula óssea é uma variante do normal, mas é muitas vezes erradamente diagnosticado como anormal. Normalmente não existem sinais nem sintomas clínicos.

CARACTERÍSTICAS RADIOGRÁFICAS: O defeito da medula óssea aparece como uma área radiolúcida no osso. Embora ocorram em todas as áreas dos maxilares, a localização mais comum é a região molar e pré-molar da mandíbula. Um estudo refere que 23% dos defeitos da medula óssea ocorrem em locais de extração antigos. As mulheres são mais frequentemente afectadas do que os homens e a idade média é de 41 anos. O tamanho é normalmente de alguns milímetros de diâmetro e raramente excede 1,5 cm. O perímetro pode ser bem definido ou desaparecer gradualmente ao longo de uma zona estreita no osso normal circundante. Isto é especialmente verdade no bordo inferior.

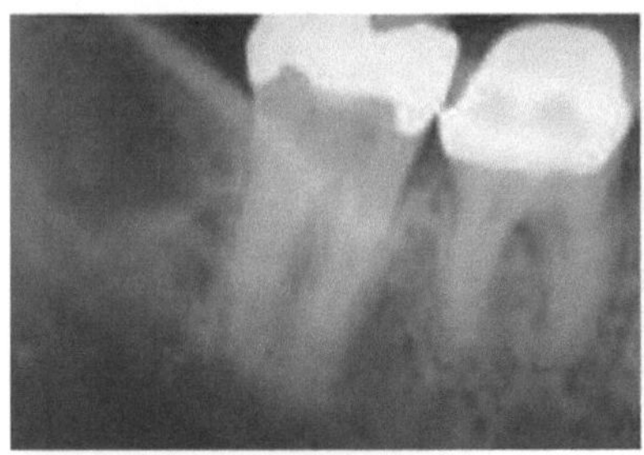

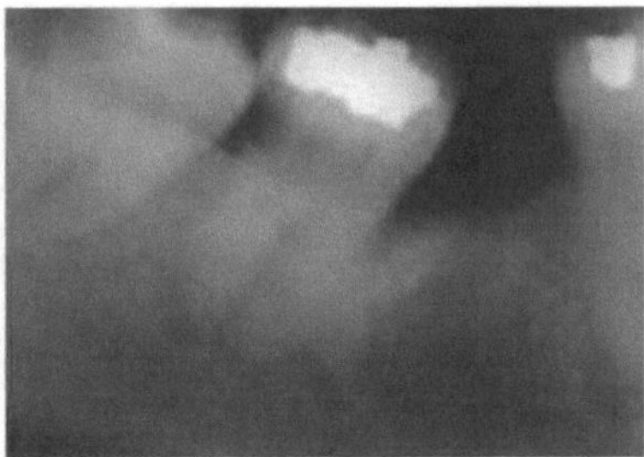

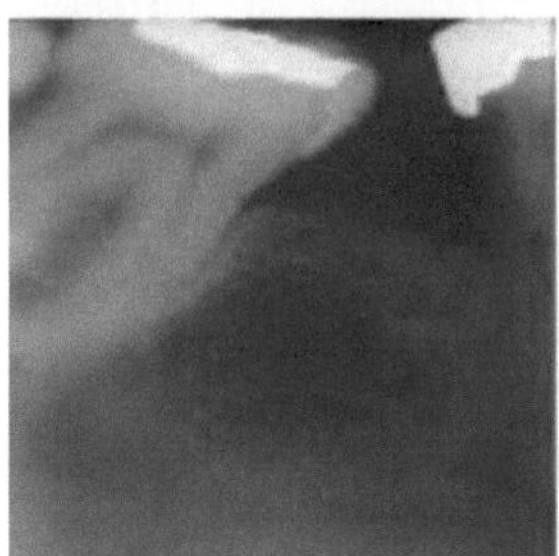

CARACTERÍSTICAS HISTOLÓGICAS: O tecido curetado destas "lesões" é uma substância vermelha e gelatinosa. O exame microscópico mostra que se trata de tecido hematopoiético normal. Os vacúolos vazios são células adiposas e as células intervenientes são eritrócitos e leucócitos em vários estádios de maturação. Ocasionalmente são encontrados megacariócitos multinucleados (célula precursora das plaquetas).

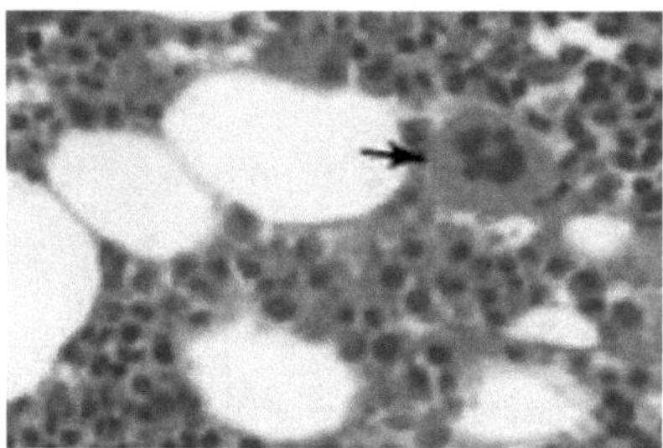

TRATAMENTO: Não é necessário. Esta "não-doença" é muitas vezes incorretamente diagnosticada como um quisto, uma infeção ou um tumor.

OSTEOSCLEROSE

Em nítido contraste com os defeitos da medula óssea, a osteosclerose é uma área de osso denso no maxilar sem causa aparente. Não existem sinais ou sintomas.

CARACTERÍSTICAS RADIOGRÁFICAS: O tamanho varia de alguns milímetros a vários centímetros. A maioria tem menos de 1,0 cm. Aparecem como uma área radiodensa homogénea que tem uma interface nítida com o osso circundante, embora alguns possam desaparecer no osso circundante. A sua ocorrência em áreas de extracções dentárias anteriores sugere que alguns casos de osteosclerose podem ser focos antigos de osteíte condensante ou talvez o resultado da deposição de osso excessivo durante a reparação óssea. Enquanto algumas áreas de esclerose podem ser uma reação a episódios passados de trauma ou infeção, outras não podem ser explicadas nessa base e podem ser malformações de desenvolvimento. Quando ocorrem na área apical, são confundidas com osteíte condensante.

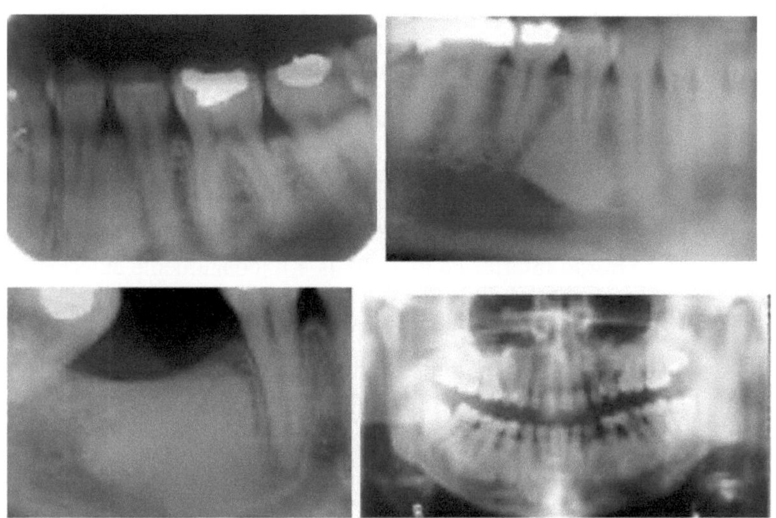

CARACTERÍSTICAS HISTOLÓGICAS: A osteosclerose raramente é biopsiada porque é reconhecida radiograficamente. As áreas escleróticas consistem em osso denso mas normal.

TRATAMENTO: Não é necessário qualquer tratamento. A principal razão para reconhecer a osteosclerose é evitar o sobre-diagnóstico. As lesões ósseas, como o fibroma ossificante e até o osteossarcoma, podem aparecer como lesões radiodensas. Ao contrário dos verdadeiros tumores, a osteosclerose não desloca os dentes, não expande o osso e não causa sintomas. A osteosclerose é normalmente uma lesão solitária. Em pessoas com várias áreas de osteosclerose, deve suspeitar-se da síndrome de Gardner. Esta doença hereditária autossómica dominante consiste em múltiplas áreas de esclerose óssea (chamadas osteomas), dentes supranumerários, pólipos intestinais pré-malignos e lesões cutâneas que podem ser fibromas ou quistos de inclusão epidermoide.

DEFEITO DA GLÂNDULA SALIVAR SUBMANDIBULAR

(Também depressão da glândula salivar mandibular lingual, quisto ósseo estático, quisto ósseo latente, quisto ósseo de Stafne)

O defeito da glândula salivar submandibular é uma anomalia do desenvolvimento que aparece como uma área radiolúcida na mandíbula. Pode ser erradamente diagnosticado como um quisto ou um tumor. Não existem sinais clínicos nem sintomas

CARACTERÍSTICAS RADIOGRÁFICAS: Apresenta-se como uma área radiolúcida bem definida, de forma oval a redonda, localizada abaixo do canal mandibular e acima do bordo inferior da mandíbula e imediatamente anterior ao ângulo da mandíbula. Uma parte do perímetro pode ter uma borda radiodensa. Um levantamento de quase 5.000 filmes panorâmicos revelou 18 casos de defeitos nas glândulas salivares (0,4%). Eles são raramente bilaterais. A causa é um defeito de desenvolvimento no qual um lobo da glândula salivar submandibular invade a mandíbula em desenvolvimento. A mandíbula tem um defeito de superfície escavado para acomodar a glândula. Embora a área apareça como um buraco no osso, é realmente uma depressão na superfície lingual do osso. A glândula sublingual raramente invade a mandíbula para produzir um defeito radiográfico. Em ocasiões ainda mais raras, o tecido da glândula salivar pode ficar preso no osso e permanecer adormecido durante anos. Em anos posteriores, o tecido glandular pode tornar-se neoplásico e produzir a situação paradoxal de um cancro da glândula salivar que surge como um cancro primário no osso.

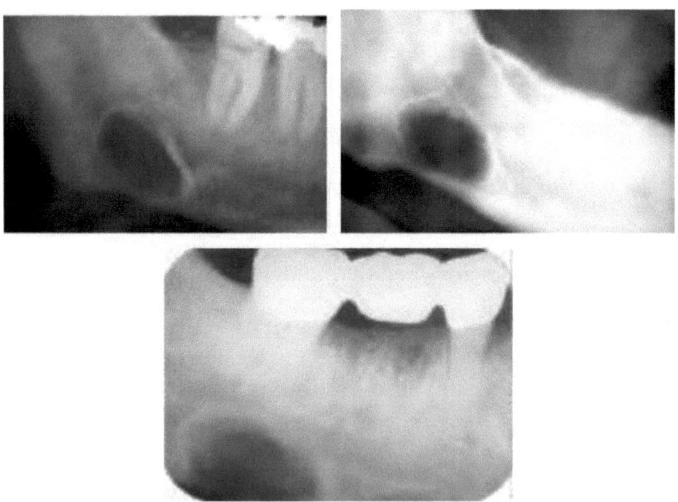

TRATAMENTO: Não é necessário tratamento. O diagnóstico diferencial não é normalmente problemático devido ao aspeto caraterístico e à localização do defeito

INVESTIGAÇÃO DE DOENÇAS ÓSSEAS:[117]

Testes bioquímicos:

Algumas doenças ósseas, como a doença de Paget e a osteomalácia, apresentam anomalias caraterísticas nos testes bioquímicos que são úteis no diagnóstico e na monitorização da resposta ao tratamento. Para avaliar o turnover ósseo, podem ser utilizados marcadores bioquímicos específicos da degradação do colagénio (ligações cruzadas de piridínio na urina ou hidroxiprolina na urina) e da função dos osteoblastos (osteocalcina sérica, propeptídeos do colagénio).

Imagiologia:

As radiografias são valiosas no diagnóstico e na avaliação da estrutura óssea, das fracturas susceptiveis e da deformidade óssea. No entanto, têm um valor limitado na deteção de lesões osteolíticas precoces e de osteoporose, uma vez que é necessário perder uma grande quantidade de mineral ósseo (30%) do esqueleto antes de poder ser detectado por radiografia.

A densidade mineral óssea (DMO) é de grande valor para a avaliação de doentes com suspeita de osteoporose. Embora existam várias formas de medir a DMO, a absorciometria de raios X de dupla energia (DXA) é atualmente o método de eleição devido à sua sensibilidade, precisão e baixa dose de radiação. O exame DXA baseia-se no facto de o tecido mineralizado impedir a passagem dos raios X através do tecido ósseo.

O exame quantitativo por ultra-sons constitui uma alternativa à densitometria óssea na avaliação de doentes com osteoporose e risco de fratura, mas atualmente é utilizado sobretudo como instrumento de investigação.

O rastreio ósseo por radionuclídeos é útil no diagnóstico da doença óssea metastática e da doença de Paget. A técnica baseia-se na incorporação de um bisfosfonato marcado radioactivamente no interior do osso recém-formado em locais de remodelação da actina, com imagiologia da captação do marcador (pontos quentes) por uma câmara gama. Embora a incorporação do isótopo não seja específica de uma determinada doença, os padrões de captação em diferentes doenças permitem normalmente efetuar um diagnóstico. As cintigrafias ósseas são mais sensíveis do que as radiografias na deteção de doença metastática, mas podem ocorrer resultados negativos no mieloma múltiplo, em que a resposta osteoblástica é frequentemente suprimida.

Biópsia óssea

A biopsia óssea é útil para estabelecer o diagnóstico em doentes selecionados com doença metabólica, quando outros testes se revelaram inconclusivos. A biopsia é efectuada com uma trefina de grande diâmetro (8 mm) da crista ilíaca sob anestesia local e a amostra é processada para histologia, de preferência sem descalcificação. A amostra da biópsia pode então ser analisada quanto à presença de defeitos de mineralização (osteomalácia) ou de infiltrados na medula óssea (mastocitose, tumores secundários) e para determinar a extensão da atividade dos osteoblastos e dos osteoclastos.

15. REFERÊNCIAS

1) Williams P, Bannister LH, Berry MM, Collins P, Dyson M, Dussek JE et al: Gray's Anatomy. 38th edition. Nova Iorque. Churchill Livingstone. 1995.

2) Tortora , Derrickson .Principles of Anatomy and Physiology.9th ed .Wiley & Sons.

3) Johnson DR. Introdução à Anatomia: Faculdade de Ciências Biológicas, Universidade de Leeds Disponível em : URL:http://www.leeds.ac.uk/chh/lectures//anatomy3.html.

4) A base do osso na saúde e na doença Disponível em : URL: http://www.surgeongeneral.gov/libraray/bonehealth/html.

5) Poddar S, Bhagat A. Handbook Of Osteology.11th ed New Delhi: Saunders;2002.

6) Yang YJ.Histology of Bone 2002 Availablefrom:URL: http://www.emedicine.com/orthoped/topic403.html.

7) Ten Cate AR. Desenvolvimento, Estrutura e Função. 6th ed. Mosby Inc ;2003.

8) Walter LD. Oral histology Cell Structure and Function. W B Saunders; agosto de 1986.

9) Berkovitz BKB ,Holland GR, Moxham BJ Oral anatomy, histology and embryology 3rd edition.Mosby;2002.

10) Katagiri T. Mecanismos de regulação da diferenciação de osteoblastos e osteoclastos. Oral Dis (2002) ;8:147-159.

11) Marks SC. A origem dos osteoelastos: J Oral Pathol 1983;12: 226256.

12) Histologia Azul - Tecidos Esqueléticos - Osso, Escola de Anatomia e Biologia Humana. A Universidade da Austrália Ocidental.

Disponível a partir de: URL:

http://www.lab.anhb.uwa.edu.au/mbl40/corepages/bone/bone.html.

13) Mosekilde L. Dinâmica óssea: School of Anatomy and Human Biology - The University of Western Australia.Disponível em: URL:http://www.lab.anhb.uwa.edu.au/mbl40/bonedynamics.html.

14) Bhalaji SI.Orthodontics - The Art and science 3rd ed New Delhi:Arya (Medi) Publishing House.

15) Thomas G, Vanarsdall R. Ortodontia: princípios e técnicas actuais. 4th ed, St Louis: Mosby; 2005.

16) Price JS, Oyajobi BO. The cell biology of bone growth. Disponível em: URL: http://www.unu.edu./Unupress/food2/UID/06E/uid06e0u.html.

17) CarlTB.Epiphysealboneformation.Availablefrom:URL:http://cal.up enn.edu./projects/s aortho/chapter_02/02mast.html.

18) Price JS. Regulation of growth plate chondrocytes and bone cells (Regulação dos condrócitos da placa de crescimento e das células ósseas).

Disponível em: URL:

http://www.unu.edu./Unupress/food2/UID/06E/uid06e0u.html.

19) Christopher LB. Fisiologia oral aplicada. 2ª ed., John Wright; setembro de 1988.

20) Baker C. The Essentials of Calcium, Magnesium and Phosphate Metabolism (Os Fundamentos do Metabolismo do Cálcio, Magnésio e Fosfato). Crit Care Resus 2002; 4: 301-306.

21) Harvey Z. Uma revisão do metabolismo normal do cálcio e do fósforo. Canadá. M. A. J 1956; 74(1):912-21.

22) Sadler TW. Langmans medical embryology. 9ª edição. Lippincott Williams & Wilkins; 2003.

23) SperberH. Craniofacial embryology.4th edition, London: Wright Sydney Butterworths;1989.

24) Enlow. Essentials of Growth .2nd ed. W B Saunders: 1996.

25) Bhaskar SN. Oral Histology and embryology 4th ed. Mosby.

26) Avery JK. Essentials of Oral Histology.3rd ed, St. Louis: Mosby; 2000.

27) Newmann MG, Takei H, Carranza FA. Periodontia Clínica de Glickmann. 9th ed. Saunders; 2001.

28) Jaro S. Molecular and cellular biology of alveolar bone (Biologia molecular e celular do osso alveolar): Periodontol 2000 2000; 22: 299-126.

29) Shafer WG, Hine MK, Levy BM. Rajendran R, Sivapathasundharam B, editores. Livro de texto de patologia oral. 5th ed. Nova Deli: Elsevier; 2006.

30) Kumar, Robbins, Cotran. Pathological basis of disease. 7th ed. Saunders;2004.

31) Miep H .Doenças dos osteoclastos e anomalias dentárias: Arch Oral Bio (2005); 50:115-122.

32) Wheelers'TextbookofOrthopaedics,2008,Disponível em:\URL:http:/ /www.wheelesson

line.com/ortho/wheeless_textbook_of_orthopaedics_6.

33) TemaniS.GeneticdisordersoflimbandskeletonAvailablefrom:\URL:h ttp://www.charite.

de/ch/medgen/eumedis/embryology04/gen.disorders.html.

34) Fritz S, HubertA. Sissons, Leslie H, Sobin. The World Health Organization's Histologic Classification of Bone Tumors (Classificação Histológica de Tumores Ósseos da Organização Mundial de Saúde). Cancro 1995; 75:1208-14.

35) Burket'Texbook of of of Oral Medicine. 9th edition. Lippincott Williams & Wilkins; julho de 1994 .

36) Ghom A. Textbook of oral medicine. 1st ed. Nova Deli: Jaypee Brothers, 2005.

37) Charles A. Lesões fibro-ósseas dos maxilares. J Oral Maxillofac.Surg 1993;51:828-835.

38) Charles A Fibro-osseous lsions of the jaws, J Oral Maxillofac. Surg, 1985; 43:249-262,1985.

39) Neville BW, Damm DD, Allen CM, Bouquot JE. Patologia Oral e Maxilofacial. 5th ed. Nova Deli: Saunders; 2004.

40) Slootweg PJ, Muller H. Classificação das lesões fibro-ósseas. IAOMR 2004; VIII(II): 3-5.

41) Damjanov I ,Linder J.Anderson's pathology- vol 2. 10th ed..St. Louis: Mosby;1996.

42) Lauren VA, Rosai J. Ackemen's surgical pathology-vol 2.Mosby;1998.

43) Beyhan T. Um novo conceito de Displasia Esquelética: The Turkish journal of Pediatrics 2004;46:197-203.

44) Chen H. Skeletal Dysplasia .dezembro 2005 Disponível em :URL: http://www.emedicine.com/PED/topic625.html.

45) Horado P. Síndromes com ossos frágeis congénitos.BMC Pediatrics 2004; 4-16.

46) Estratégias terapêuticas para Osteogénese Imperfeita: um guia para terapias físicas e ocupacionais.

Disponível em:URL:http://www.naims.nih.gov/Health_info/Bone/ Osteogenesis_Imperfecta.html.

47) Saúde óssea e osteoporose, Disponível em : URL: http://www.surgeongeneral.gov/libraray/bonehealth/html.

48) Osteoporose e doenças ósseas relacionadas. Instituto Nacional de Artrite e Doenças Musculoesqueléticas

Disponível em:URL:http://www.naims.nih.gov/Health_info/Bone/o steoporosis.html.

49) BhargavaA.OsteopetrosisSep,2007Availablefrom:URL:http://www. emedicine.com/M ED/topic1692.html.

50) CarolinoJ,PerezJA,PopaA.Osteopetrose.março,1998Disponível em: URL:http://www.aafp.org./afp/980315ap/carolino.html.

51) Etienne M .Hypophosphatasia Orphanet encyclopedia 2004;1-7.

52) Hypothyroidism,AmericanThyroidassociation.Availablefrom:URL: http://www.thyrod.org/patients/brochures/Postpartum_Thyroiditis_b rochure.pdf.

53) Kolokythas A. Osteomyelitis of the Jaws (Osteomielite dos maxilares). Departamento de OMFS, UIC. Grandes Rounds.

54) Thomas D. Paget's disease of bone: current concepts in pathogenesis and treatment J Oral Pathol Med 1994;23:12- 16.

55) David G. Doença de Paget do osso, The journal of Clinical Investigations, 2005; 115 (2):200-208.

56) Joseph P .Quistos odontogénicos, tumores, lesões fibro-ósseas e de células gigantes dos maxilares:Mod pathol 2002;15 (3),:331-341.

57) James E. Lesões fibro-ósseas benignas dos maxilares de origem periodontal. Cancro 1968; 22:861-878.

58) Marcus J. Displasia fibrosa do osso. JBJS 1962; 44B (2): 302-318.

59) Micheal M. Etiologia da displasia fibrosa e da síndrome de Mccune-AlbrightInternational J Oral Maxillofac Surg:1998;28:366-371.

60) Waldron CA. Lesões fibro-ósseas dos maxilares. J Oral Maxillofac Surg 1985; 43: 249-62

61) FDI escamosa. Uma displasia fibrosa agressiva. Oral Surg 1974; 38: 29-35.

62) Poritt HB, Hanft RJ. Displasia fibrosa. Oral Surg Oral Med Oral Pathol 1962; 15: 897-903.

63) Catena DL, Conn H, Glick GL. Displasia fibrosa monostótica com anomalias dentárias Oral Surg 1971; 32: 136-39.

64) Eslami M, Baghaee F, Alaeddini M. Valor diagnóstico das regiões organizadoras nucleolares coradas com prata no osteossarcoma, displasia fibrosa e fibroma ossificante dos maxilares. Ata Medica Iranica 2005; 43(4): 243-48.

65) Reichart PA, Philipsen HP. Fibroma ossificante. Odontogenic tumors and allied lesions. London: Quintessence Publishing Co Ltd; 2004, 273-81.

66) Abdulbaset D. Cemento-ossifying fibroma occurring in an elderly patient: . Libyan J Med Dec 2006;1-7.

67) Slootweg PG . Fibroma Ossificante Juvenil, J Oral Pathol Med 1994;28:385-388.

68) Sciubba JJ, Younai F. Fibroma ossificante da mandíbula e maxila: revisão de 18 casos. J Oral Pathol 1989; 315-21.

69) Makek M. Introdução. In: Karger. Patologia clínica das lesões fibro-osteo-cementais nos ossos cranio-faciais e maxilares. Uma nova abordagem ao diagnóstico diferencial. 1- 2.

70) Voytek TM, Ro JY, Edekien J, Ayala AG. Displasia fibrosa e fibroma cemento-ossificante. Um espetro histológico. Am J Surg Pathol 1995; 19(7): 775-81.

71) Mesquita RA, Sousa SCOM, Araujo NS. Atividade de proliferação no fibroma ossificante periférico e no fibroma ossificante. J Oral Pathol Med 1998; 27: 64-7.

72) Perez-Gracia S, Berini-Aytes L, Gay-Escoda C. Fibroma ossificante do maxilar superior: relato de um caso e revisão da literatura. Med Oral 2004; 9: 333-9.

73) Eversole LR, Leider AS, Nelson K. Fibroma ossificante: um estudo clinicopatológico de sessenta e quatro casos Oral Surg Oral Med Oral Pathol 1985; 60: 505-11.

74) Su L, Weathers DR, Waldron CA. Caraterísticas distintivas da displasia

cemento-óssea focal e dos fibromas cemento-ossificantes. II. Um espetro clínico e radiológico de 316 casos. Oral Surg Oral Med Oral Pathol Oral Radiol Endod 1997; 84: 540-9.

75) Eversole LR, Merrell PW, Strub D. Caraterísticas radiográficas do fibroma ossificante central. Oral Surg Oral Med Oral Pathol 1985; 59: 522-27.

76) Su L, Weathers DR, Waldron CA. Caraterísticas distintivas da displasia cemento-óssea focal e dos fibromas cemento-ossificantes. I. Um espetro patológico de 316 casos. Oral Surg Oral Med Oral Pathol Oral Radiol Endod 1997; 84: 301-9

77) Touhy O, Jones H. Fibroma ossificante central ou displasia fibrosa? Oral Surg Oral Med Oral Pathol 1967; 24: 664-69.

78) Hauser MS, Freije S, Payne RW, Timen S. Fibroma ossificante bilateral do seio maxilar. Oral Surg Oral Med Oral Pathol 1989; 68: 759-63.

79) Marcelo O. Achados clínicos, radiográficos, bioquímicos e histológicos da displasia cemento-óssea florida, Braz Dent J 2005;16(3):247-250.

80) Ogunsalu C .Cemento-Osseous Dysplasia in Jamaica. West Indian Med J (2005); 54(4): 264-268.

81) Mupparapu M. Apresentação simultânea de displasia cemento-óssea focal e quisto ósseo simples da mandíbula mascarado como uma radiolucência multilocular Dentomaxilofac Radiol 2005 ;34:39-43.

82) Ignacio P. Bone lesions in eosinophilic granuloma, hand-schüller- christian disease, and letterer-siwe .J Bone Joint Surg Am.1948;30:811-833.

83) Micheal P. Langerhans Cell Histiocytosis: Unversity of Pennsylvania Orthopaedic Journal 2002;67-73.

84) Plasochaert F. Granuloma eosinofílico. J Bone Joint Surg Br 200;870-872.

85) Ravikiran O.Cherubism in Siblings (Querubismo em irmãos). J Can Dent Assoc 2003; 69(3):150-4.

86) Nina von W. Querubismo: Um acompanhamento a longo prazo de 36 anos de 2 gerações em diferentes famílias e revisão da literatura Oral Surg Oral Med Oral Pathol Oral Radiol Endod 2000;90:765-72.

87) Matsuzaka M.Lesões relacionadas com a formação de osso, cartilagem e cemento que surgem na área oral: Bull Tokyo Dent Coll 2002 ; 43(3):173-180.

88) Huang J. Osteoma osteoide. Inquérito sobre a saúde dos ossos e da coluna vertebral Disponível em : URL: http: www.spine-health.com/treatment/pain-medication/preserving.html.

89) Slootweg PJ .Cementoblastoma e osteoblastoma: uma comparação das caraterísticas histológicas J Oral Pathol Med 1992; 21: 385-389.

90) Clàudia R Osteoblastoma clássico, osteoblastoma atípico e osteossarcoma. um estudo comparativo baseado em parâmetros clínicos, histológicos e biológicos.Clinics 2007;62(2):167-74.

91) Farzaneh AH.Central giant cell granuloma and Fibrous Dysplasia occurring in the same jaw .Med Oral Patol Oral Cir Bucal 2005;10 Suppl2: 30-2..

92) Stavropoulos F Granulomas centrais de células gigantes: Uma revisão sistemática das caraterísticas radiográficas com a adição de 20 novos casos.Dentomaxillofac Radiology 2002 ;31: 213 - 217.

93) Regezi JA, Sciubba JJ. Patologia oral - correlações clínico-patológicas. 3rd ed. Saunders.

94) Ralph E. Tumores ósseos malignos primários múltiplos: Annals of Surgery 1955; 11- 315.

95) Rochester O diagnóstico diferencial de tumores ósseos malignos: Anais de Cirurgia 1950,888-898.

96) Mieloma múltiplo. American cancer Society; Detailed guide Disponível em : URL: http://www.cancer.org/docroot/CRI.html.

97) Mark LC. Osteossarcoma dos ossos maxilares. Oral Oncol 2001 ;37 ;545-

457.

98) Bennett JH. Osteossarcoma dos maxilares: Oral Surg Oral Med Oral Pathol Oral Radiol Endod 2000;90:323-33.

99) Garrington GE, Scofield HH, Cornyn J, Hooker SP. Osteossarcoma dos maxilares. Análise de 56 casos. Cancro 1967; 20: 377-91.

100) Baghaie F, Motahhary P. Osteossarcoma dos maxilares: Um estudo retrospetivo. Ata Medica Iranica 2003; 41(2): 113-21

101) Salvati M, Ciappetta P, Raco A. Osteossarcoma do crânio. Observações clínicas de 19 casos. Cancro 1993; 71: 2210-6.

102) Slootweg PJ, Muller M. Osteossarcoma dos ossos maxilares. J Oral Maxillofac Surg 1985; 13: 158-66.

103) Mardinger O, Givol N, Talmi YP, Taicher S. Osteossarcoma da mandíbula. A experiência do centro médico Chaim Sheba. Oral Surg Oral Med Oral Pathol Oral Radiol Endod 2001; 91: 445-51.

104) Clark JL, Krishnen K, Dahlin DC, Kenneth D. Osteossarcoma da mandíbula. Cancro 1983; 51: 2311-16.

105) Nakayama E, Sugiura K, Kobayashi I, Oobu K, Ishibashi H, Kanda S. A associação entre os achados da tomografia computorizada, as caraterísticas histológicas e o resultado do osteossarcoma do maxilar. J Oral Maxillofac Surg 2005; 63 :311-18.

106) Randall RL.Chondrosarcoma of Bone. Instituto de Sarcoma liddy Shriver 2004; 1-12.

107) Bertoni, F., Picci, P., Bacchini, P., Capanna, R., Innao, V., Bacci, G. et al. Mesenchymal chondrosarcoma of bone and soft tissues.

Cancro 1983; 52:533-41.

108) Bjornsson, J., McLeod RA, Unni KK, Ilstrup DM, Pritchard DJ. Condrossarcoma primário dos ossos longos e das cinturas dos membros.

Cancro1983; 83;2105-19.

109) Evans HL, Ayala AG, Romsdahl MM. (1977). Factores de prognóstico no condrossarcoma do osso: uma análise clinicopatológica com ênfase na classificação histológica. Cancro 1977;40: 818-31.

110) Pritchard, DJ, Lunke RJ, Taylor WF, Dahlin DC , Medley B E. Chondrosarcoma: uma análise clinicopatológica e estatística. Cancro 1980; 45;149-57

111) Família de tumores de Ewing e tratamento. Disponível em:URL: www.cancer.gov/cancertopics/pdq/treatment/ewings/patient.html.

112) Mary LO. Malignant Lymphoma of Bone.Cancer 1986; 58:26462655.

113) Bernard M. Linfoma primário do osso, caraterísticas da RM e da TC: American Journal of Roentology 2005;184 (11) :185- 192.

114) Cordoma. - Diagnóstico e tratamento. Disponível em: URL: http://upmc.com/services/minc/conditionstreatment/pages.html.

115) Uwe K. Genetic Disorders of the Skeleton (Perturbações genéticas do esqueleto): Uma abordagem do desenvolvimento. Am. J. Hum.Genet. 2003; 73:447-474.

116) Sara H.Treacher Collins Syndrome.Gene Review 2004;1-18.

117) Nicholas AB, Colledge NR, Walker BR. Davidson's textbook of General Medicine.16th ed.Elesvier;2006.

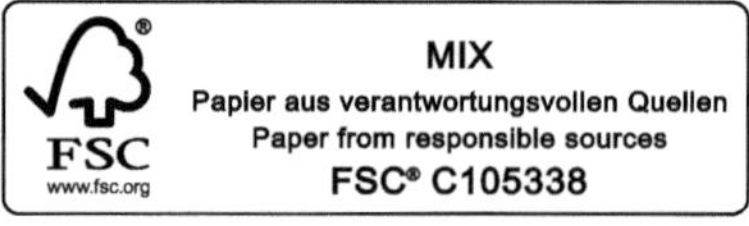

Printed by Books on Demand GmbH, Norderstedt / Germany